实用腹部超声诊断

Practical Abdominal Ultrasound Diagnosis

主 编 程 文 张 磊 李海霞

科 学 出 版 社

北 京

内 容 简 介

本书分为 9 章,分别就腹部具体部位的超声包括肝脏、脾脏、胆道、胰腺、胃、肾脏、膀胱、输尿管、肠道等进行详细剖析,每章分为解剖概要、超声检查方法、超声检查内容与图像分析、超声报告书写、正常声像图、疾病的声像图表现、超声诊断依据、鉴别诊断等方面进行详细阐述,最后一章对介入性超声、超声特殊检查进行了阐述。本书病例丰富,图文并茂,贴近临床,实用性强,适于各级医院超声科医师、内科医师、外科医师、急诊科医师等阅读参考。

图书在版编目(CIP)数据

实用腹部超声诊断 / 程文,张磊,李海霞主编. —北京:科学出版社,2023.3
ISBN 978-7-03-074517-0

Ⅰ.①实… Ⅱ.①程… ②张… ③李… Ⅲ.①腹腔疾病－超声波诊断 Ⅳ.①R572.04

中国版本图书馆CIP数据核字(2022)第252916号

责任编辑:郭 颖 / 责任校对:郭瑞芝
责任印制:赵 博 / 封面设计:龙 岩

科 学 出 版 社 出版
北京东黄城根北街 16 号
邮政编码:100717
http://www.sciencep.com

涿州市般润文化传播有限公司印刷
科学出版社发行 各地新华书店经销
*
2023 年 3 月第 一 版 开本:787×1092 1/16
2025 年 2 月第二次印刷 印张:15 3/4 插页:12
字数:408 000
定价:198.00 元
(如有印装质量问题,我社负责调换)

编者名单

主　编　程　文　哈尔滨医科大学附属肿瘤医院
　　　　　张　磊　哈尔滨医科大学附属肿瘤医院
　　　　　李海霞　哈尔滨医科大学附属肿瘤医院

参　编（以姓氏汉语拼音为序）
　　　　　陈凤娇　哈尔滨医科大学附属肿瘤医院
　　　　　程莹莹　哈尔滨医科大学附属肿瘤医院
　　　　　董　婧　哈尔滨医科大学附属肿瘤医院
　　　　　郭丹阳　哈尔滨医科大学附属第六医院
　　　　　胡宝茹　哈尔滨医科大学附属肿瘤医院
　　　　　梁邦玉　哈尔滨医科大学附属肿瘤医院
　　　　　刘　钊　哈尔滨医科大学附属肿瘤医院
　　　　　那子悦　哈尔滨医科大学附属肿瘤医院
　　　　　尚海涛　哈尔滨医科大学附属肿瘤医院
　　　　　邵　华　哈尔滨医科大学附属肿瘤医院
　　　　　孙一欣　哈尔滨医科大学附属肿瘤医院
　　　　　王　超　哈尔滨医科大学附属第二医院
　　　　　王德君　哈尔滨医科大学附属第一医院
　　　　　王东旭　哈尔滨医科大学附属肿瘤医院
　　　　　王宏波　哈尔滨医科大学附属肿瘤医院
　　　　　王明华　哈尔滨医科大学附属肿瘤医院
　　　　　袁沙沙　哈尔滨医科大学附属肿瘤医院
　　　　　张梅娜　哈尔滨医科大学附属第一医院
　　　　　周明岩　哈尔滨医科大学附属肿瘤医院

☆☆☆ 前 言

　　超声诊断技术是现代医学影像中重要的一个分支，涉及领域广泛，对疾病的诊断有便捷、简便、迅速、可靠和无创伤等优点，已成为临床不可缺少的诊断工具。近年来，由于高新电子技术和计算机技术的引入，超声检查技术取得了迅速的发展，它不仅能清晰地显示人体组织器官的细微结构，而且可提供病变部位血流方面的信息。彩色多普勒血流显像（CDFI）的广泛应用已将超声从形态学诊断上升至形态 - 血流动力学诊断，从而使检查结果更加准确可靠，临床应用范围也更加广泛。如今，超声诊断技术正在我国各地城乡医院推广，广大临床医师和超声诊断者迫切需要对超声诊断的临床应用范围和适应证、检查方法、各类疾病的主要超声表现及其临床意义有一个比较全面而又简明扼要的了解和认识。鉴于此，本书对腹部超声与诊断进行较为全面的概述，腹部占据了人体众多重要脏器，并且是常见病的好发部位，超声诊断在此方面占有重要的诊断价值。不过必须明确的是由于高敏感性彩色多普勒血流显像的广泛应用，超声多普勒检查已扩展至全身疾病的诊断。

　　本书共 9 章，主要介绍了部分超声医学原理及腹部各个脏器疾病的超声诊断，每个脏器均包括解剖概要、检查技术、超声声像图表现、病理等。为了使从事超声诊断的工作人员更方便地对其进行参考，笔者采用深入浅出的方式进行描述，书中内容不仅病例多，覆盖面广，且结合作者多年的临床经验与实践，精心收集学术资料，以简明、通俗、易懂等方法，介绍了超声基本原理、诊断技术和病理等，图文并茂，使读者一目了然，新颖实用。

　　由于水平有限，书中错误之处在所难免，恳请读者、同道批评指正。

程　文

哈尔滨医科大学附属肿瘤医院　主任医师、教授

黑龙江省医学会超声医学分会　主任委员

目　录

☆ ☆ ☆ ☆

第1章
腹部超声与肝脏

第一节　腹部超声在腹部疾病的临床应用

一、检查方法

（一）二维超声检查

二维超声图是超声诊断的基础，常规经体表检查，应用合适的检查方法，使拟获得的图像显示清晰，有助于提高诊断的正确性。

1. **检查前患者准备**　通常检查前无须特殊准备，下列几种情况应预先准备。

（1）上腹部检查：胆囊、胆道、胰腺、胃等检查，需空腹，前一天晚餐后禁食，必要时检查前饮水 400 ～ 500ml，充盈胃，便于显示胃黏膜及胃腔，或将胃作为声窗，使胃后方胰腺，腹部血管等充分显示。

（2）盆腔检查：如早孕、妇科肿块及盆腔深部病变均应充盈膀胱。患者于检查前 2h 饮水 400 ～ 500ml。充盈的膀胱可将肠管推向上方，同时膀胱内液体可作为声窗，便于显示深部结构。

2. **超声仪器条件准备**

（1）使用（探头）频率的选择：根据检查目的部位，选定使用频率（探头），成人腹部脏器检查使用 3.0 ～ 3.5MHz 探头。

婴幼儿心脏及腹部检查用 5.0 ～ 10MHz 频率。颅脑及肥胖者可选用 2.0 ～ 2.5MHz。

（2）扫描方式的选择：仪器有多种扫描方式，通常检查心脏、肋缘下、胸部、小病变、颅脑等选用扇形扫描，探头小，操作灵活，声窗小，深部显示范围大，但近区显示范围小。亦可选用凸阵探头。腹部可选用线阵或凸阵探头，视野大，但探头较大，被骨遮住的部位无显示。

（3）灵敏度调节：由总增益、近场抑制、远场补偿或灵敏度时间控制（STC）或时间增益控制（TGC）组成。灵敏度调节是以图像清晰，结构显示清楚为原则。

（4）探测深度选择：仪器的深度选择有 4 ～ 20cm，根据探测部位的深度，适当选择，原则是将检查目标包括在显示深度内。

3. **探查方式**　体表检查前皮肤上涂以耦合剂，使探头与皮肤接触良好，两者间不存留空气，以免超声衰减。

（1）直接法：经体表检查多采用探头直接与被检查部位的皮肤接触。

☆ ☆ ☆ ☆

　　（2）间接法：在被检查器官的表面皮肤上放置一水囊袋，囊袋前后均涂以少量耦合剂，探头在水囊表面检查。水囊厚度通常为 2～3cm。现在高频探头近场分辨力好，尽量采用直接探查法。

　　4. **探查部位**　检查某种脏器或病变，超声探头应放置在被检查脏器解剖部位的体表，与目标距离最近处。通常一个脏器需从多个不同部位检查，其原因如下所述。

　　（1）避开骨骼与气体的影响：需用多个检查部位，肝、脾、肾脏前后外侧受肋骨，顶部受肺气遮盖，所以除肋间检查外，还需在肋缘下检查。

　　（2）立体空间方位观察与判断：一个脏器或病变需从不同方向向同一区域扫查，获得不同方位的二维图像，在检查者的头脑中构成三维空间图像，并可鉴别伪像。

　　（3）二维超声：声束与被查界面垂直时得到的回声最强，失真最小，相反与声束平行的结构回声弱，失真较大。为了更好地显示脏器内不同结构，需更换不同的检查部位。

　　5. **患者体位**　根据所查脏器及部位而异。目的是把所需检查的脏器或病变全面显示清楚。有时，一个脏器根据不同检查目的，采用多种体位，观察同一部位，通常采用以下几种体位。

　　（1）仰卧位：是常用的体位，检查肝、胆、膀胱、子宫等脏器。

　　（2）侧卧位：右侧卧位常用于检查脾、左肾及左肾上腺。左侧卧位常用于检查肝右后叶、右肾上腺、少量腹水。

　　（3）俯卧位：常用于检查双肾的矢状（前后）断面及冠状（左右）切面。

　　（4）坐位或半坐位：常用于空腹饮水后检查胃、胰腺和胸腔积液。

　　（5）站立位：常用于检查内脏下垂，测量该脏器的位置及比较卧位与站位时位置变化程度。

　　（6）胸膝卧位：检查极少量腹水时，若侧卧位仍不能显示，则可采用此体位，于最低位检查。疑有胆总管下部结石时，也可采用此体位。

　　6. **常用切面及图像方位**　腹部及其他。

　　（1）纵（矢状）切面：探头置于前胸腹部或背部，声束由前或后入射并与前后平面垂直，沿人体长轴方向扫描，图像的上方代表近探头侧，下方为远离探头侧（深部），左、右分别为头、足侧。

　　（2）横（水平）切面：探头置于前胸腹或背部，声束垂直于人体前后方向，扫描平面与人体长轴垂直。图像的上、下分别代表与探头的近、远。左、右代表患者的右、左。

　　（3）冠状切面：探头置于人体左、右侧，声束由左或右入射，扫描与人体长轴平行。图像的上、下为患者左、右（近探头侧在上），图像的左右代表患者的头、足侧。

　　7. **扫查方法**　超声诊断中操作方法十分重要，目的是根据人体解剖特点，避开各种影响超声传播的因素（如骨骼、气体等），将所观察的目标脏器或病变内部及其周围结构的相互关系显示于图像上，并根据探头的位置判断图像的空间方位，形成三维概念，提供诊断分析的依据。熟练的操作者，可以准确而及时地显示所需观察的结构。熟练的操作方法基于广博的解剖学知识和训练有素的操作技巧。通常采用以下基本扫查方法。

　　（1）定点扫查法：在某一部位及某一声束扫描方位可以显示某一结构，如探头在右侧第 7 肋间腋前线向内侧倾斜，可以显示肝脏、胆囊及其后方的肝管及门静脉。

☆ ☆ ☆

（2）滑行法：在无骨骼覆盖的部位如腹部、颈位及四肢等检查时，探头可在皮肤上滑行观察图像中结构的连续性变化。

（3）顺序系列切面法：检查某一脏器或结构时，可纵切、横切或斜切，自被检目标的一侧开始，依次自上而下、自左向右，在体表滑动探头，可以显示系列切面图，了解该脏器的全貌。对脏器及其内部结构或病变的大小、方位、内部回声其相互关系有全面的立体概念。此法常用于较大脏器及病变的检查。

（4）扇形扫查法：探头置于体表不移动，而做侧向摆动，使扫查按顺序扇形移动，形成立体概念，便于分析诊断。此法适用于较小脏器如胆囊、眼球、甲状腺等，至脏器边缘消失为止。

（5）十字交叉法：常用于病变定位，通常检查脏器或病变均采用系列纵切法或横切法。充分显露脏器各部分后，以观察目标，或以目标为中心作纵切面及横切面扫查，所得两幅图像中显示病变区的中心，所查部位体表探头交叉点即为病点的中心部位。

（6）追踪检查法：检查中发现某一异常结构或病变时，应沿该结构的纵切方向或横切方向追踪，寻找其与何结构相连，以便判断其来源，若为管道结构，可加用彩色多普勒，判断其中液体有无流动，以便区分动脉、静脉及其他结构。

（7）加压法：在腹部检查中，遇被检测物表面有肠气影响而不显示或显示不清者，可用探头逐渐加压。若少量气体可被驱散而显示深部结构。如腹部检查胆道、胰腺、脊柱时常可应用。实性肿物可检测其可压缩性，囊性物则可观察其张力。

（二）多普勒超声检查方法

多普勒超声检查血流，声束与血流平行时散射信号最强，声束与血流夹角＜20°时，误差小。心内血流检测时，必须选择适当切面，使夹角＜20°。血管检查时应使夹角＜60°，回声信号明显减低时，需用角度校正。

1. 彩色多普勒　在二维切面图基础上，套叠显示彩色血流图。二、三尖瓣血流用心尖四腔切面，二尖瓣血流亦可用心尖左心室长轴切面，主动脉瓣血流采用心尖五腔或心尖左心室长轴切面，显示血流含正常、狭窄、反流血流。肺动脉瓣血流在主动脉根部短轴切面显示。

血管采用显示血管长轴切面加偏转 30°校正。

2. 频谱多普勒　在二维图或 CDFI 图上取样，原则同上，取彩色血流明亮处（流速快）显示频谱。

二、检查内容与图像分析

（一）位置

检查脏器或病变时，需确定其空间位置。要了解脏器位置有无异常，如下垂或抬高，必须了解其正常位置。通常以体表标志，或体内重要脏器，或独特的解剖特征为标志，表明脏器或病变的方位。如常用下述标志描述病变的位置：腹部常以剑突、脐、耻骨联合、肋缘、髂前上棘；背部常以脊柱、肩胛骨、髂峰上缘；胸部常以肋、胸骨、锁骨及锁中线、腋前线、腋中线；头颅则多以耳郭、颞、额、枕为参考。

颈部以气管、胸锁乳突肌、颈总动脉及颈内、外动脉及脊柱为参考点。面部以颊部、鼻、耳垂、眼眶为标志。

病变在脏器中的空间位置，根据该脏器的解剖结构而定，如肝内病变以左叶或右叶、顶部或下缘。肾脏以上、下极，内侧、外侧、肾门等。

（二）测量径线、面积、容积及深度

1. 脏器及病变的大小　通常测量 3 个径线的最大值，即前后径、上下径及横径。亦可测面积、周径或计算容积，根据需要而定。

2. 深度　测脏器或病变与体表间的距离，有助于疾病的诊断与治疗，如膀胱充盈后液区距体表近，直肠子宫陷凹积液则距体表远。

（三）观察形态

人体各正常脏器均有一定形态。如肝脏为楔形，左缘及前下缘逐渐变薄，边缘锐。肾脏则为豆形。应熟悉正常脏器的形态。有病变时可局部膨隆，或边缘厚钝等，失去正常形态。病变形态不一，囊肿、肿瘤多为圆形或椭圆形。

（四）边缘轮廓

正常脏器边缘整齐、轮廓清楚，常有细线状包膜回声。良性肿瘤常边界整齐、清晰，有包膜。恶性肿瘤多为边缘不整齐，呈伪足样伸向周围组织浸润或呈结节状高低不平，伴有边界不清。

（五）图像回声分析

1. 实质性病变观察与内部回声分析

（1）回声强弱：通常分为强（高）、中等、弱（低）及无回声，还可分较强、较弱。

灰阶超声与早年的双稳态（bistable，"暗区"）超声不同，它不仅反映回声的有无，还能以不同的灰度反映回声的强弱。灰阶声像图就是以这些不同强弱回声所组成。因此，正确的声像图术语应限于声学范围，而不要将那些具有鲜明光学概念的名词如"强光点""强光团""强光带""暗区"等引进声像图的术语中。以上这些术语时常在国内超声文献和专著中出现，但在国外文献和专著中几乎查不到。

笔者主张直接按照回声强度分级的方法加以描述。即根据声像图中灰阶的不同，将回声大致分为高水平回声或强回声（high level echo，dense echoes）、中等回声（medium echo）、低水平回声或弱同声（low level echo）和无回声（echo free）。这种描述方法与多数国外学者的看法一致。

（2）回声形态

①点状回声：如有细点状回声，可以是比较弥漫的、散在或局限的。较粗大的点状回声，直径一般在 2～3mm 或以上。

②斑片状回声、斑点状回声：通常代表非均质性结构。可以是散在的或弥漫分布的。

③团块状回声：常用来形容较大的实性肿物、结石，胃肠腔内含气内容物。

④线条状回声：细线状回声或较粗的线条状回声，平整的和不规则的，回声中断现象。常用来形容脏器表面的包膜及囊肿内的分隔。

⑤弧形回声、环状回声：有时用来形容较大的结石、胎儿颅骨、钙化的囊壁和宫内节育环。不宜用"明亮的光环"等光学字样。

常用点状（细小圆点），斑片状（强度较一致的点状回声相对集中的区域），团状（强

度基本一致的回声点密集成团状），线、条状（相似的回声点排列成细线状或较粗的条）等描述。

（3）分布：分为均匀与不均匀。正常脏器内部结构有一定规律性，强弱回声掺杂出现为分布不均，如肿瘤可为弱回声，亦可为强回声或等回声，或强弱不均。

（4）粗细：回声粗细与脏器的组织结构有关，细结构的回声细而强度均匀，如甲状腺、子宫、肝、脾、胰腺等。结构不均匀的组织回声强弱不均，如乳房、肝硬化的肝实质回声等。

（5）内部结构：灰阶超声可显示脏器内部的结构，如肝内的门静脉、肝静脉，胰腺内导管，肾内的肾盂、肾盏、肾皮质、锥体。发生病变时，内部结构可能狭窄、扩张、变形等。

2.液性病变的观察内容

（1）壁是否光滑、厚薄是否一致，内壁有无乳头状突起等。

（2）腔内有无分隔及分隔多少、粗细，腔内有无实质部分。

（3）腔内液体无回声区是否清晰，有无低回声沉积出现液 - 液平面，有无强回声伴声影。

3.气体异位　正常肺部及胃肠部位可有气体多次反射。不该出现气体回声的部位出现气体多次反射时应仔细分析。如在仰卧位肝前区出现气体回声，并于腋中、后线处检查，证实肝无异常，则为腹腔游离气体。

（六）后方回声

不同组织的衰减特性不同，其后方回声强弱不一，有助于对组织进行鉴别。

1.增强　含液性的脏器或病变，其后方回声明显增强，常强于液性组织前方的回声。

2.衰减　超声在正常实质性软组织及脏器中传播有一定衰减，随传播距离增加，回声逐渐减弱，回声强的组织衰减大，通过该组织后，后方回声明显减弱，如结缔组织、瘢痕后方回声明显减弱。

3.声影　超声传播过程中遇到骨骼、钙化组织、结石等，其后方的无回声区称声影。

（七）与周围器官的关系

病变与周围组织或器官的关系，可提供病变的程度，有无转移，可否手术切除等信息。

1.压迫　病变组织可压迫周围管道，引起狭窄或阻塞，如胰头肿瘤常压迫胆总管，导致阻塞性黄疸及胆总管扩张，同时可压迫下腔静脉致局部管腔变窄。

2.移位　肝内肿瘤常可使门静脉局部受压移位，腹膜后脊柱旁肿块常使脾静脉向前移位。

3.粘连或积液　腹腔内实质性强回声团块伴后方回声衰减常为粘连所致，有时伴有包裹性积液。

4.浸润　肿瘤组织常可浸润性侵入周围脏器，如胆囊癌常浸润胆囊床周围的肝脏。第二肝门附近的肝癌常侵入肝静脉及下腔静脉。

5.转移　肝内恶性肿瘤常可见门静脉内癌栓。下腔静脉内瘤栓可来自卵巢肿瘤。肝癌及腹腔脏器肿瘤可转移至右心房。

（八）活动规律

1.呼吸运动　上腹部脏器如肝、肾受呼吸运动影响而上下移动，腹膜外包块若压于肝表面则不随呼吸移动，有助于鉴别诊断。

2. 胃肠蠕动　经腹壁检查时可见胃肠气体的多次反射回声不断闪烁或变更，为胃肠蠕动所致。若空腹饮水，显示胃腔内液体及胃壁蠕动，可观察胃排空功能。

（九）功能测量

可观察与测量：

1. 胆囊收缩功能　油餐前、后胆囊内径和（或）容量变化。

2. 胃蠕动及排空功能　空腹饮水后观察胃蠕动频度、强弱及水排空时间。

（十）声像图的某些形态特征的描述

1. "靶环征"（target sign 或 bull's eye sign）　主要指肿物周围为低水平回声，中央区回声增加，形似靶心，多见于转移性肝肿瘤。

2. "面包圈征"　急性输卵管炎时输卵管典型的横断图像。采用高分辨力超声或经阴道超声容易见到。

3. "假肾征"　指中央为强回声区，周围由低水平回声包绕的肿物，多见于胃肠肿瘤、肠壁炎症和外伤出血等。

4. "彗星尾征"　胆囊壁内胆固醇结晶成微小结石（见于胆囊腺肌症和某些良性甲状腺结节），体内金属异物，宫内节育器，胆管内或脓腔内一组微气泡等，均可产生强烈的"内部混响"（internal reverberation），酷似彗星尾，具有特征性。

类似比较形象的特殊征象尚有"面团征""脂液分层征""壁立乳头征""驼峰征"、回声晕（halo sign）等，还有很多，在此不再一一列举。

注意事项：

1. 最好采用国内外文献曾发表过的比较通用的超声征象术语，不宜任意标新立异，以免不必要的名词术语混乱。

2. 在超声所见结果书写时，不宜直接采用病理名词或病名代替超声征象的描述。例如"右肝可见巨大肝癌"。应首先写成："右肝内可见肝内巨大实性肿物"或"右肝巨大实性占位性病变"。至于病理名词或病名提示，必须放到第二步，而且应特别慎重，如"肝癌可能"。

三、怎样书写超声诊断结论

（一）超声诊断的主要依据

超声诊断主要依据是超声检查所获的声像图资料，现今又增加了彩色多普勒血流和声学造影等结果。人们充分注意到，介入性超声诊断，包括超声引导组织学和细胞学活检，抽出液的生化和微生物学检验，可使超声图像诊断进一步提高到病理组织学和细胞学以至病因学水平。然而，介入性超声虽已成为超声诊断学所属新支，但它毕竟不是常规的图像诊断。归根到底，超声图像诊断，首先是声像图诊断，仍是最基本的超声诊断方法。

（二）正确超声诊断的决定因素

首先，是超声诊断医师或操作者的自身素质。在本章前文曾特别强调，临床超声诊断工作者不仅应当具有坚实的超声物理学基础和解剖学——断层解剖学基础，而且应具有良好的病理学、病理生理学和诊断学基础。对于当代超声诊断医师来说，尤其是技术骨干，只要条件许可，最好还具有比较丰富的临床工作经验如内科、外科、妇产科或放射科等

（＞ 2 年）。此外，掌握必要的 X 线、CT、MR 和核医学的基础知识及其临床应用（比较影像医学），也很重要。

问题是，如果目前超声诊断医师尚未完全具备上述条件怎么办？宜站在战略高度提高认识，找到差距，积极从继续教育着手，自觉地学习，打好基础，争取逐步实现基本的素质培养目标。此外，通过正规进修或研究生培养以至出国培训，进一步提高独立工作能力和科研创新意识。

第二，正规的超声仪器操作，认真细致的超声检查。检查之前，熟悉患者的病史，临床检查资料，包括以往超声、X 线、CT 等检查结果，了解临床初步诊断，弄清送检医师要求检查的目的。

实时超声检查（断层扫描）时，不仅要求熟练的技术，由于通常采用手工操作，也非常讲究扫查技巧包括与患者的密切配合。如此才可能获得高质量而又比较精美的超声图像资料。

第三，对所获声像图等全部超声资料进行系统、全面的分析。通过正确的、科学的临床思维，作出合乎逻辑的推理、判断，最后下适当的超声诊断结论。

（三）什么是适当的超声诊断结论

许多疾病的发生、发展及其病理改变过程是极其复杂的，多变的。器官组织病变有轻重缓急之分，有典型与不典型、一般与特殊的区别，还可有单纯和复杂及是否伴有合并症的不同。这些决定了影像学诊断包括超声图像诊断的复杂性和多样性。前已述及，超声诊断的主要依据是超声图像分析。超声诊断结论应当是科学的，恰如其分的。

作为上述疾病病变的断层图像反映，超声诊断的结论是多种多样的。首先，有解剖部位的诊断；其次有物理性质的诊断（液性、实性、含气性）；再有病理性质的推断或诊断。由于事物的复杂性，有的结论很明确或比较明确；有的是不明确的或很不明确的；有的超声结论则是一部分明确而另一部分不够明确。因此有必要认真区分超声诊断结论的类别。

1. **明确的超声结论** 解剖学上，大多数器官结构包括妊娠子宫内胎儿和胎盘，以及不少典型的疾病和病理改变，具有鲜明的、系列的声像图特征和其他超声表现，通常由此可得出明确的超声诊断结论。因为这些声像图或超声表现具有高度特异性、准确性和可重复性，故可下充分肯定或否定的结论。

通常能够根据胎头和脊柱声像图明确地诊断胎儿无脑畸形、典型的脊柱裂等许多胎儿畸形。单独依靠超声图像改变可以作明确的超声结论的疾病还有许多，诸如典型的肝囊肿、肾囊肿、肾积水，典型的胆囊结石和肝内外胆管扩张，游离性腹腔积液、肠间积液，典型的腹主动脉瘤等。

上述器官和疾病由于比较典型，而且声像图具有高度特异性和准确性，超声诊断几乎可以无须结合病史或依赖其他临床检查资料。尽管如此，凡是准备下充分肯定或否定的超声诊断结论时，必须十分谨慎，严防失误。

2. **部分明确的超声结论** 临床超声工作者已经普遍认识到，一种疾病可以有几种不同的超声征象和声像图类型，它们皆可成为声像图诊断的依据；然而，不同的疾病又可能具有某些共同的超声征象，从而使声像图诊断或超声诊断结论变得不完全肯定或难以充分肯定。这就是我们常遇到声像图表现或超声表现的非特异性。对此，我们应当有充分的认识。

☆☆☆☆☆

否则容易在做超声诊断结论时出现失误，以至发生本可避免的错误。

当进行超声检查时，发现的声像图明显异常，常导致比较明确的超声结论。如"肝脏 X 部位囊性占位性病变"，即明确的解剖部位诊断和物理性质诊断。然而，当进一步判断这一占位性病变属于哪一种特定的疾病时，则面临诸多选择。如"单纯性囊肿""包虫囊肿""脓肿""假性囊肿""肝外伤性血肿"，以及罕见的"肝癌合并大量瘤内出血"等，即病理学或病因学诊断，究竟超声结论应选择其中哪一个，此时的超声结论并不是完全明确的。因此，宜将此类超声结论称之为"部分明确的超声结论"或"不完全明确的超声结论"。

◆ **超声提示举例**

（1）患者男性，32 岁，因右季肋部不适来我院门诊检查。超声所见，肝脏体积增大，右叶斜径为 16cm。形态失常，表面不平滑。肝实质回声增粗增强，分布不均，实质弥漫分布多个大小不等的无回声区，边缘欠规整，后壁效应阳性，最大为 2.0cm×1.3cm。门静脉主干为 1.2cm，血流通畅，胆管无扩张。胆囊、胰腺、脾脏未见异常。双肾体积增大，实质呈多囊性改变。超声提示：多囊肝、多囊肾。

（2）患者女性，18 岁，因腹部不适来我院门诊检查。超声所见，肝脏大小形态正常正常，右叶斜径为 12cm。肝包膜线清楚光整，表面平滑，于肝右后叶可见一个 3.6cm×3.0cm 的实质性病灶。内部呈高回声，较均匀，边界清晰，无声晕，后方无回声增强，与肝右静脉的小分支关系密切。彩色多普勒，病灶内部及周边未见明显的血流信号。余肝实质回声均匀，肝内胆管无扩张。

胆囊、胰腺、脾脏未见异常。超声提示：肝右后叶实质性占位，肝血管瘤可能性大。

（3）患者男性，71 岁。 超声所见，肝脏形态失常，体积缩小，以右叶为著，表面凹凸不平，边缘变钝，于肝右叶可见一实性病灶，局部肝被膜向外膨隆，大小 6.0cm×5.3cm，边界尚清，周边有低回声晕，病变内部呈高回声，分布不均，CDFI 肿块内部的线条样血流信号，PW 可引出动脉频谱，收缩期最高流速为 29cm/s，阻力指数 RI 为 0.70。余肝实质回声增粗增强，分布不均。门静脉主干为 1.5cm，血流通畅，胆管无扩张。

胆囊大小正常，壁弥漫性增厚，厚度为 0.4cm，回声增强，腔内未见异常回声。脾脏大小为 16.0cm×6.3cm，实质回声均匀，脾门区脾静脉内径为 1.2cm。肝前可见无回声区，厚度为 2.0cm。

超声提示：肝右后叶实质性占位，原发性肝癌可能性大；肝硬化，门静脉高压；脾大；腹水。

◆ **怎样书写这类超声诊断结论——分级诊断表述法**

（1）首先写超声结论中最明确的部分。通常指器官或解剖部位的诊断，说明该器官部位有无（或"未见"）物理性质方面某种显然的异常。如"×× 器官 ×× 部位弥漫性或局限性病变"等。如果局限性病变具有占位性特点，可写成"×× 器官 ×× 部位占位性病变"与"囊性（含液性）""实性"，或"混合性"。

（2）然后写必须通过进一步推论或结合临床资料分析才能下结论，即最可能的病理诊断如"肝癌""肝血管瘤""肝脓肿"等。建议将推论按疾病可能性的大小依次排列。正是由于这些结论属于推断性的，有待进一步证实，因此在这些病变名称的后面加用"可能""可能性大"、疑问号"?""不能除外"或"不能完全除外"等予以补充,以示所推断的结论肯定程度不同。

(3) 不明确的超声结论:如果声像图表现回声异常但又不典型,未见到明确的特征性超声征象,故很难下肯定的结论或作出明确的判断。此时,在此类超声结论中可对声像图所见作比较客观的描述,然后结合临床作恰如其分的推断。

举例如下:

①左肝内侧叶局限性回声异常。局限性脂肪肝?血管瘤不能除外。建议 CT 检查。

②右下腹实性回声增强性肿物——炎性包块?请结合临床。

注:患者右下腹痛、发热,超声未显示阑尾炎征象。

③右下腹实性肿物,回声增强性,伴少量肠间积液——炎性包块?下腹部少量游离气体征象——胃肠穿孔?请结合临床,建议腹部透视。

患者腹部透视(-),手术证实为阑尾炎合并穿孔。此例肠间积液、腹部游离气体征象是非常明确的,故也可归类于"部分明确的超声结论"。

④双肾上腺区未见明显占位性病变。建议必要时进行 CT 或 MR 检查。(补充说明:患者稍肥胖,左侧肾上腺检查欠满意。)

⑤膀胱右侧壁轻度增厚,少血供性,肿瘤不能完全除外。请结合临床考虑。

患者膀胱癌术后 2 年。本例声像图异常是明确的。但超声检查所见既不能肯定又不能否定膀胱肿瘤。患者于 1 个月前膀胱检查未见异常。可否因此盲目随从临床诊断,将超声结论写成"未见肿瘤征象"?显然这样不妥,做膀胱镜检查以确诊是必要的。本例膀胱镜活检发现膀胱内癌性小结节。

(四) 结语

在超声检查报告中,超声诊断的结论是临床医师最关注的部分,也是涉及被检者进一步临床诊断和处理的最重要的部分。从上述超声诊断结论的不同分类来看,根据超声检查结果和声像图分析,作出一个适当的、客观的、科学而准确的超声结论是很重要的。这正是我们超声诊断医师的责任。超声诊断的结论多数情况下并不是临床诊断的最后的结论。特别应该清醒地看到,超声表现和声像图不够典型、特异性较差而难以作出非常明确诊断的疾病或病变还较多见。因此,在超声诊断报告单的最后一个栏目将超声诊断结论写成"超声印象"(impression)则更为客观,也更加符合多数实际情况。我们知道,临床最后的诊断依靠人们一致公认的"金标准",诸如联合的影像学检查,穿刺病理活检和手术病理活检关键性的检验诊断资料,临床经过的随访和治疗前后的图像比较,尸体病理检查结果等。总之,密切进行临床随访和综合以上结果,才能对超声诊断的结论作出科学的评价。

第二节　肝脏超声解剖概要

一、肝脏的位置与毗邻

肝脏是人体最大的消化腺,其大部分位于右季肋部和上腹部,只有小部分在左季肋部。肝的前方大部分为肋弓所掩盖,仅在腹上部左、右肋弓间露于剑突之下,直接与腹前壁接触。

肝借镰状韧带和冠状韧带与膈紧密联系，因此肝的位置常随呼吸而改变，平静呼吸时升降可达 2～3cm，肝的位置亦受体位及内脏活动的影响，站立时下降，仰卧时上升。

肝的右界和上界可自右腋中线肋弓最低点（第 10 肋）起，沿胸壁上行至第 7 肋，由此做向上凸的弧线，经右锁骨中线上第 5 肋至剑胸结合处，再由此点连至左锁骨中线稍内侧第 5 肋间。肝的下界与肝前缘一致，起于右肋弓最低点，沿右肋弓下缘行向左上方，至右第 8、9 肋软骨结合处，超出肋弓下缘，在斜向左上方，达肝上界左端。成人肝前缘超出剑突下方 3～5cm。

肝上方为膈，膈上有右侧胸膜腔、右肺及心等，肝右叶下面，前部与结肠右曲邻接，中部近肝门处邻接十二指肠上曲，后部邻接右肾上腺和右肾。肝左叶下面与胃前壁相邻，后上方邻接食管腹部。

二、肝脏的大小和形态

肝脏的大小与体形有关，矮胖的人，肝多呈横位较宽，左叶常超过左锁骨中线，右肋弓下不易摸到。而瘦长体形的人，肝的左右径较短，多呈垂直位，肝下缘已较倾斜，常可在右肋弓下触及。成人在正常情况下，肋下触不到肝脏，但 3 岁以下的健康幼儿，因腹腔容积量小，肝体积相对较大，下缘可低于右肋下缘，正常不超过 2cm。到 7 岁以后，在右肋弓下不能触到。此外，肝脏尚有先天性异常，如左叶发育不良，左叶缺如，右舌叶畸形等。在肝脏易位症，肝、脾常相互变位。

成年男性肝总体积（1500±100）cm³，成年女性总体积为（1300±100）cm²。

肝脏的外形近似楔形，右端厚实圆钝，左端扁薄。肝可分上下两面，肝的上面膨隆（图 1-2-1，见彩图），与膈肌接触，故又称膈面或腹面，膈面可再分成前面、上面及右侧面。肝缘分右下角、左下角及左外侧角。右下角不大于 75°，左下角不大于 60°，左外侧角不大于 45°。肝下面朝向左、后、下，凹凸不平，邻接一些腹腔器官，又称脏面。脏面中部有略呈"H"形的两条纵沟和一条横沟。右纵沟较宽，前部为胆囊窝，容纳胆囊，后部有腔静脉窝，腔静脉窝是一条不完全包裹一段下腔静脉的半管形沟，近腔静脉沟上端处有肝左、中、右静脉汇入腔静脉，临床上称此为第二肝门。左纵沟较窄，前部有肝圆韧带，是脐静脉在出生后闭锁而形成的纤维索，后部有静脉韧带，为静脉导管闭锁而成。横沟为肝门（亦称第一肝门），长约 5cm，是胆管、门静脉、肝动脉及淋巴管、神经出入的门户（图 1-2-2，图 1-2-3，见彩图）。

肝周围间隙统称为膈下间隙，膈下间隙又分为膈上间隙及膈下间隙两大部分。肝上间隙分为肝左上间隙、肝右上前间隙与肝右上后间隙；肝下间隙分为肝左下前间隙、肝左下后间隙（小网膜囊）及肝右后间隙。肝 - 肾隐窝位于肝右下间隙的深处而与肝右上后间隙相通。

三、肝的分叶和分段

在肝的脏面，按"H"形的沟、裂和窝将肝分为 4 个叶；左叶位于肝圆韧带裂与静脉韧带裂的左侧，即左纵沟的左侧；右叶位于胆囊窝与腔静脉沟的右侧，即右纵沟的右侧；方叶位于肝门之前，肝圆韧带裂与胆囊窝之间；尾状叶位于肝门之后，静脉韧带裂与腔静脉沟之间。脏面的肝左叶与膈面一致。脏面的肝右叶、方叶和尾状叶一起，相当于膈面的右叶。

　　肝叶、肝段之间存在着自然分界裂隙，称为肝裂，肝内有 3 个叶间裂，2 个段间裂。叶间裂有正中裂、左叶间裂和右叶间裂。段间裂有左外叶段间裂和右后叶段间裂。正中裂在膈面相当于自肝前缘的胆囊切迹中点，至下腔静脉左缘连线的平面。在肝的脏面以胆囊窝和腔静脉沟为标志。裂内有肝中静脉走行。此裂将肝分为对称的左、右半肝，并将尾状叶也同时分为左、右两半（即尾状叶左、右段）。右叶间裂位于正中裂的右侧，此裂在膈面相当于从肝前缘的胆囊切迹右侧部的外、中 1/3 交界处，斜向右上方到达下腔静脉右缘连线的平面。裂内有肝右静脉走行。此裂将右半肝分为右前叶和右后叶。左叶间裂位于正中裂的左侧，起自肝前缘的肝圆韧带切迹，向后上方至肝左静脉汇入下腔静脉连线的平面。在膈面相当于镰状韧带附着线的左侧 1cm，脏面以左纵沟为标志。裂内有肝左静脉的左叶间支走行。此裂将左半肝分为左外叶和左内叶。左外叶段间裂相当于自肝左静脉汇入下腔静脉处与肝左缘的中、上 1/3 交界处连线的平面。裂内有肝左静脉走行。此裂将左外叶分为上下两段。右后叶段间裂在肝脏面相当于肝门横沟的右端与肝右缘中点连线的平面，再转到膈面，向左至右叶间裂。此裂将右后叶分为上、下两段。

四、肝内管道

　　分为肝动脉、门静脉、肝管、肝静脉及淋巴管 5 种。肝动脉、门静脉及肝管为纤维包裹，称为 Glisson 系统。肝动脉及门静脉均向肝脏供血，而肝管引流肝细胞分泌的胆汁流出肝脏。其出入肝脏处称第一肝门，该处门静脉在后方，肝动脉在其左前，肝总管在其右前。肝静脉通常分为 3 支，汇总引流肝小叶的中央静脉血液输入下腔静脉。肝脏淋巴管系统；如以一横线平行于肝横径将肝脏分为上、下两部，则肝下部淋巴引流至第一肝门淋巴结，而肝上部淋巴引流至第二肝门淋巴结。

（一）门静脉

　　门静脉多数是由肠系膜下静脉上行汇入脾静脉而成，然后在胰颈后方脾静脉与肠系膜上静脉合成门静脉。经胰颈和下腔静脉之间上行进入肝十二指肠韧带，在肝固有动脉和胆总管的后方上行至肝门，分为左、右两支。门静脉入肝后再分支为：左干分为横部、角部、矢状部和囊部；右干分为右前叶支和右后叶支。

（二）肝动脉

　　肝动脉又称肝固有动脉，起于腹腔动脉三大分支之一的肝总动脉。肝总动脉往右分为两支，一支肝固有动脉，另一支为胃十二指肠动脉，肝动脉入肝后，其分支与门静脉分支相似，且相伴行。

（三）肝静脉

　　上述两类血管为入肝血管，肝静脉则是出肝血管，其收集肝固有动脉和门静脉入肝的血流，注入下腔静脉。肝静脉主要有 3 条：即肝右静脉、肝中静脉及肝左静脉；它们在下腔静脉窝上口（第二肝门处）注入下腔静脉。

（四）胆管

　　胆管系统可分为胆囊与胆管两部分，胆管又分为肝内与肝外胆管。肝门以下的胆管称肝外胆管，肝门以上的胆管称为肝内胆管，亦称肝管。主要作用是把肝细胞生成的胆汁通过胆管系统，由肝内输出至肝外，排入十二指肠内。肝管的肝内分支基本上与门静脉肝内分支一致且相伴行，肝管一般位于门静脉前方，但左外支上支、左内支及右后支肝管多数位于门静脉后方。

第三节　肝脏超声检查技术

一、检查前准备

（一）患者准备

检查肝脏一般不需要特别准备。但对于肝脏缩小的患者，或胃肠道气体有可能干扰观察时，最好让患者检查前禁食 8 ～ 12h。

（二）患者体位

一般先取仰卧位，双手上举置于头侧，使肋间隙增宽，便于肋间探查。然后嘱患者左转，取右前斜位或左侧卧位，使肝脏位置下降，右肋弓区变得相对平坦，便于进行肋缘下扫查及右肋间扫查观察右肝后叶。必要时还可采用半坐卧位，使肝脏位置下降。

二、仪器及其调节

实时 B 型超声仪或彩色多普勒超声仪，一般采用腹部大凸阵探头，频率3.5 ～ 5.0MHz。根据不同情况选用不同频率，肥胖患者或观察较深部位，可采用 2.5MHz；观察肝表浅部位或婴幼儿可用 5.0MHz，甚至 7.5MHz 线阵探头。

（一）B 型超声仪的调节

B 型超声仪器一般需调节仪器的总增益、时间增益补偿、深度、聚焦等。总增益及时间增益补偿的调节应使正常肝实质自浅表至深部呈现出均匀一致的中等或弱回声，肝门静脉、肝静脉、胆管等结构清晰，各管腔及胆囊内基本无回声。聚焦可根据需要选用单点或多点聚焦，焦点一般置于所观察的目标水平。扫查深度应根据具体目标大小进行缩小或放大，必要时可采用局部放大，使小的目标显示更清晰，同时便于测量。

（二）彩色多普勒超声仪的调节

彩色多普勒超声仪既有 B 型超声仪的功能，又有彩色多普勒血流显像（CDFI）及频谱多普勒的功能。CDFI 一般需调节彩色增益、速度范围（量程）、壁滤波等。彩色增益可先调大至背景出现斑点状杂彩，然后再回调增益直至斑点状杂彩刚好消失，而血管内血流仍可显示；充盈且无外溢。对于观察肝门静脉、肝静脉及一般肝病灶，速度范围可选择15 ～ 20cm/s；而观察肝动脉或流速较高的病灶血管可适当调高速度范围。观察低速血流一般用低的壁滤波，反之则用较高的壁滤波。进行多普勒频谱分析时，除需要调节多普勒增益、速度范围、壁滤波外，还需进行角度校正，声束与血流夹角应尽可能 < 60°。

一般中高档的超声仪或彩超仪均在仪器内设定了多种检查条件，如腹部、小器官、血管等预设置，将上述调节参数进行优化组合，可适用于不同的脏器检查，简化仪器调节过程，使操作更为简单、方便。但对于一些声窗显示困难的患者，仍需根据实际情况，对仪器进行适当调节，尽可能使图像显示更清晰。

三、探查方法

扫查肝脏时，原则上应按一定顺序，全面扫查整个肝脏，尽可能减少遗漏。理论上，肝脏容易受肺气、肠气、肋骨、肋弓等影响，如肝脏 S4、S8 近膈区，左肝外叶近外侧缘，S6 近肝下缘等，超声扫查时易遗漏，形成盲区，故应全面扫查肝脏，尽可能减少遗漏。扫查时，可分别在剑突下、右肋缘下、右肋间、右腋部等部位，以横、纵、斜切面进行连续滑行扫查，完成对整个肝脏的观察。

具体扫查途径及方法如下。

（一）剑突下扫查

主要观察肝左叶、尾状叶及其毗邻结构，如胰腺、胃、贲门以及上腹部大血管。自剑突下至左、右肋弓内缘上腹部区域，无肋骨和肺底的遮盖，是观察上述结构的理想声窗。探查时患者取平卧位，采用连续纵断面、横断面、斜断面扫查，可显示左肝及尾状叶外形、轮廓、内部结构，包括左肝内肝门静脉、肝静脉等管道走行及其分支，左肝与周围脏器的毗邻关系。剑突下纵断面还可获得沿腹主动脉和下腔静脉的标准断面，可进行左肝外叶测量。当肝脏位置较高时，可嘱患者深吸气，使肝脏位置下移，更清楚显示左肝上缘及左肝全貌。

（二）右肋缘下扫查

可观察右肝大部分区域及胆囊、胆管。患者取平卧位，或右前斜位，将探头平行放置于右肋缘下。探查时嘱患者深吸气后屏气，使肝脏位置下移。探头沿右肋缘下由左向右滑行扫查，同时声束朝向右肩部，缓慢侧动探头，使声束由下向上扫查肝脏，尽可能显示肝脏膈面。右肋缘下扫查可以较全面地观察右肝大部分区域，包括 S5、S6、S7 及 S8 段的大部分肝实质、肝静脉、肝门静脉走行及其分支，以及左、右胆管和胆囊等结构。此外，还可将探头置于肋缘下做横断与纵断扫查，更详细了解肝 S5、S6 段及胆囊等结构及右肝肋缘下长度和厚度。

（三）右肋间扫查

主要观察右肝，特别是肝 S4、S8 段近膈顶的区域。患者取平卧位，探头置于右肋间，从第 4 ～ 5 前肋间开始，向下直至肋缘。扫查时，探头在肋间由上至下滑行扫查，并缓慢侧动探头，同时要求患者呼吸配合。如需显示近膈顶部的病灶，嘱患者尽量呼气后屏气扫查，使肺下界上移，减少肺气干扰；而需显示肋骨下小病灶，则应嘱患者缓慢深呼吸，让肝脏位置移动，探头在上、下相邻肋间扫查，使原来被肋骨遮盖的区域通过呼吸移动至肋间，便于超声显示。对于靠近肝包膜下的小病灶，还可通过侧动探头，避免入射声束垂直肝包膜或腹膜造成的多重反射伪像干扰。右肋间扫查有利于显示右肝切面形态、包膜、内部结构、肝门静脉右支及其分支、肝中静脉、肝右静脉等结构。

（四）右腋部扫查

主要观察右肝后叶及其与膈肌、右肾的毗邻关系。患者可取平卧位、左侧卧位或右前斜位。采用纵断面可获得肝右后叶的冠状断面及肝肾冠状断面。有利于观察右肝后叶外形、轮廓、内部结构及与膈肌、右肾的毗邻关系，并可了解肝肾隐窝有无少量腹水。

第四节　肝脏正常声像图

超声诊断肝脏疾病的主要根据是肝脏形态和结构的改变及肝内回声的异常。因而熟悉正常肝脏的声像图特征是作出正确诊断的基础。

一、形态及大小

肝脏的外形近似楔形，在上腹部做纵切面探查，肝脏显示为类三角形，表面平滑，膈面圆而自然。下缘成锐角，通常左叶小于 45°，右叶小于 75°。在上腹部做横切或肋缘下斜切扫查时，肝切面多显示以肝门为中心的类扇形。其右缘圆钝，左外缘成锐角（35°～50°），胃肠气体常影响其显示。右叶大而厚；左叶外形易变，心搏时经横膈使左叶膈面受力产生曲度变化；进食后胃小弯部膨胀使左叶脏面上抬且变薄，左叶小，或不超过中线，或扁平状向左达胃底上方接近脾脏。正常肝脏的轮廓清晰，边缘包膜平整，随呼吸移动性好，膈面细薄、光滑，左叶脏面光滑清晰，右叶脏面回声较粗厚。

肝脏大小测量的部位应相对固定，避免解剖形态、生理状况、操作方法所带来的误差，以厚度为主要参考数据。

在剑突左缘测量肝左叶（包括尾状叶），其厚度一般不大于 5cm。在左锁骨中线切面测量肝右叶，其厚度一般不大于 13cm。肝脏长度随身高、体形的不同而有所差异。

肝脏形态正常变异常见。多见右叶长径明显增大，下缘可达脐部，称之舌形肝，但无明显增厚，左叶也较正常明显缩小。发生在右叶的另一种变异为右叶向下方伸展逐渐变细继而膨大呈球状，称之利德尔叶，易误诊为肿瘤。此外，由于肝右叶横膈面的副裂，横膈膜及脂肪组织重叠沿肝裂切迹陷入肝脏，在肝右叶形成特有的多层条带状结构，局部膈面见浅凹陷，需予以识别。据报道肝横膈面浅凹陷在高龄者多见。

由于肝脏柔软并充满血窦组织，体位改变可使肝脏大小发生变化，如左侧卧位扫查，肝左叶长径、厚径均可增长。而腹水的压迫可使肝脏前后径缩小。故在测量肝脏大小时应充分考虑以上因素。

目前常用的几项正常测量值如下所述。

1. 肝右叶最大斜径　以肝右静脉注入下腔静脉的肋下肝缘斜切面声像图为标准，测量得到的肝脏前后缘之间的最大垂直距离，正常测量值不超过 12～14cm。

2. 肝右叶前后径　在肋间切面声像图上测量得到的肝脏前后缘间的垂直距离，正常测量值 8～10cm。

3. 肝右叶横径　自肝最右缘至下腔静脉右侧壁间的距离，正常测量值不超过 10cm。

4. 左半肝厚度和长度　以通过腹主动脉的矢状纵切声像图作为测量左半肝厚度和长度的标准切面，尽可能显示膈肌，正常测量值为左半肝厚度（包括尾状叶）不超过 6cm，长度不超过 9cm。

5. 肝右锁中线肋缘下厚度和长度　正常人肝脏在平稳呼吸时，超声在肋缘下常探测不到；当深呼吸时，长度可达肋缘下 0.5～1.5cm；对肺活量大者，肝上下移动度亦大，深呼吸时，长度明显增加，与平稳呼吸时比较甚至可有 5～6cm 之差。

二、肝脏回声特征

在适当的增益条件下，正常肝实质呈稍低的细小光点，其强度、大小和分布较均匀。有时可见稀疏、散在的略强光点及短小线状回声。一般而言，肝实质回声比肾实质稍强而较胰腺稍弱或相似。在肝实质内出现局限性弱回声区或强回声区，应考虑是否为异常病变，或肿瘤或非肿瘤性疾病；而整个肝实质回声不均匀增强主要是弥漫性疾病所致，肥胖者有时也会出现。正常肝脏受各种因素影响也可显示"异常回声区"，产生这些伪像的主要因素如下所述。

1. 增益系统调节不当，在聚焦场范围的肝实质显示为"强回声区"，可导致误诊为肿瘤或其他异常，正确调整后"异常回声"可消失。

2. 肋骨的影响形成局部弱回声区。

3. 静脉韧带的裂隙内有较多的脂肪和纤维组织，加上门静脉左支及其分支造成超声的折射及衰减，后方常出现声影，形成尾状叶酷似弱回声肿块的伪像，需予以重视。

三、肝内管道

在正常肝脏的超声切面中，肝内门静脉、肝静脉、肝管及其分支和韧带均能在声像图上显示。正常血管、胆管、韧带的特征显示如下。

（一）肝内门静脉声像图特征

1. 门静脉主干由第一肝门分支后进入肝实质，逐级分支分布于肝脏，达到边缘时呈纤细微小分支。

2. 门静脉左右干沿肝脏的长轴向左右方向走行，在剑突下一右肋缘斜切面扫查可显示其最长范围。

3. 在肝左叶内，门静脉左支横部、矢状部、左内支、左外上支、左外下支呈特征性的"工"字形结构，其中矢状部直角垂直于腹壁。在肝右叶内，门静脉右支分为右前支和右后支，在右肋弓下缘扫查，可见右后支主干多数显示较短而即分成右后上支、后下支。

4. 门静脉的周围有较多的结缔组织包围，形成较好的反射界面，在声像图上显示为管壁回声较强的管状结构。

5. 可见相伴于腹侧的肝胆管主支。

6. 门静脉主干内径 9～11mm，最大值不超过 14mm，右门静脉内径 7mm，左门静脉内径 6～6.5mm。

（二）肝静脉声像图特征

1. 探头置于剑突下一右肋弓下缘朝向肝膈顶做斜切面扫查，可见肝左、中、右三支静脉呈放射状汇集进入下腔静脉，此处称第二肝门。有时难以在一个切面上同时显示三支；肝脏较小及位置较高者不易显示肝静脉汇合部。

2. 肝静脉走行与门静脉分支呈交叉，肝周边部肝静脉细小，逐渐汇合增粗，达肝顶部管径最大。

3. 肝静脉管壁回声薄而弱，尤其平行于超声束的位于近场区的分支几乎看不见管壁回声，仅见液性无回声管腔；而垂直于超声束的管壁（如肝右静脉支）则表现为薄带状回声。

4.肝静脉左支内径 5mm；中支内径 5 ～ 7mm，右支内径 7 ～ 10mm。目前使用的超声仪，能常规显示肝内的门静脉和肝静脉分支。若显示模糊或不能显示则属病理改变。有占位病变时，门静脉或肝静脉的受压变形或抬高扭曲、甚或中断，对于提示诊断较有价值。此外，门静脉或肝静脉的管径增大，亦属病理征象。

（三）肝内胆管

1.肝内胆管壁呈中等回声，左右肝管均能明确表示，其内径为 2 ～ 3mm，相当于其后方门静脉内径的 1/3 左右。

2.左右肝管离肝门后合并为肝总管和胆总管，由于胆囊管较细，在汇入到胆总管处不易被超声显示，因此较难精确区分肝总管和胆总管，而统称为肝外胆管，正常的肝外胆管内径为 4 ～ 6mm，约为其后方门静脉内径的 1/3，超过 6mm 时要考虑有轻度增宽的可能，应仔细检查其远端有无病变，必要时密切随访复查。

（四）肝内韧带声像图特征

肝主裂的间质结构或韧带在声像图上呈现为条带状强回声，能清晰显示并有诊断价值的主要有三处。

1.**正中裂**　其内有脂肪和结缔组织，在右肋缘下斜断面可以很好地显示，为一较粗的连接门静脉右支或门静脉主干至胆囊颈部的强回声带。

2.**肝圆韧带**　剑突下做纵切面检查时，可见门静脉矢状部的前下端有条索状强回声向肝左叶前下延伸出肝下缘，闭锁的脐静脉位于其中。做横切面检查时显示为强回声团，可伴有声影，酷似结石，多切面、多方向扫查有助于识别（图 1-4-1，图 1-4-2）。

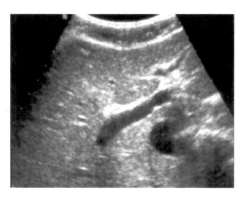
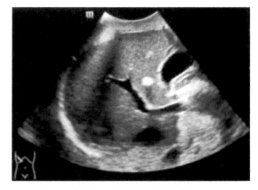

图 1-4-1　肝圆韧带纵切面　　　　　　　　图 1-4-2　肝圆韧带横切面

3.**背裂（肝静脉韧带）**　为肝圆韧带的肝内延伸部分。在剑突下纵切面，可见自门静脉矢状部根部向上伸达肝左静脉根部的细带状回声，其背侧为肝脏尾叶。多数人能显示，但在部分人显示不清。这条间裂对识别尾状叶有意义（图 1-4-3）。

四、肝脏超声的分叶、分段

以往对肝脏分叶分区主要依赖肝脏的间裂韧带，而目前以肝内血管为界进行分叶分区的方法，更符合肝脏外科的需要。根据血管的走行及形态，超声能清晰显示肝静脉、门静脉分支及肝脏韧带结构；多切面扫查，可确认肝血管分支及肝占位病变；尤在肝硬化萎缩变形状态下，超声仍能很好显示细窄的肝内血管。故分区判断较其他影像学方法更为灵敏、实用，为肿瘤的定位及手术方案的选择提供依据。

以血管进行分叶分区，即以肝静脉为区域分界，以门静脉分支为中心，结合静脉韧带进行分区的方法。具体分区方位为：左内叶背侧由静脉韧带，将肝尾状叶（S1）及左内叶（S4）分开，余左外叶、右前叶、右后叶分别分成上下 2 个区域，故肝脏可分为 8 个区域。

（一）肝静脉超声分区法

肝静脉将肝分成 4 个叶，由肝中静脉将肝脏分成左半肝及右半肝；肝左静脉将左半肝分成左外叶、左内叶；肝右静脉将右半肝分成右前叶、右后叶。

超声扫查常在肋缘下自肝的下缘向肝的膈面做斜切面或横切面扫查，声像图上距探头近侧为下区域，远离探头的肝膈面为上区域，观察声像图的方位与通常正面解剖图及纵切面图像相反；分区的顺序一般以肝背侧近膈面尾状叶为第一区，依次自左后侧—左前侧—右前侧—右后侧，按逆时针方向读片，为第 I ～Ⅷ区的排列（图 1-4-4）。

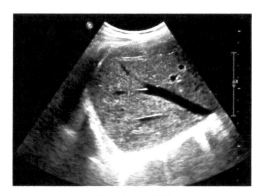

图 1-4-3　背裂

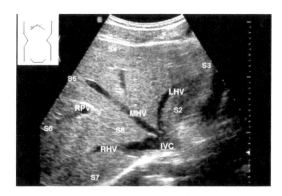

图 1-4-4　肝静脉超声分区方位图

（二）肝内门静脉分区法

除 S1（尾状叶）以外，S2 ～ S8 区域内均以相应的门静脉分支为中心。

1. **左叶分区**　门静脉左支可分为横部、矢状部、角部及三支主要分支，由主干、分支、矢状部形成不同字体的"工"字形结构。近膈面分支为左外上支，近腹侧为左外下支，左内支。分别由各门静脉分支为中心，分界线位于分支中间；S2 自静脉韧带左侧近膈面达左外一上支与左外下支中心线；S3 起自中心线达矢状部中点；S4 自矢状部中点右侧（中间并有肝圆韧带）达胆囊窝、肝中静脉左侧缘（图 1-4-5）。肿瘤位于或靠近门静脉某一分支，即为某区，位于两分支之间即位于两分区之间（图 1-4-6）。

2. **右前叶分区**　在右锁中线肋缘下斜切面扫查，可显示门静脉主干在上行中分成右前支、右后支（图 1-4-7）。行右锁中线肋间切面沿门静脉右前支追踪扫查，可见有 1 ～ 2 支小分支走行向胆囊，为右前下支；另有 1 ～ 2 支走行向膈面为右前上支；以这些分支为中心的区域分别为 S5、S8（图 1-4-8）。

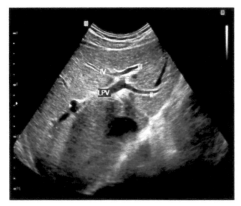

图 1-4-5　肝左叶门静脉分区法

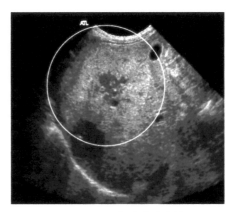

图 1-4-6　肝左叶肿瘤定位

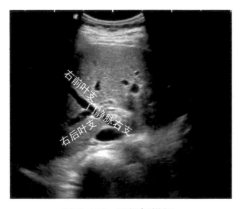

图 1-4-7　肝门部纵切

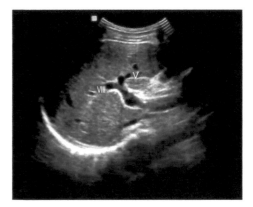

图 1-4-8　肝右前叶分区

3. **右后叶分区**　在右腋中线肋间扫查或肋缘下扫查，可显示门静脉右后支主干及其分支，近端分支向膈面方向走行为右后上支；继续向右肾方向走行为右后下支，以这些分支为中心的区域分别为 S7、S6（图 1-4-9）。

4. **右叶分区**　右腋前线肋间扫查常可同时显示右前叶、右后叶及相应的门静脉分支；其间并可显示二叶之间的肝右静脉（图 1-4-10）。肿瘤居肝右静脉区域，即位于右前叶、右后叶之间。

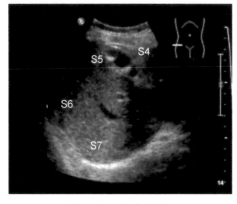

图 1-4-9　肝右后叶

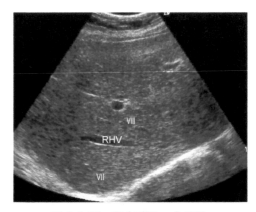

图 1-4-10　肝右前叶、右后叶

（三）静脉韧带分区尾状叶及周围解剖

尾状叶（S1）位于左半肝背侧，由静脉韧带及小网膜围成，静脉韧带自门静脉矢状部向头侧延伸达肝左静脉根部，为一条弧形细线。在胎儿期间，脐静脉血流通过肝圆韧带、门静脉左支矢状部及静脉导管通向下腔静脉。胎儿出生后，静脉导管闭锁形成左叶间裂的一部分，将尾状叶与其他肝叶分隔开；小网膜从门静脉左支矢状部起始点向足侧延伸与肝十二指肠韧带相连，其背侧即为尾状叶。故尾状叶位于静脉导管及小网膜背侧。

横断切面尾状叶（S1）位于门静脉左支主干与下腔静脉之间，左侧缘为静脉韧带，右侧缘与右前上叶（S8）相邻，两区之间定位诊断有时困难。右肋缘下斜切面两区关系见图 1-4-11。

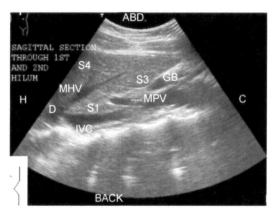

图 1-4-11　尾叶状毗邻

（四）肝、右肾纵断面分叶法

在右肾腹侧作一条水平线 a；从右肾上极作一条 b 线与 a 线垂直；a 线的腹侧为右前叶，背侧为右后叶，b 线上方为右后叶上段，下方为右后叶下段。

（五）肝、肾、胆纵断面分叶法

与胆囊颈部水平线之前为右前叶，之后为右后叶。

（六）肝脏最大横断面分叶法

在下腔静脉前缘作水平线 a，左缘划 b 线与 a 线垂直。b 线右侧为右半肝，左侧为左半肝，水平线后方为右后叶上段，水平线与垂直线之间区域分为二等分，后 1/2 为后叶下段，前 1/2 为右前叶。

五、超声彩色多普勒

（一）门静脉

其内为向肝血流。从主干至分配到 7 个肝叶的分支（除尾状叶外）均可显示，左支矢状段内彩色血流最易检出。

（二）肝动脉

其内为向肝血流。在第一肝门处较粗，可显示出彩色流道与门静脉伴行。由于动脉二维图像极难单独显示，而彩色血流又很相似，所以很难从门静脉周围区别出肝动脉。

☆☆☆☆

（三）肝静脉

其内为离肝血流，自成系统向第二肝门走行，内径逐渐增宽而注入下腔静脉内。

（四）肝管

管腔内无任何彩色血流信号显示。

六、多普勒频谱图

（一）门静脉

腔内多数呈现单向血流。呈现 2 个平台（S、D）及 2 个切凹（V、A）。S 代表右心室收缩，D 代表右心室舒张，V 为等容舒张而 A 为右心房收缩。呼吸周期中曲线不下降至零值。

（二）肝动脉

腔内呈现单向血流，通常双峰形，阻力指数（RI）为 0.65 ～ 0.75。肝动脉血流曲线常在门静脉管壁附近测及。

（三）肝静脉

腔内呈现正、负变化的变向血流。离肝血流向下，称谷（S、D），返肝血流向上，称峰（A）。在 S、D 双谷之间，有一向上的尖突，接近零流线或略超越零流线向上，称 V 点，代表等容舒张期。

（四）肝管

肝管中测不到多普勒频谱。

第五节　肝脏疾病

一、肝硬化

肝硬化是由于多种慢性进行性肝疾病（病毒性肝炎、代谢损害、中毒性肝损害等）发展的结果。主要为肝细胞变性坏死、间质结缔组织增生及肝细胞结节状再生等混合而成的病理改变。随病程的发展，肝实质广泛破坏，纤维化加重，正常的肝小叶结构逐渐变成假小叶和再生结节，故肝被膜明显增厚及肝表面结节状改变，肝脏萎缩变硬。纤维化逐渐累及至肝内韧带周围，并在脐静脉壁内形成侧支及滋养血管，使韧带增厚。长期肝淤血、胆管病变、胆汁淤滞等原因可使肝脏发生纤维化或硬化，但病理改变随病因不同而各具特点。

（一）病毒性肝硬化

1. 二维声像图

（1）大小变化：早期肝硬化肝脏大小正常或轻度肿大；至中晚期，肝脏右叶逐渐缩小，左叶或尾状叶代偿性增大；至晚期，肝脏萎缩变小，剑突下正中线切面，左叶前后径 ≤ 5cm、长径 ≤ 7cm。

（2）形态改变

①以肝胆囊床为中心的萎缩。沿胆囊纵切面扫查，可清晰显示肝床部的萎缩，肝缘轻度钝化——圆钝。

②肝形态变异，偶见肝各叶不规则形。

☆ ☆ ☆

③中晚期时，超声可显示肝表面凹凸不平，伴有腹水时易显示肝表面包膜线欠平整，或呈强—弱—强—弱不连续状；手术中可见肝表面布满 3 ～ 4mm 的小结节，声像图因受近场噪声干扰常难以显示。肝脏面凹凸不平的现象，由于邻近腹膜网膜强回声的衬托，在右锁骨中线肋缘下纵切面扫查，常可更灵敏地显示。

（3）被膜变化：肝被膜高低不平，可出现细粒状、锯齿状、小结节状至较大结节隆起等改变，代表了肝硬化的轻重程度。

（4）回声变化：早期变化不明显，伴随间质增生，肝内回声增强、增粗、不均质；可出现从粗点状、短线状到细网状、粗网状或结节状等改变，可见局限性回声增强区或不连续的细线状强回声呈弥漫性分布，有时后方区域呈声衰减现象。典型的图像主要为在不均质强回声肝内显示增生结节（图 1-5-1），结节特征为：①大小为数毫米至 10mm。②多发、散在分布。③多呈均匀的弱回声，类圆形。④无晕、无明显包膜，无对周围血管挤压等肿瘤效应。⑤超声随诊，结节多无明显增大改变。这有助于与早期癌、腺瘤样增生结节相鉴别。

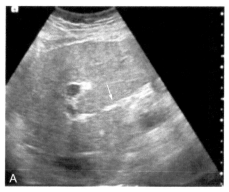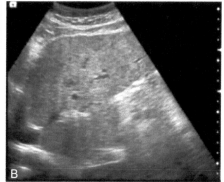

图 1-5-1　肝硬化

（5）肝内血管韧带结构变化

①肝静脉：早期肝硬化，肝静脉可显示为正常。当血窦内血流量低下时，肝静脉呈不同程度细窄，肝内不均质、纤维化改变，可致使肝静脉走行不自然或壁不平整。

②门静脉：主干及左右支可显示扩张。右叶萎缩、左叶增大的肝硬化病例，门静脉左支矢状部增宽、内径＞ 12mm，左分支显示段延长并增宽，在左外侧区可清晰显示；而右叶门静脉分支末段常显示不良。肝脏显著的纤维化常致使肝内门静脉支扩张不明显，故重度肝硬化时肝内门静脉支狭窄或显示不良。

③肝内韧带结构：增厚、不平整、回声增强。当尾状叶肿大时，静脉韧带的结缔组织相应增厚、增粗。增厚、增强的肝圆韧带可误认为占位病变。

（6）胆囊异常变化

①伴随肝胆囊床的萎缩、肝叶的变形，胆囊位置上移，右肋缘下横切面扫查，胆囊镶嵌于左右两叶之间，底部邻腹壁下。

②胆囊壁增厚，可达 5mm 或以上，呈双层、三层结构，或全层壁显示为增厚的强回声。胆囊壁增厚的原因多有报道，肝硬化、低蛋白血症及胆囊静脉受门静脉压影响发生回流障碍等，被认为是易发生胆囊壁水肿的因素。

③胆囊变形。胆囊外形的不规则变化多数继发于肝硬化，需高度重视，以免误诊。

④易合并结石或多发小息肉。

（7）脾大：脾脏早期可正常大小，中晚期呈不同程度增大，厚度≥5cm，长度＞13cm。吸气时左肋下肿大半指以上。明显肿大的脾可低于脐平面，甚至抵达盆腔。常伴副脾，位于脾门至脾脏上下极间，外形呈类圆形，包膜清晰，内部回声同脾实质，脾静脉内径可达10mm。

（8）合并门静脉高压。

（9）其他。肠系膜上静脉内径亦可扩张，内径大于7.5mm。可出现腹水，少量时出现在肝前、膀胱上三角区；腹水如进一步增加，可在侧卧位时于一侧的侧腹部测到；大量腹水卧位亦可清晰测到。

2. *彩色血流图*

（1）肝静脉：间断显示，流道甚窄，有时呈点状。

（2）门静脉：清晰显示，流道常甚宽，有时出现反向色彩。门静脉高压时，常可在肝内或肝外出现侧支。如脐静脉重开，静脉导管重开，管状静脉及胃左静脉扩张，胃短静脉扩张，贲门部静脉曲张，脾肾静脉自发性吻合和脐周静脉扩张等。在上述管腔内可显示彩色血流。

（3）肝动脉：显示较易，呈细小彩色支。

3. *多普勒频谱图*　在门静脉主干或分支中，可出现"双向血流"，在呼气期可呈现倒流。多普勒频谱中A波变低或消失。

（二）血吸虫性肝硬化

1. *病理及临床概要*　血吸虫侵入肝内门静脉细支，引起栓塞性门静脉炎和门静脉周围炎及纤维化改变，肝表面多呈龟甲状，可见细纤维带从肝表面渗入到肝组织小叶间，大量结缔组织增生最终引起肝组织纤维化；常可见虫卵结节及虫卵钙化灶。痊愈患者，声像图改变仍可较典型，但临床症状常较轻或无明显不适。

2. *声像图表现*

（1）肝大，以左叶显著，肝缘钝，右叶不同程度萎缩。

（2）肝被膜增厚平整。

（3）肝组织呈网格状、鱼鳞状结构，大量纤维结缔组织增生。形成网格状强回声细带。把肝组织分割为不规则小区或结节，有称之为"地图样"或"井田样"改变。

（4）肝内回声欠均匀，常可见钙化强回声斑点及声影，好发于门静脉管壁近旁，或见不规则强回声斑块。

（5）肝内门静脉分支内腔狭窄，壁增厚，回声增强，细分支常过度显示。

（6）肝硬化明显时肝静脉细窄，静脉壁模糊不清。

（7）急性期肝大显著，回声增强，欠均匀；晚期肝萎缩，回声增粗，肝内血管显示不良，伴有腹水。

（8）脾轻度增大或正常大小，伴门静脉高压者脾大明显。

（9）胆囊壁轻度增厚，易合并小息肉、小结石。

（10）门静脉高压者伴有门静脉扩张及侧支循环形成。

（11）腹水。

3. 鉴别诊断

（1）华支睾吸虫病：主要侵犯胆管系统，而病毒性肝炎主要损害肝实质，虽然两者均为弥漫性，但声像表现是不同的。

（2）血吸虫病与弥漫性肝癌的鉴别诊断见表 1-5-1。

表 1-5-1　血吸虫病与弥漫性肝癌的鉴别诊断

	血吸虫病	弥漫性肝癌
临床特征	有流行性疫水接触史，慢性期一般无症状或症状轻，晚期出现肝缩小、肝硬化、腹水、巨脾等严重症状；大便检查及乙状结肠镜检查虫卵（＋）	可能有慢性肝炎史或其他肝病史，起病较隐匿但发展较快，常见的症状有肝大、膨胀、肝区疼痛等表现；AFP（＋）
声像特点		
肝脏大小	早期肝轻度肿大，晚期硬化缩小	肝脏普遍肿大
肝实质回声	带状回声增强，叶网状分布，如"地图样"点状回声增强，分布不均，显小片状聚集	点状回声分布不均，杂乱，有散在集聚斑或团块状回声
门静脉	管壁增厚，内径增宽	管腔受压变细、中断，或消失，有的可见癌栓
胆囊	增厚，出现双层征	增厚或正常
脾脏	肿大明显	正常或轻度增大
腹水	呈漏出液，门静脉高压时腹水量多	发生率低，腹水量少，呈血性

（三）华支睾肝吸虫肝硬化

1. 病理与临床　华支睾肝吸虫肝硬化主要为虫体虫卵寄生在肝胆管内，造成胆汁淤滞及肝内小管炎症、增生，形成以胆管为中心的大量纤维结缔组织增生。肝内主肝胆管不规则扩张，壁增厚明显。肝内小胆管过度显示，壁增厚，与肝血吸虫病不同。

2. 声像图表现

（1）肝脏呈轻度肿大，以左叶为明显。

（2）肝脏内部回声较粗，分布不均匀。

（3）肝内稍大胆管内径呈不同程度增宽和局限性扩张，肝内胆管壁增厚。在横切面上可见散在的 0.3～0.5mm 的圆形或戒指形的无回声区，周围边缘回声较强。纵切面上呈现几毫米至 10～20mm 的细管样结构。

（4）胆囊壁增厚、增粗，易合并胆石症。

（5）晚期可出现肝硬化、肝脏体积缩小。

3. 鉴别诊断

（1）与病毒性肝炎、血吸虫肝病的鉴别诊断见表 1-5-2。

（2）与弥漫性肝癌的鉴别诊断见表 1-5-3。

☆☆ ☆ ☆ ☆

表 1-5-2　华支睾吸虫病、病毒性肝炎、血吸虫肝病的鉴别诊断

	华支睾吸虫病	病毒性肝炎	血吸虫肝病
临床特征	有摄食含有活动的囊蚴的鱼虾史，症状酷似肝炎，可有胆囊炎或化脓性胆囊炎等严重症状，大便或胆汁检查可发现虫卵及华支睾吸虫抗原皮内试验（+）	有肝炎接触史主要表现为消化系统症状，乏力，肝大伴隐匿肝功能异常	在流行区有疫水接触史，急性期有发热、皮疹、腹泻等，慢性期主要有肝硬化、脾大等征象，大便检查或乙状结肠镜检查血吸虫卵（+）
声像特点			
侵犯部位	胆管系统	主要是肝细胞	门静脉系统
早期	肝内外胆管扩张管壁增厚，胆囊壁亦增厚，粗糙	肝轻度增大，肝实质回声普遍增强，致密，增粗有"亮肝"之称，胆囊壁增厚可呈双层	肝内门静脉壁增厚，粗糙，肝实质内见增粗、增强的点状或小斑点回声及带状回声增多
晚期	肝内胆管系统显示欠清，等号状或双线样回声增多，或伴有肝内斑片状强回声（以左叶为多见）可合并胆石症	肝内回声不均，点状回声变成短线状回声，形成小网状排列，重症形成肝硬化，肝体积缩小	肝内点状回声增粗，增强，带状回声增多，纵横交错呈干线状或称"地图样"改变，晚期出现门静脉高压一系列声像

表 1-5-3　华支睾吸虫病与弥漫性肝癌的鉴别诊断

	华支睾吸虫病	弥漫性肝癌
临床特征	有疫区生活史，吃生鱼习惯者易感染本病，症状以胆管系统感染方面为主；粪便检验虫卵（+），皮内试验（+）	可能有肝炎史或其他慢性肝病史；上消化道症状为主；AFP（+）
声像特点		
受侵部位	胆管系统为主，肝内胆管有扩张	肝实质为主，影响全肝，一般无广泛性胆管扩张
肝内异常声像	杆状或双线回声增多，胆管壁增厚、粗糙、透声差	胆管扩张；肝内出现弥漫性小团块或小斑状回声，全肝结构紊乱

（四）胆汁性肝硬化

1. 病理及临床概要　胆汁性肝硬化可分为两类。原发性胆汁性肝硬化为自身免疫性疾病，中年女性多见。由小叶间细胆管的非化脓性炎症致使肝内多数小结节形成而硬化，多有轻度黄疸，生化检查 ALP、GGT 均高，临床较少见。继发性胆汁性肝硬化多因胆管肿瘤、结石、先天性胆管闭锁等机械性梗阻所引起，造成肝组织以小胆管为中心的不规则纤维化改变，临床多见合并黄疸，病程较长或反复发作。肝脏增大，质硬，暗绿色，表面呈细颗粒状或结节状，结节间有深宽的结缔组织斑痕。胆囊及肝外胆管常正常。

2. 声像图表现

（1）肝脏正常或略增大。

（2）肝轮廓因表面有细颗粒状改变而呈现水纹状不平整征象。

（3）肝脏实质回声较强，分布不均匀。

（4）肝内胆管不同程度扩张，肝硬化较重则呈轻度扩张，与肝外胆管扩张程度不成比例。

（5）胆管壁轻度增厚、回声增强，胆管后方回声轻度增强。

（6）肝内血管结构减少，后期肝静脉细窄。

3. **鉴别诊断**　主要需与淤血肝相鉴别（表1-5-4）。

表 1-5-4　淤血肝与淤胆肝的鉴别诊断

	淤血肝	淤胆肝
临床特征	常因心包和心脏疾病发生心衰所致，临床症状以心血管系统为主，肝脏明显肿大，随心衰改善可恢复	由于肝内毛细胆管或肝外胆管机械阻塞所致，症状与造成阻塞病因（结石、肿瘤、炎症等）有关，常有黄疸症状，皮肤瘙痒及肝脾大，胆红素常明显升高
声像特点		
肝脏	肝大,全肝回声普遍低弱,肝静脉增宽,脾脏肿大伴有腹水	肝大,肝内回声增强,胆管有不同程度扩张
心脏	心脏可有异常声像	心脏声像多属正常

此两种病征属两个系统疾病，临床与超声检查都容易区别。

（五）淤血性肝硬化

1. **临床与病理**　淤血性肝硬化或称心源性肝硬化，主要是由于慢性充血性心功能不全引起，如充血性心力衰竭、大量心包积液和缩窄性心包炎等。偶有因肝静脉狭窄、闭塞而引起的。肝脏因长期淤血，使肝细胞萎缩、坏死及纤维化而发生肝硬化。

2. **超声图**

（1）肝脏一般缩小，各径线相应缩小，肝脏边缘较锐薄；有时肝左叶可肿大，边缘圆钝。探测时，超声探头接触处常有较明显压痛。

（2）肝脏轮廓一般尚光滑，有时亦可见稍有水纹状不平者。

（3）肝内回声增多、增高，分布尚较均匀。

（4）下腔静脉及肝静脉内径增宽，有时下腔静脉内径可达 3cm 左右，肝静脉内径常在 0.5～1.0cm，并可观察到增宽的下腔静脉进入到扩大的右心房。

（5）下腔静脉与肝静脉在深呼吸时的变化不明显甚至消失。

（6）晚期可出现门静脉高压声像图的变化，如脾大、门静脉系统内径增宽等征象。

（7）彩色多普勒显示肝静脉内径明显增宽，肝内血流丰富。下腔静脉内径亦明显增宽。

3. **鉴别诊断**　本症需要与淤胆性肝大进行鉴别，见表1-5-4。

二、脂肪肝与非均质性脂肪肝

（一）脂肪肝

1. **病理及临床概要**　脂肪肝是由于肥胖、营养过剩、高脂血症、饮酒过度、糖尿病、全身性化疗后、中毒性肝病等原因致使脂类在肝脏内代谢失平衡，肝细胞内脂肪微滴堆积所致。多见于长期过量饮酒引起的慢性酒精中毒；摄入脂肪过多；婴幼儿摄入淀粉量过多；慢性肝炎有 20% ～ 30% 合并脂肪变性，严重的脂肪变性或称脂肪性肝炎约占 10%，患肝炎后高糖高蛋白饮食，加之肝细胞转化功能差，也易造成脂肪肝；糖尿病患者和短期内大量静脉营养液治疗后也可发生脂肪肝。病理改变主要为中性脂肪即三酰甘油大量增加，显微镜下，可见肝小叶的 30% ～ 50% 或以上存在脂肪空泡，呈弥漫性改变。

2. 声像图表现

（1）肝脏形态饱满或不同程度增大，肝缘显示欠清晰。

（2）肝脏回声晶莹明亮，有"亮肝"之称，近腹壁的前 1/3 区域回声致密、增强，呈密集的细点状。深部的后 1/3 区域回声明显减弱减少，呈低回声或无回声，肝膈面的强回声带显示不清；中间 1/3 区域，回声逐渐减弱减少，与上下区域无明显界限；显示超声能量逐渐衰减的特点。适当调节 STC 及聚焦，可显示后方区域回声，但整个图像如云雾状而不清晰。

（3）肝内管道分布走向不太明显，各级分支多不易显示。

（4）肝肾切面显示肝实质与肾实质回声强度的差异增大，肾皮质甚至可呈无回声暗区。肝回声增强及衰减的征象，常受仪器增益条件及患者皮下脂肪的影响，而产生人为的判断误差。故选择与邻近脏器的回声进行对照，如肝肾反差大、肝回声强度超过脾脏等均可使脂肪肝的回声判断更为客观，在超声诊断中可谓为相对半定量化诊断方法。

（5）日本有学者进一步提出，把特征性的图像用 5 分制来判断脂肪肝的程度，作为诊断标准；肝回声强于脾脏为 1 分，明显增强为 2 分，肝缘回声不清晰、肝内血管不清晰、肝深部膈面显示不清三项各为 1 分，结果可见正常肝为 0 ～ 1 分，含脂肪 30% 者为 3 分以上；该方法可对脂肪肝浸润程度作出判断。

（6）彩色血流图：脂肪肝在超声血流成像（及多普勒频谱图）测定中，较二维声像图衰减更为显著。在轻度病变中，可显示门静脉主干及一级分支中血流，肝静脉间断显示；在中度病变中，仅模糊隐显门静脉主干内彩色血流，肝静脉中无彩色显示；在重度病变中，门静脉主干内亦无彩色显示。

（二）非均匀性脂肪肝

1. 病理及临床概要   脂肪肝形成和发展过程中，受到门静脉血流中胰岛素和胰高血糖素含量，以及肝内门静脉 - 体腔静脉交通支等因素的影响，脂肪浸润也可表现为非均匀性。影像学技术的发展使这些病例得以发现并逐渐被认识。在日常超声诊断中，不少病例常与肝肿瘤混淆而出现误诊漏诊；此型病变具有一定的规律性。

2. 声像图表现   可以分三型：Ⅰ型，为局限性浸润，显示小片状致密强回声区；Ⅱ型，叶段浸润型，受侵叶段显示强回声，未受侵叶段回声正常，其间界限通常较清楚；Ⅲ型，非局限性浸润，全肝弥漫性均匀性浸润，肝实质回声不均质，见多处散在的强回声区。

有报道根据脂肪浸润程度和声像图表现类型，将本症归纳为以下 4 种类型。

◆ Ⅰ型：局灶浸润型为局部重度脂肪变性。

（1）好发于肝右叶被膜下或近肝门部。

（2）呈局限性不规则强回声斑块，为 2 ～ 5cm 大小（图 1-5-2）。

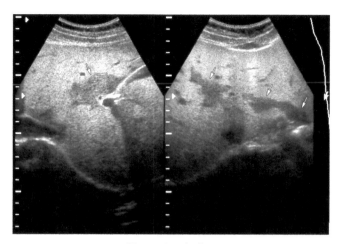

图 1-5-2 脂肪肝

（3）可单发或有 2～3 个团块，无包膜，边界不明确。

（4）病灶回声逐渐衰减后方伴有声阴影，并可造成膈面"中断、后移"的伪像。

需注意与胆管细胞肝癌、大肠癌转移性肝癌及血管瘤相鉴别，CT 检查有助于诊断；但与合并脂肪变性的肝癌鉴别仍较困难，穿刺活检组织学检查是必要的确诊手段。

◆ Ⅱ型：叶段浸润型。

Ⅱ型占非均匀脂肪肝的多数，由于左半肝含胰岛素和胰高血糖素成分高于右半肝，不易被脂肪浸润，故发生此型多见。

（1）声像图常可见左叶 S2 区或 S3 区为弱回声，其他区域为强回声。

（2）在脂肪肝强回声背景下，以肝内门静脉为中心，以间裂为分界的某一区域呈等回声至弱回声，即脂肪含量相对少或为无脂肪浸润的正常肝。

（3）当多个叶段含脂肪量不等时，声像图较复杂，肝脏回声呈弥漫型非均匀性增强，出现强弱不均区域，或某一叶的上下区域内回声强度不同，易误诊为肝癌或转移癌。

（4）其边界较平直，内有门静脉分支通过并走行正常等特征有参考价值。

（5）经治疗或随时间变化可见回声强度有改变，强回声区增大为脂肪浸润增多；弱回声区增大为降脂治疗有效，易误诊为肿瘤增大。

◆ Ⅲ型：多灶浸润型。

Ⅲ型好发于长期饮酒过度者。

（1）在回声相对正常的肝内，可见多数或数不清小强回声团，呈散在弥漫分布。

（2）声像图酷似肝转移癌，但无靶环样、牛眼状结构。

（3）另一种在相对正常的弱回声肝内见大片脂肪浸润区域，内有相似的多数小等回声或弱回声结节呈弥漫性分布，为脂肪肝内脂肪浸润不同程度减少的表现，也易与多发转移灶混淆。

（4）肝脏切面虽呈现为强弱回声结节区混杂相间花斑状，但肝内血管走行正常，彩超有助于鉴别。

◆ Ⅳ型：正常肝残留型。

肝实质回声弥漫性增强为脂肪浸润区域；其内出现局限性片状、小结节状、肿瘤状弱回声区，为轻度脂肪浸润或相对正常肝残留区。本型又可分为两种亚型。

● 局限型。

（1）较多见，好发于胆囊床、门静脉主干周围。

（2）大小为 1～3cm，其边界较平直、无包膜。

（3）对周围胆囊、血管等结构无挤压即无肿瘤征象等超声特征有助于诊断。

● 肿瘤型。

（1）好发于肝右叶被膜下。

（2）多呈类圆形、小结节形，酷似肿瘤。

（3）边界较清晰，后方回声轻度增强，似小肝癌或转移癌。

（4）在日常检查中难以作出鉴别诊断而需依赖穿刺活检确诊的病例并不鲜见。

3. 鉴别诊断　均匀性脂肪肝有特征性的"亮肝"声像图，一般诊断较容易。而非均匀性脂肪肝常易误诊为肝脏占位性病变，其中Ⅰ型、Ⅱ型易与强回声型血管瘤及肝癌混淆，Ⅲ型易与小肝癌相混淆，须注意鉴别。

4. 注意事项　本病声像图表现为强回声的区域均为脂肪浸润，相对弱回声区域为轻度脂肪浸润或正常区域。主要存在的问题为非均匀脂肪肝合并肝癌，则良恶性鉴别诊断困难；合并转移癌时早期常易漏诊；重视结合病史及超声随诊观察肝脏质地变化，必要时进行穿刺活检或 CT 检查可防止误诊、漏诊。

三、肝炎

（一）急性肝炎

1. 病理及临床概要　由多种肝炎病毒引起的急性传染病，或药物、酒精中毒及输血等其他原因所引起弥漫性肝细胞广泛变性及坏死，汇管区可见炎细胞浸润，肝血窦内皮细胞增生；黄疸型病例常在毛细胆管腔内见胆栓形成。

2. 声像图表现

（1）肝大：可见不同程度弥漫性肿大、增厚。采用通常的扫查比例，肝右叶膈面贴近显示屏下缘甚至不能被显示，为判断肝大的较简易的方法。肝脏脏面形态饱满膨隆，肝表面平整，肝缘无明显圆钝表现。

（2）肝实质回声变化：回声均匀，呈透声较好的弱回声，切面均匀，回声点细小，多与豆腐切面相近；随着病程的进展，回声逐渐增粗、增强。

（3）肝内血管变化：肝静脉可无明显改变；门静脉及其分支显示增多，管壁回声增强，可呈小双管状或小等号状。

（4）慢性肝炎急性复发：肝实质回声不均、增粗、增强，肝缘钝化，为慢性肝疾病的改变。重视声像图变化的差异，有助于鉴别诊断。

（5）胆囊征象：①胆囊壁增厚，可呈三层结构；②胆囊充盈不佳，体积缩小；③胆囊腔内见异常沉积性回声点，较多时充满于胆囊腔内，呈"实性"表现；④上述异常多发生于肝炎早期，伴随着炎症的好转，胆囊通常也恢复正常，即囊壁变薄，分层消失，体积正常，胆汁内回声消失（图 1-5-3）。

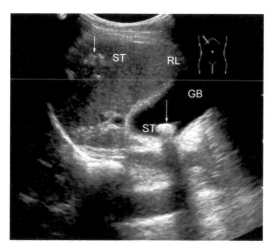

图 1-5-3 急性胆囊炎

（6）迁延性肝炎：急性肝炎病程持续 1 个月以上，肝功能异常仍不能恢复正常，通过临床观察多数不能排除转为慢性迁延性肝炎。

（7）胆管壁轻度增厚：回声增强，但不扩张。

（8）肝门部淋巴结肿大：发生率较高，形态较规整，内部多有回声点。

（9）脾大：多见脾脏轻度肿大，并可伴随炎症的改善而恢复正常。扫查时因探头的压力而使患者感觉肝区不适或疼痛，有参考价值。

（二）重症型肝炎

1. *病理及临床概要* 肝细胞广泛坏死，纤维支架崩塌，残余肝细胞淤胆。肝脏体积明显缩小，故又称为黄色肝萎缩。本症病情危重，死亡率高，须高度重视。

2. *声像图表现*

（1）肝体积缩小，肋缘下通常不能探及，肝右叶最大前后径≤ 10cm。

（2）肝实质回声紊乱，根据肝组织坏死的程度和分布不同，出现片状强回声，不均匀。

（3）肝内门静脉分支密集显示，管壁回声增强；肝静脉细窄或显示不清晰。

（4）胆囊壁增厚，内腔充盈不佳、缩小，显示不良或因充满回声甚至"消失"。

（5）脾脏缩小，尤其与前次相比体积缩小。

（6）腹水：少量腹水的检出对临床有重要参考价值，一般首先显示于肝与右肾之间，呈细线状无回声或小三角形。

（三）慢性肝炎

1. *病理及临床概要* 慢性肝炎多数由急性病毒性肝炎迁延而来。其病理改变主要为细胞外基质胶原蛋白过度沉积。病程为轻度时，纤维化仅局限在汇管区；随病情进展至中、重度，则汇管区周围及窦周发生纤维化，使肝纤维结缔组织增多，肝被膜也相应增厚，较多的纤维间隔致小叶结构紊乱。慢性肝炎合并脂肪变性较多，可达 20% ～ 30%，严重的脂肪变性被称为脂肪性肝炎，在肥胖儿童、糖尿病患者，脂肪肝也常合并肝炎。

2. *典型声像图*

（1）肝大小正常或初期时，右叶轻度肿大，肝下缘正常或较钝。

（2）肝被膜轻度增厚，回声增强。

（3）肝内回声随肝损伤的程度而增粗、增强，分布欠均匀；门静脉小分支管壁回声增强，明显时呈细线状。

（4）合并脂肪变性仅显示回声弥漫均匀增强，肝肾回声反差增大。

（5）肝内血管可显示正常，随病程的进展，门静脉末梢支或肝静脉显示欠清晰。

（6）肝炎活动期常可见门静脉矢状部及主干轻度增宽，肝门部淋巴结肿大（图1-5-4）。

（7）病程较长，病情较重者，声像图改变逐渐明显，近似肝硬化表现，鉴别诊断较困难。

（8）脾正常大小或轻度增大，活动期多增大。

（9）胆囊正常或轻度充盈不良，囊壁轻度增厚。

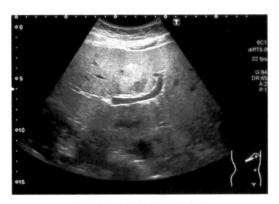

图1-5-4　慢性肝炎活动期

（四）鉴别诊断

1. 慢性肝炎与肝硬化的超声鉴别要点　见表1-5-5。

表1-5-5　慢性肝炎与肝硬化的超声鉴别要点

	慢性肝炎	肝硬化
肝表面	较平整	不平或轻度凹凸
肝缘	轻度圆钝	圆钝
形态特征	全肝或右叶轻度大	右叶小，左叶大或全肝萎缩
肝回声	无明显改变或稍强	粗面不均或呈细线状强回声
肝内管道	无明显改变或门静脉管壁回声增强	肝静脉细窄、扭曲或壁不平，门静脉增宽或细窄
脾脏	不大或稍大	肿大
胆囊	壁轻度模糊，腔内有回声	较大，壁厚呈强回声
腹水	无	可有
侧支循环	无	可有

2. 肝脏弥漫性结核　在肝内形成粟粒样病变，同时常侵犯肝脏浆膜，引起结核性肝浆膜炎，呈广泛性增厚，引起所谓"糖皮肝"。在声像上表现肝包膜增厚、粗糙，甚至可见钙化的强回声带伴声影，肝实质回声表现点状回声增粗，分布不均，有时可见钙化斑，伴

声影，有助于与病毒性肝炎的鉴别。

3. 脂肪肝 肝脏脂肪变性常为弥漫性肝实质回声增强，也有"亮肝"之称。但在声像图上与病毒性肝炎间有明显的不同（表 1-5-6）。

表 1-5-6 病毒性肝炎与脂肪肝的鉴别诊断

	病毒性肝炎	脂肪肝
临床特征	可有黄疸，食欲缺乏，消瘦，乏力，肝功能异常，SGPT 升高等	无黄疸，食欲好，体格肥胖，伴血脂升高，肝功能多数正常
声像特点	急性期，全肝透声好，回声普遍增强，增粗；慢性期，短线状回声增多，管道多数无变化	肝脏增大，边角圆钝，肝脏近区回声致密，点状声分界不清，呈一片云雾状增强回声，远区呈梯度衰减，肝内血管变细

（五）新生儿肝炎

本病常在出生后第一、二周发病。肝大，表面光滑或带细颗粒状，胆囊小，内含少许黏液。临床主要表现为进行性黄疸，腹部膨胀。多数人认为本病可能与乙型肝炎病毒有关，自母体经胎盘传染。声像图上见：肝脾增大、增厚；胆囊小而细长，内容物少，常显示不清。肝脏轮廓光滑，肝区回声较粗，分布欠均。脾脏在肋缘下探及，回声尚均匀。

四、非特异性肝炎及其他肝疾病

（一）非特异性肝炎

1. 病理与临床概要 非特异性肝炎是肝组织对肝外各种刺激的一种反映，而非原发性肝脏疾病，常见于局部或全身感染性疾病、胶原性疾病、慢性消化道疾病、药物作用等。

肝脏损害常可为轻度肝细胞脂肪变性、慢性活动性肝炎、局灶性肝细胞坏死、Kupffer 细胞增生和汇管淋巴细胞及单核细胞轻度浸润；也可发生胆管炎、肌管周围炎等改变。

在慢性肠道感染性疾病，如溃疡性结肠炎时，肝脏亦可见上述改变；克罗恩病时肝脏还可出现肉芽肿或淀粉样变等。原发性肝癌癌周肝组织中的炎症性改变也是一种反应性肝炎。病毒性肝炎消退期有与非特异性肝炎相类似的细胞组织学变化。

2. 声像图表现

（1）肝脏可稍增大，形态轮廓多无明显改变。

（2）肝实质回声稍增强、增粗，分布略欠均匀，深部回声略有减弱。肝内管道结构和血流分布走向无异常。膈肌显示清晰。

（3）脾脏一般不增大。

（4）慢性肠道疾病，如长期溃疡性结肠炎及克罗恩病时，肝脏除有上述改变外，有时尚可见有小片弱回声区。

由于非特异性肝炎的声像图表现类似慢性肝炎或肝炎后肝脏实质回声改变，并常可有轻度肝细胞脂肪变性，超声检查常难以鉴别。如结合详细询问病史，有上述刺激因素，以及与其他检查结果的综合分析，则此类声像图可作为诊断的参考资料。

（二）糖尿病性肝病变

1. 临床与病理 糖尿病是一种常见的带有遗传倾向的代谢性疾病。主要因胰岛素相对

☆☆☆☆☆

或绝对不足而导致糖代谢紊乱，血糖增高。可分为胰岛素依赖型（1型）与非胰岛素依赖型（2型）。糖尿病时肝主要表现为肝细胞轻度脂肪变性、水肿，胞核中糖原空泡形成致糖原减少。

临床早期无症状。随着病程进展，可出现典型的多尿、多饮、多食，并有疲乏、消瘦等临床表现。严重时可发生酮症酸中毒。大多无明显体征，肝脏可有肿大。

2. 声像图表现

（1）肝脏可稍增大，形态、轮廓无明显改变。

（2）肝实质回声增强、增粗，深部可稍有减弱，管道结构尚较清晰。

（3）膈肌显示清晰，亮度有时可略低于正常。

（4）彩色及能量多普勒检查，肝内血流显示清晰，无明显异常改变。

（5）脾脏一般不增大。

（6）胰腺较饱满，回声常增粗、增强，主胰管显示可较模糊。

糖尿病肝脏表现类似轻度肝细胞内脂肪变性或沉着趋势，无特征性。但如超声检查发现肝脏有上述改变，胰腺饱满，回声增粗、增强，诊断年龄在 40 岁以上时，应予以重视，提高对糖尿病的警惕。

（三）肝糖原累积症

1. 临床与病理　本病是一种先天性糖类代谢失常的疾病。糖原可累积在肝、心肌、肾及肌肉等处。肝脏受累较多。

本病常发生于幼儿或儿童期，是一种隐性遗传病。常感全身软弱、乏力、厌食、体重减轻等。体检可有肝脾大。并有低血糖、高血脂、高胆固醇及发育迟缓、酮尿等。

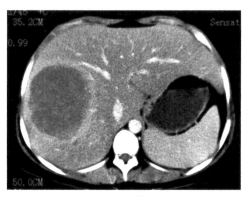

图 1-5-5　肝糖原累积

2. 声像图表现

（1）肝脏增大、增厚明显，轮廓线整齐、清晰、光滑。

（2）肝实质回声增多、增强、增粗，分布欠均匀（图 1-5-5）。

（3）肝内血流减少。

（4）有时可探及脾大。

（5）如合并有腺瘤或结节性增生时，可呈现单发或多发多个等、弱回声结节，直径一般均较小，≤ 2cm，无包膜回声，边界清楚。

由于本病声像图表现无特征性，应结合临床实验室检查进行综合分析考虑。必要时可在超声引导下做肝穿刺活检以明确诊断。

（四）肝豆状核变性

1. 临床与病理　本病是一种隐性遗传的铜代谢障碍性疾病，又称 Wilson 病或假性硬化症。肝组织损害可表现为肝细胞脂肪变性、核空泡形成及铜含量增多。在成人原发性胆汁性肝硬化，肝细胞的铜含量也增加，在鉴别诊断中应予以注意。

2. 声像图表现

（1）早期时肝脏常轻度肿大，肝硬化后肝脏可缩小。

（2）肝表面不平滑，常高低不平。

（3）肝实质回声呈点状增粗、增强，粗细状回声增多，纵横交叉形成地图样改变。血管常有破坏，可发生移位、局限扩张或变细，也可显示不清。

（4）晚期可有脾大、腹水。

（五）肝脏淀粉样变性

1. 临床与病理　本病是全身性淀粉样变性的一部分，较少见。肝脏是继发性淀粉样变性常累及的器官之一，坚韧而有弹性，切面半透明，有蜡样光泽，故有"蜡肝"之称。镜下可见淀粉样物质沉着在小血管壁及肝小叶内肝窦内皮细胞与肝细胞索之间。临床上可无症状，但可有不同程度的肝脾大。

2. 声像图表现

（1）肝脏有不同程度增大、增厚，各径线测量值增大。但形态轮廓多无明显改变。

（2）肝表面光滑，呈线状强回声。

（3）肝实质回声稍增粗，病变区回声增强、增粗、增密，分布欠均匀。病变区与正常肝组织间边界较模糊，也有较清楚者。

（4）脾可稍增大。本病声像图表现无特征性，也可误诊为海绵状肝血管瘤。应结合临床进行诊断。必要时可做超声引导下肝穿刺活检以求确诊。

（六）肝 Gaucher 病（戈谢病）

1. 临床与病理　Gaucher 病是一种脑苷脂代谢障碍性疾病，主要表现为网织内皮系统（肝、脾、骨髓、淋巴结）细胞的普遍增生，细胞质中有大量脑苷脂沉积。本病少见，有明显的家族性，多发生于学龄前儿童，常因肝脾大而就医。临床主要表现为肝、脾、淋巴结肿大，尤以脾大明显。

肝功能大致正常，组织学上可见星形细胞和肝窦内皮细胞大量增生和高度膨胀转变而成的 Gaucher 细胞。可导致肝小叶肿大、变形及周围结缔组织增生。

2. 声像图表现

（1）肝脏可增大、增厚，各径线测量值增大；但形态、轮廓变化不明显。

（2）病变区呈中—高回声，分布欠均匀，边界较模糊，亦有清楚者；无包膜回声。

（3）脾脏可有轻度肿大。

3. 鉴别诊断　因本病少见，规律不清，造成鉴别诊断困难。对边界模糊的病变声像图常不易与不均匀脂肪肝鉴别；对边界清楚的病变则不易与肝血管瘤或肝腺瘤相鉴别。

超声引导下细针吸取细胞学检查或细针切割做组织学检查是确诊本病的最佳选择。

（七）放化疗后肝损害

各种恶性肿瘤在进行放疗与化疗后，可有放疗与化疗反应，均对肝脏有一定的损害。放疗与化疗后的肝脏声像图改变无特征性，损害程度较轻时，肝脏形态轮廓多无明显改变，肝脏亦可有轻度肿大，前后径测量值增大。肝实质回声稍见增粗，分布略欠均匀，肝内管道结构及血管分布走向均无异常。脾脏大小亦多无改变。大剂量连续化疗可由药物引起肝中度损伤，声像图显示为肝明显肿胀，肝内脉管细窄等弥漫性改变，肝内回声更粗而增强，结合临床不难判断。

（八）白血病

白血病为一种原因不明的恶性疾病，并不少见。白血病细胞浸润肝脏时可引起肝脏肿大。声像图表现，肝脏受弥漫性浸润，呈不同程度的增大增厚，形态轮廓无明显改变，肝区回声低弱而较正常稀疏，分布不均，间有粗大点状高回声。脾脏显著增大。

（九）真性红细胞增多症

少见，为原因不明的慢性进行性造血系统疾病。约50%有轻度或中度肝大。声像图见肝脏增大增厚，肝区回声较粗大，分布欠均匀。脾大。

（十）尼曼-匹克病

1. 临床与病理　本病为罕见的类脂质代谢障碍疾病，仅见于婴儿，尤其是女婴。病变主要累及全身的网状内皮系统，肝脾受侵可高度肿大，造成腹部胀满，常是突出的表现，还可见营养发育障碍及皮肤棕褐色沉着、皮疹等损害。重者有智力发育障碍，诊断主要根据骨髓及病理活检发现泡沫细胞，本病患儿很少活至2岁以上。

2. 声像图表现　肝脏明显肿大，肝内回声分布不均，可见散在强回声光点，犹如星状分布故又称之为"满天星"征，血管分布走向无明显异常，管壁可增厚。

五、急性缺血性肝坏死

（一）临床与病理

手术大量出血或术中肝门部血管阻断时间过长，可造成肝组织广泛缺血性坏死。随着肝外科手术和肝移植的开展逐渐增多，人体肝脏手术时肝门部血管阻断15～25min就可见肝细胞胞质内形成大小不等的空泡。实验证实缺血时间过长，肝细胞将失去恢复能力而发生凝固性坏死，动脉缺血性肝坏死较严重。此外，合并肝硬化的食管静脉瘤破裂大量出血休克时引起的肝脏缺血坏死，在临床上也不鲜见。患者大量出血24h至1周，即可发生急性缺血性肝坏死，转氨酶急速升高，发热、呕吐、黄疸进行性加重等症状，以致肝肾衰竭，病情危重，患者可于数天内死亡。

由于肝动脉性出血和静脉性出血引起缺血程度的不同和肝脏本身病变程度的不同，声像图表现可能有较大的差异，作者根据临床病例并参考文献总结初步体会如下。

（二）声像图表现

1. 急性缺血性肝坏死

（1）肝明显肿大，形态饱满、膨胀，周围组织受挤压，肝被膜尚平整，合并肝硬化时可呈凹凸不平整。

（2）肝内回声增粗、不均匀，可见片状强回声区和弱回声区镶嵌呈地图状。

（3）肝末梢部位见片状弱回声至无回声区，呈不规则状，多位于近膈区，典型时可见多数弱回声小结节，提示出血坏死可能先发生于末梢部位（图1-5-6）。

（4）肝内血管细窄，肝静脉显示不清，多普勒显示肝动脉呈高速血流。

（5）胆管呈轻度扩张，胆囊充盈欠佳甚至呈实性。

（6）多合并有腹水、胸腔积液，或伴有胰腺、脾脏肿胀。

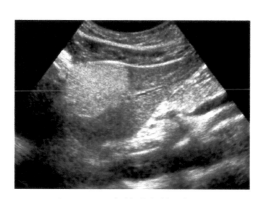

图 1-5-6　急性缺血性肝坏死

2.门静脉高压消化道出血片状坏死

（1）肝缩小，表面欠平整，多呈肝硬化表现。

（2）反复大量出血可显示肝内回声增强，呈片状强回声斑块，不均匀，并可见多数强回声小结节融合，其周边似有小晕。

（3）肝静脉，门静脉细窄或显示不良，走行不平整，腔内不清晰或有回声。结合临床有助于诊断。

六、酒精性肝疾病

（一）病理及临床概要

由过度饮酒所引起的肝细胞损伤，可分为三个阶段，即酒精性脂肪肝、酒精性肝炎、酒精性肝硬化。其病理改变初期为肝细胞脂肪变性，脂肪颗粒不同程度堆积，以肝小叶中央区为明显，此病理特征为酒精性脂肪肝的诊断依据；在此基础上，继续大量饮酒致肝小叶内出现酒精性透明小体，肝细胞发生变性坏死，周围常可见纤维组织，中度细胞坏死常伴有显著的中性粒细胞及淋巴细胞浸润，肝细胞及毛细胆管内淤胆，形成酒精性肝炎。临床症状较明显，表现为食欲不振、乏力、恶心、呕吐、水肿、黄疸、肝大、腹水及肝功能改变；严重时发生的急性重症性酒精性肝炎可并发肝性脑病和肾功能损害。酒精性肝细胞损伤最终引起酒精性肝硬化，后者也可由酒精性脂肪肝直接形成；病理上主要为肝细胞变性坏死，伴脂肪变性，纤维组织包绕肝细胞、中心静脉及汇管区，通过 Glisson 鞘向肝小叶内发展，假小叶增大形成小结节性肝硬化，晚期可发生癌变。活动期的临床表现同酒精性肝炎。在我国本症发病率正逐年上升，逐渐引起临床重视。

（二）声像图表现

1.全肝不同程度肿大，肝缘钝而不清晰。

2.肝表面形态尚平整，无明显凹凸状改变，因而不同于病毒性肝硬化；通过腹水更容易观察肝表面形态。随着肝硬化程度加重，肝表面呈轻度凹凸不平，回声增强。

3.肝间回声增强，肝前 1/3 显著，后方逐渐衰减，肝肾反差大等，具有重度脂肪肝声像图特征，但酒精性肝炎回声更粗，分布欠均匀。

4.慢性酒精性肝炎在肝内可见散在分布大小不等的强回声结节，边界不清晰、不规整，呈棉花团状，考虑为脂肪不均匀、不同程度变性所致（图 1-5-7A、B）。

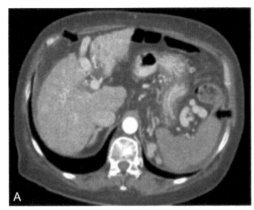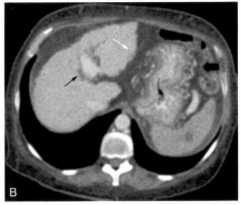

图 1-5-7　酒精性肝硬化

5. 酒精性肝硬化除上述表现外，肝脏不缩小，与病毒性肝硬化相比较，其回声及结构异常程度较轻。

6. 肝内血管结构轻度细窄，管壁欠清晰，酒精性肝硬化肝内静脉血管细窄、不清晰；肿大性酒精性肝硬化者肝动脉有增宽延长的倾向。

7. 合并结节型肝硬化，小结节脂肪浸润明显时见多数强回声小结节酷似肿瘤，但仔细扫查无血管浸润及明显挤压征象。

8. 合并肝癌时，增大的肝内见增强不均的回声团，边界不清晰，超声易误诊、漏诊。

9. 非代偿期可见少量腹水、脾大等门静脉高压的其他所见。

10. 胆囊壁轻度厚，充盈欠均匀，易合并小结石、息肉。

（三）鉴别诊断

超声对酒精性肝病与脂肪肝的鉴别诊断较困难。

七、门静脉高压

（一）病理及临床概要

由各种原因所致的肝硬化，最终由于再生结节的挤压，肝内小血管弯曲、狭窄或闭塞，血管网大大减少，门静脉和肝静脉血流均受阻；肝动脉血供的增加及动脉 - 门静脉侧支循环形成等原因，结果造成门静脉高压、脾大、肝外侧支循环形成和腹水。以往临床多用门静脉压测定进行诊断；影像学的发展，如 CT、血管造影等可灵敏显示侧支循环及血流情况；近年来的研究证实，超声及彩超的应用可显示门静脉高压所致的特征性图像，为诊断及疗效的判断提供了简便的方法。

（二）声像图表现

1. **脾脏肿大**　上下径（即长度）＞ 12cm，脾门前后径（即厚度）＞ 4.0cm，脾缘圆钝。

2. **脾静脉扩张**

（1）脾门部脾静脉扩张，内径 ≥ 10mm，常可见屈曲蛇行或多囊状（图 1-5-8）。

（2）胰腺后方脾静脉扩张，内径 ≥ 9mm；胰体后方脾静脉平行于腹壁，较平直。超声做剑突下横切面扫查易显示并准确测量，为日常诊断中便利的指标。

（3）门静脉主干扩张，肝门区肝外段内径＞ 14mm，与肠系膜上静脉汇合处＞ 20mm。

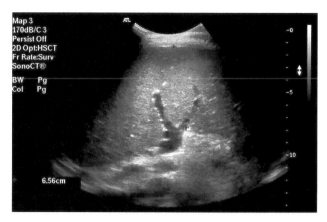

图 1-5-8 门静脉高压脾肾静脉

3. 侧支循环形成 门静脉血流经过侧支循环进入体腔静脉，为门静脉高压的重要指征。
侧支循环途径：

胃左静脉—胃底、食管静脉—上腔静脉

脾静脉—胃静脉—食管静脉—上腔静脉

脐静脉—脐部—腹壁静脉—上、下腔静脉

脾静脉—左肾静脉—下腔静脉

脾静脉—腹膜后静脉—下腔静脉

肠系膜上静脉—下腔静脉

肠系膜下静脉—痔静脉—髂静脉—下腔静脉

上腹部超声可以显示的侧支循环如下所述。

（1）胃左静脉扩张：在肝左叶脏面可见管状结构，屈曲蛇行，内径＞ 3mm 则考虑不排除静脉瘤，显著时呈相连的多囊结构；走行方向自胰体上方经肝左叶脏面向腹段食管；采用多普勒测量，可见为流速较高的门静脉频谱，血流方向为远肝性；彩超常可见红色、蓝色血流。

（2）胃短静脉扩张（即脾胃静脉）：沿脾门部纵切面扫查，自脾门脾内侧缘向头侧胃大弯、胃底部走行，多呈屈曲蛇行的囊管状、串珠状，采用多普勒及彩超检查多可获得同胃左静脉扩张的信息。

（3）食管静脉扩张：左上腹纵切面扫查，探头朝向膈面在肝左叶背侧显示髓段食管与贲门部，可见壁轻度增厚，为 4 ～ 6mm，呈不平整弱回声，黏膜面略增粗、欠平整或节段状；典型时层囊状扩张，但后方回声并不增强，追踪扫查可见与扩张的胃左静脉相连；彩超多可见离肝性门静脉频谱，若能显示血流信号可确诊为食管静脉瘤，但此处常受心脏搏动影响，显示欠满意，二维图像较典型。

（4）脐静脉开放：左叶矢状切面可见肝圆韧带强回声中心分离，内出现无回声管道，通往肝缘外达脐部。灵敏的彩超可显示门静脉血流，但肝圆韧带分离的声像图较典型，肝左叶超声窗良好，故易于识别。但因肝形态变异多，右叶萎缩，左叶代偿性增大时，一般在右肋间扫查可显示，沿门静脉矢状部寻找易发现。脐静脉血流较大时常可见脐周腹壁内和腹壁下有多数椭圆形或条状无回声区，为腹壁静脉增宽、静脉瘤的典型表现。

　　(5) 脾肾静脉侧支：沿脾门左肾切面扫查，脾门部是屈曲粗大的脾静脉，一般难以确定脾肾侧支。参考左肾静脉增粗、左肾增大，有助于判断。当侧支静脉较粗达 2cm 左右，可根据走行发现脾肾静脉侧支，彩超或多普勒扫查显示脾静脉走行逆流亦有助于诊断。

　　(6) 腹膜后静脉瘤（Retzius 静脉）：正常时很细，不易被显示。门静脉高压时，作为腹膜后的交通支而扩张，多位于脐左侧肠腔后方、左肾周围，较大时位于左侧腹壁下，似囊肿，但深吸气可见不随肠腔移动，彩超扫查易确认。

　　(7) 肠系膜上静脉-下腔静脉侧支超声显示肠系膜上静脉扩张，管径＞2cm，显示段延长，轻度扩张不易引起重视。

　　4. 贲门、胃壁　轻度增厚，局部呈不平整条带状弱回声，为胃壁静脉瘤的表现，典型时可见壁内有不规则囊状结构，充盈胃腔见黏膜层完整，内镜检查有时可误诊为胃黏膜下肿瘤；彩超及多普勒超声可显示流速较慢的门静脉血流及频谱；超声结合胃周侧支循环的显示及肝硬化所见，诊断一般不困难。

　　5. 门静脉　易发生血栓。

　　6. 胆囊变化　较肝硬化更显著，显示壁明显增厚，呈双边或多层结构。

　　7. 腹水　肝硬化非代偿期及门静脉高压均可出现腹水，有时可合并右侧胸腔积液。少量腹水在肝、右肾之间，肝、胆囊之间，脾脏脏面显示，呈细带状无回声；中量腹水多可在肝、脾和横膈之间，肝下缘，肠间隙显示；大量腹水在肝前、腹腔、盆腔内大量聚集。

　　(三) 鉴别诊断

　　由病毒性肝炎、酒精中毒性肝炎等原因所致的肝硬化及门静脉高压、侧支循环形成，声像图较典型，结合肝脏及肝外门静脉系形态改变不难作出诊断；在临床上同样表现为门静脉高压的疾病尚有特发性脾功能亢进及 Budd-Chiari 综合征、骨髓纤维化等，重视结合肝脏形态改变有助于鉴别诊断。特发性脾功能亢进症好发于中年以上女性，常有贫血、脾大等症状，肝脏表面较平整，无凹凸不平和肝缘圆钝表现，而脾脏相对肿大较肝硬化更为显著。肝脏弥漫性疾病的诊断需参考病史及临床资料。

八、淤血肝

　　(一) 临床与病理

　　右心功能不全时，静脉回流障碍，使右心室、右心房及下腔静脉压力增高，全身静脉压上升，下腔静脉及肝静脉管径明显增宽；继而中央小静脉扩张、淤血，使周围肝细胞发生缺氧、变性、坏死、结缔组织增生，肝脏肿大变硬而成淤血性（心源性）肝硬化。临床上对肝脏肿大的性质有时判断不清，超声显像不仅可对淤血肝作出诊断，有助于发现心脏疾病，并且可以准确地反映心脏病治疗的效果。

　　(二) 声像图表现

　　1. 肝脏弥漫性肿大，肝回声和结构无明显异常改变。肝内血管图像显示特别清晰，尤其肝静脉更容易显示，管径增宽＞12mm。

　　2. 下腔静脉扩张，管径＞2cm；一般胰腺切面可见下腔静脉断面为椭圆形或扁平状，但右心功能不全患者为圆形，甚至直径超过腹主动脉；肾静脉也可见扩张。

　　3. 由于静脉压力增高，随深呼吸及心搏动而发生的下腔静脉、肝静脉管径周期性变化减弱或消失，下腔静脉呈一持续性而无变化的状态。

4. 肝静脉及下腔静脉内常可清晰显示流动在血液内的血流回声点，为右心动能不全造成肝血流回流障碍所致，亦被称为血流自发显影。

5. 发生淤血性肝硬化时，肝脏肿大，内部回声稍有增强、增粗，肝内血管仍能清晰显示，伴有大量腹水。

6. 布 - 加综合征可发生肝脏、脾脏肿大，肝静脉淤血扩张，内部有血栓或分隔形成。

7. 可显示心脏扩大的改变，或心包及胸腔积液等征象。

（三）鉴别诊断

淤血肝的声像图有特征性，超声一般不难诊断，需注意心源性肝硬化和肝源性肝硬化的鉴别。超声随诊观察肝脏大小及肝内静脉管径的动态变化，可有助于临床对淤血肝治疗疗效的评价。

九、肝血管性疾病

与肝脏相关的血管性病变包括肝动脉瘤、肝动脉畸形、门静脉闭塞症、门静脉瘤、门静脉血栓等，以及与之相关的布 - 加综合征。近年来，随着超声多普勒及彩超的应用和性能的提高，肝内血管性疾病及血管异常逐渐被认识与关注。超声是显示肝内异常血管的一种良好的手段。在显示血管的同时，亦可显示血栓、肿瘤及肝脏的质地，仔细检查可意外地发现血管的异常病变。患者多无明显症状体征。彩超及多普勒频谱的检测可准确判断来源于肝静脉、门静脉、肝动脉的病变，亦可测量血流的速度和流量；上述方法能同时立体显示肝静脉及门静脉，所以具有比其他方法更多的优点，尤其二维彩超、血管能量超声及3D 成像相结合，显示肝内血管树立体空间结构，相当于无创伤性血管造影，为肝脏血管性疾病的诊断普查及追踪复查提供了良好的手段。

（一）肝动脉瘤（瘘）

1. **临床与病理**　肝动脉瘤较少见，但作为内脏动脉瘤较脾动脉瘤多见。其病因主要为动脉硬化症、肝外伤，还包括先天性 Ehlers-Danlos 综合征、结节性动脉硬化症、肝炎等；其中 32% 为动脉硬化症，22% 为外伤，10% 为感染。如果除外原发病症状，动脉瘤在破裂前多无临床表现。发生部位 65% 位于肝总动脉或肝固有动脉，30% 为右肝动脉，仅 40% 为左肝动脉。男性多于女性，比例为 2：1。近年来由于肝穿刺、经皮经肝穿刺胆管置管引流等造成的肝损伤，以及血管造影造成动脉内膜损伤等合并症，而使肝内假性动脉瘤或医源性肝动脉 - 门静脉瘘的发生率增加，患者多无明显症状、体征；另外由肿瘤及 Rendu-Osler-Weber 病、伴有全身红斑狼疮的血管炎等，均可发生肝动脉 - 门静脉瘘；肝硬化可致肝动脉屈曲蛇行；门静脉血栓或瘤栓时，肝末梢部的血流常通过邻近的肝动脉来保持，门静脉近旁的肝动脉常显示增宽，肝动脉的上述异常表现较显著时，超声可得以显示。

2. **声像图表现**

（1）肝动脉瘤

①可见边界清晰的类圆形囊肿，呈无回声。

②局部可见动脉搏动，与肝动脉相通，需多切面扫查防止伪像。

③彩超及多普勒扫查见肝内囊管结构内有搏动血流，有助于动脉瘤的确诊；尤其是对

肝内"双管征"的定性,为确认肝动脉扩张的主要手段。

(2)肝动脉瘘

①肝脏多呈弥漫性改变或肝硬化。

②肝内门静脉不同程度扩张,伴行的动脉支也常扩张呈"双管征",而易被误认为扩张的胆管。

③彩超检查在本病的诊断中有实用意义。超声可显示扩张的肝动脉与门静脉之间的短路,更重要的是利用彩色多普勒可观察到门静脉和脾静脉的反流;即不仅可以诊断本病,而且可分析伴有动静脉瘘的门静脉系血流动力学的变化。

④末梢支肝动脉-门静脉瘘常不易显示;肝内主干的瘘表现为肝动脉或门静脉的增宽、屈曲等异常图像,但吻合口不易确认,彩超检查有助于发现吻合口,多可见较粗而不规则的肝动脉向门静脉内喷出高速血流,为红蓝色交杂,多普勒测定为动脉频谱或湍流成分,同时可在相关的门静脉分支内测得反流的异常信号。

(二)门静脉海绵样变性

1.**临床与病理**　门静脉海绵样变性也可称为门静脉海绵状血管瘤样变或门静脉栓塞症。肝内门静脉先天性发育异常、缺损或继发性门静脉狭窄,如门静脉瘤栓、血栓、恶性肿瘤直接浸润等,造成肝内门静脉支不能正常显示,位于门静脉支及胆管周围的静脉形成侧支循环,并发育得较粗,多位于肝门部、肝内门静脉主干支部位,被称为门静脉海绵样变性。

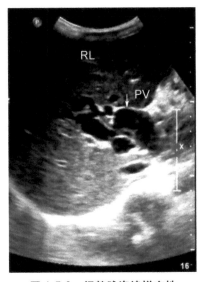

图1-5-9　门静脉海绵样变性

2.**声像图表现**

(1)肝门部不能显示肝内正常的门静脉主干或左右主支、门静脉矢状部结构,常显示为条索样强回声,中心可见细条状断续的无回声。

(2)在上述部位可显示多数小囊状管道状结构,屈曲呈蔓藤状走行或葡萄状;为异常的侧支血管(图1-5-9)。

(3)在侧支血管的边界及周围有厚壁状强回声,为纤维化改变所致,有时可见钙化强回声及声影,可能为机化血栓所致。

(4)门静脉肝内支病变显示率高,肝外支常因气体干扰而显示不清,但肝门部常可见丰富的小囊状强回声结构,为侧支循环图像,彩超或多普勒超声可见多彩的门静脉血流。

(5)不同程度的门静脉高压表现,脾轻度肿大。

(三)门静脉血栓

1.**临床与病理**　肝硬化或门静脉高压时,由于门静脉血流缓慢及脾大、脾功能亢进以及血小板降低对凝血机制的影响等因素,门静脉易发生血栓;消化道手术后亦可发生血栓,并经门静脉达肝内。血栓在不同时期声像图差异较大,新鲜血栓易漏诊,陈旧性血栓声像图典型易识别。在超声检查中需与肝癌合并门静脉瘤栓相鉴别。

2.**声像图表现**

(1)门静脉扩张,尤其在血栓形成初期增宽明显。

（2）新鲜血栓呈较弱回声、团块状或宽条状，超声易漏诊；发现门静脉局部异常增宽，可调节仪器的聚焦场及增益条件仔细观察，并采用多普勒测量，若测不到血流信号或血流速度异常缓慢，则不能排除早期血栓。

（3）陈旧性血栓呈等回声至稍强回声团，机化血栓呈强回声团，黏附于门静脉管壁，质地较均匀，门静脉管径相对缩小，呈轻度扩张状态甚至达正常范围（图 1-5-10）。

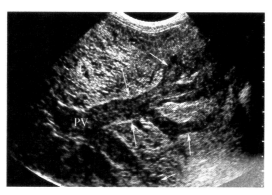

图 1-5-10　门静脉矢状部血栓

（4）局部门静脉管壁规整清晰，无中断或破坏征象。

（5）血栓位置多随门静脉血流方向移动，最终易在肝内门静脉分支近段或矢状部囊端等部位长存、机化。

（6）多伴有肝硬化表现。

（7）肝内门静脉支血栓。肝内门静脉分支内有中等回声至强回声血栓，脾切除或化脓性胆管炎易合并。

（四）门静脉瘤（瘘）

1. 临床与病理　本病从病理上可分为门静脉瘤及门静脉瘘形成囊状扩张，其病因不同，但声像图表现相似。门静脉压力较低，较少发生门静脉瘤，有学者认为先天性门静脉壁薄弱的基础上加上门静脉高压因素而形成门静脉瘤；在肝内多发生于肝内门静脉主干，其合并症为瘤内血栓及瘤破裂入胆管或与肝静脉相通。肝硬化等肝脏弥漫性疾病引起肝实质破坏、再生，Glisson 鞘与中心静脉贴近，易发生门静脉 - 肝静脉瘘，发生部位即为肝实质脱落后纤维病灶内残存的血窦；另外，肝脏穿刺损伤也是并发此症的原因之一。

2. 声像图表现

（1）门静脉瘤好发于门静脉右支，局部呈囊状或纺锤状，内部呈无回声，与囊肿相似，但与门静脉相通；彩超及多普勒扫查见门静脉血流，为简便快捷的确诊方法。

（2）门静脉侧支局部呈囊状扩张，与囊肿相似，肝末梢段门静脉支扩张、增宽，为血流量增加所致。

（3）用彩超观察常可显示门静脉 - 肝静脉吻合口，用多普勒测量肝静脉吻合口，可见血流速度快，肝静脉特有的搏动减弱或消失，呈门静脉频谱。

（4）门静脉瘤及门静脉 - 肝静脉侧支形成的囊状扩张，后方回声均无明显增强，与囊肿有区别，但超声常易误认为囊肿而漏诊。

（五）布 - 加综合征

1. **临床与病理**　布 - 加综合征（Budd-Chiari 综合征）是由于肝静脉或下腔静脉上段的狭窄或阻塞，致使肝静脉回流发生障碍，最终造成肝淤血、肝功能损害、门静脉高压及侧支循环形成等，病理上可见肝组织明显淤血，中心静脉扩大，小叶中心区坏死，常可在下腔静脉 - 肝静脉开口部或以上部位有膜样的阻塞物。在临床上肝外肿瘤压迫、肝静脉血栓、癌栓、肝静脉内膜纤维性肥厚造成的内腔阻塞等均可继发此症。呈急性发病和慢性两种类型，急性期为突然的恶心、呕吐、腹痛、肝大、腹水甚至出现休克症状；慢性期为肝脾大、水肿、腹水、腹壁静脉曲张等门静脉高压表现。下腔静脉阻塞时常出现下肢水肿、静脉曲张。

2. **声像图表现**

（1）肝大以右叶及尾状叶较显著；肝内回声尚均匀，呈弱回声；慢性期肝实质回声粗糙，增强，肝形态失常。

（2）在肝膈顶部第二肝门处，即肝静脉近下腔静脉入口部或下腔静脉肝上段内见阻塞物，多呈强回声，团块状或膜状，也常可见继发性血栓，为原发性布 - 加综合征的特异性所见。

（3）在肝右叶内常可显示肝右静脉或肝中静脉与肝右下静脉支相通，肝右下静脉支明显扩张，为重要的诊断指标。

（4）肝静脉以上段下腔静脉阻塞时，也可显示肝静脉与门静脉侧支形成。多普勒测量若显示门静脉支、肝静脉血流方向呈逆流，有助于确诊。

（5）门静脉高压所引起其他改变：脾脏肿大及侧支循环形成，腹水。

十、肝脏含液性病变

（一）肝囊肿

1. **临床与病理**　肝囊肿是肝脏内的常见疾病。大致按病因可分为先天性、创伤性、炎症性和肿瘤性囊肿。先天性肝囊肿分孤立性或弥漫性，前者通常称为肝囊肿；后者又称多囊肝，常合并多囊肾。创伤性肝囊肿是由纤维组织包裹着血液和胆汁形成。炎性囊肿系肝内胆管阻塞形成潴留性囊肿。肿瘤性囊肿多为恶性肿瘤中心坏死液化所致。此处讨论的系指先天性孤立性肝囊肿，被认为是起源于肝内迷走的胆管。好发于肝右叶，囊壁光滑，囊液澄清，可略含胆汁，大小则悬殊较大。老年者肝内小囊肿的发现较多，尚不能排除脏器退行性变所致。

2. **声像图表现**

（1）在肝内显示为圆形或椭圆形无回声暗区。

（2）单纯性囊肿壁菲薄，轮廓平整光滑，与周围组织边界清楚，其后方回声明显增强。

（3）体积较大、位置浅表的囊肿，探头加压可见其变形；也可推挤邻近脏器如肾、胆囊或胃肠（图 1-5-11）。

（4）单纯性囊肿囊液清晰，二维图中为无回声暗区；少数囊肿因内皮分泌及脱落碎屑，而出现细微回

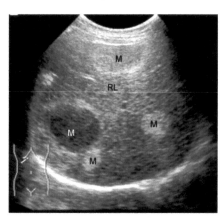

图 1-5-11　肝巨大囊肿

声；囊肿如出血可见囊液分层，其浅部为无回声而深部为细小回声，两层间呈清晰分界面，变换体位时此平面随之改变；皮样囊肿其内部为大量分布的微细回声，布满囊腔，声像图中呈现"实质样"占位，用迅速多次转换体位或局部体表叩击的方法造成微细回声在囊肿内旋转，从而与实质性占位相鉴别。

（5）超声可显示肝内小至 2mm 的囊肿，其特征是后方回声增强呈内收状，或呈"彗星尾征"。位于近场区的较小囊肿常受腹壁与探头多次反射影响，无回声暗区显示不清晰，但根据肝内局部增强的"彗星尾征"有助于发现前方的囊肿。

（6）囊壁侧方显示不完整，有时囊内可见细隔带回声。

（7）彩色血流图：囊内不出现彩色血流分布，囊壁亦无明显彩色血流信号。

3. **鉴别诊断**　肝囊肿尤其需注意与肝静脉、下腔静脉、门静脉、扩张的胆管及胆囊横断所出现的圆形液性腔相鉴别。此外，还需注意与以下疾病相鉴别。

（1）腹膜后巨大囊肿因与肝脏紧密相连，易误诊为肝内囊肿。

（2）肝内单发的包虫囊肿易误诊为肝囊肿，包虫囊壁较囊肿壁增厚，并结合临床症状、体征诊断。

（3）肝脏恶性肿瘤因缺血而发生组织坏死与液化时，肿块内为无回声暗区而与良性囊肿不易鉴别；前者无回声区多数位于强回声肿瘤内，形态不规则，残留的肿瘤组织似不规则增厚的囊壁，有时液性腔内可见强回声结节及隔。后方回声则根据含血液和水分的不同可不增强或稍增强。

（4）液腔内有乳头状隆起或厚薄不均，需注意与囊腺瘤、囊腺癌或其他肝内转移癌相鉴别，应结合囊壁、后方回声特征判断。

（5）肝脓肿囊壁一般较厚，与囊肿合并感染不易鉴别。

（二）多囊肝

1. **临床与病理**　本症是由先天性小胆管经多年进行性扩张而形成，是常染色体隐性遗传性疾病。多见于 40 岁以上的成年女性，51.6% 合并多囊肾。囊肿大小不一；小的仅能在显微镜下显示；大者含液可达 1000ml 以上。通常囊肿弥漫于全肝，亦可密集于肝的一叶。其囊壁较薄，囊液澄清透明，一般不含胆汁。

囊间为较多的小胆管和正常肝细胞。肝功能一般能维持正常。

2. **声像图表现**

（1）一般肝脏呈弥漫性肿大，形态失常，表面不规则。

（2）肝内多发的大小不等的液性囊腔，呈透明暗区。

（3）均呈圆球形或椭球形，亦具壁薄、后壁增强及侧壁回声失落的特征。囊肿的正前方如存在另一囊肿时，则后方一个囊肿的前壁同样增强；如其前方仅为一般肝组织，则前壁回声低而细薄。囊肿大小不一，最大者其内径可超过 10cm，最小者仅 2～3mm。

（4）囊与囊之间的肝实质回声增强。

（5）常见合并多囊肾，偶见合并其他脏器囊肿。

（6）本病需要注意与肝内胆管囊状扩张症相鉴别，后者沿胆管走行，多集中于肝门附近，可见与胆管相连，或位于肝门周边，呈放射状向肝门集中。

（7）彩色血流图：囊肿内部及囊壁均无彩色血流。

3. 鉴别诊断

（1）肝内胆管扩张：胆管严重梗阻病例，肝内胆管扩张明显，扩张的管壁略带波浪状，形成串珠样管状扩张，若不认真观察，会轻易地误诊为多囊肝。但肝内胆管的位置在门静脉前方（第三级肝管亦有在门静脉后方），二者关系较恒定，以此帮助确认是否有胆管扩张，再结合临床特征，本症的诊断是容易的。而多囊肝的超声检查的特征性很强，因此两种病的鉴别诊断不难。

（2）多发性肝囊肿：是肝脏单纯性囊肿，在肝内多处发生，多发性肝囊肿和多囊肝应是两种不同概念，两者的治疗原则和预后不同，不应混淆。前者在肝内几处发生囊肿，一般为数个，5 个以上少见，囊肿与囊肿之间肝组织声像正常，在肝脏断面中，可见大部分为正常肝组织。而后者囊肿布及全肝或一个肝叶，囊肿互相连成一片。因此二者声像图上有明显不同点。此外，早期轻症多囊肝；肝内局部出现囊性变，与多发性肝囊肿的鉴别如下几点可供参考。

①多发性肝囊肿，囊肿常呈孤立结构，囊肿间肝组织正常，而早期多囊肝其囊性病变常成簇状分布，囊肿互相粘连，在局部一区域内呈现多个形态大小不一的囊状暗区。

②多发性肝囊肿，各个囊肿均具备典型囊肿的声像特征。早期多囊肝囊肿前后壁回声均较强，有的微小囊肿腔显示不清；仅呈较强回声的粗条状或斑点回声。后方回声不增强，也无内收型的"蝌蚪征"。

③早期多囊肝也可能伴有多囊肾，多发性肝囊肿一般不伴肾脏改变。

（三）肝脓肿

1. 临床与病理　肝脓肿通常可分为细菌性和阿米巴性两种。细菌性肝脓肿临床表现为发热、黄疸、肝大、右上腹痛和压痛及白细胞计数升高。患者多为成人。细菌进入肝脏的途径主要有 4 种。

（1）经门静脉系统，如由化脓性阑尾炎及肠炎引起。

（2）经胆管系统，如由胆石症、化脓性胆管炎所引起。

（3）经肝动脉，如溃疡性心内膜炎、骨髓炎等引起脓毒血症所致。

（4）经淋巴系统，邻近内脏发炎如胆囊炎、膈下脓肿引起。危重患者、癌症患者后期及糖尿病患者等，因身体抵抗力下降，易发生肝脓肿。分段阿米巴肝脓肿系阿米巴肠炎的并发症，多见男性中年患者，其病情较细菌性肝脓肿轻，但病程长，以发热、肝区钝痛、食欲不振为主要表现。

阿米巴肝脓肿好发于肝右叶，脓腔一般较大，有纤维组织包膜，内为棕褐色脓液。

2. 声像图表现

（1）呈类圆形，液化脓肿呈球形。

（2）壁较厚，多数情况下，脓肿周围为肉芽组织、纤维结缔组织，壁显示较清晰；若纤维结缔组织较少，则壁显示不清晰。

（3）液化脓腔多呈典型液性暗区，脓液稠厚或伴有坏死组织可见不规则回声斑点，较少呈囊肿那样的无回声区。

（4）脓液内含有产气杆菌时可在脓腔内显示强回声点及"彗星尾征"。

（5）阿米巴肝脓肿一般较大，其内可有细弱或等回声点，不同比重或稠厚度的脓液显示回声的强度不同，稠厚的脓液和脓腔内坏死组织构成强回声团堆积于后壁。与细菌性肝脓肿相比较，阿米巴肝脓肿含液体成分较多，结合临床症状轻缓及在脓液中找阿米巴滋养体，有助于鉴别诊断。

（6）脓腔直径＜1cm，呈多发融合状时，声像图仅显示为不均质强回声区域或全肝弥漫性改变，超声检出较困难，多发生于肿瘤或白血病晚期。但全肝肿胀，囊壁模糊或病变后方回声增强，是非常重要的特征；CT 检查有重要的参考价值。

（7）彩色血流图：早期炎症期、早期脓肿期均可在病变区的中部及周围显示血流增加；脓肿液化期可在脓肿周围炎症反应区测及血流增加；慢性脓肿期内部及周围均无血供。

（8）在右叶膈顶部脓肿可刺激右侧胸腔反应性积液，亦可因脓肿穿破横膈进入右胸腔，表现为右胸腔内浑浊性积液。

3. 早期非液化期图像特征

（1）肝脓肿的初期，病灶部位的肝实质发生急性炎症反应，声像图显示为一块块不均匀的强回声团，边界模糊，此时组织水肿、浆液渗出，虽未形成脓腔，但透声性增加为一重要征象。

（2）进而炎性细胞破坏肝组织而引起变性—坏死—液化，数天内病灶融合增大渐形成脓腔，外周包裹增厚。声像图显示为类圆形不均匀强回声病变，边界还清楚、壁较厚，内部开始出现不规则液性腔；脓腔内为蜂窝状未坏死的组织或稠厚脓液伴坏死组织时，声像图可显示为一不均质强回声病变。

（3）肝脓肿在急性炎症阶段，声像图伴随时间而有明显改变是其重要特征。短时间内甚至数天后病灶大小、回声结构有明显差异，故超声随诊观察变化有重要意义。液化脓腔形成以后，其声像图表现典型。

4. 间接征象及后期征象

（1）肝脓肿时可能出现的伴随征象：肝脏的局部或弥漫性肿大；肝内回声增强；膈肌运动受限；右侧胸腔或膈下脓肿等。

（2）肝脓肿随着治疗和体征的缓解，后期可形成以下图像：①在原脓肿部位显示为低回声暗区，较周围肝组织回声弱，界限模糊不清。②在原脓肿部位显示为无回声区，与周围肝组织有明显界限。上述部位经超声引导穿刺抽不出脓液，为一空腔。③由肉芽组织增生及纤维组织形成强回声并慢慢形成瘢痕而痊愈，声像图可显示为强回声团或后方有声影。

5. 鉴别诊断　肝脓肿临床症状较典型，结合声像图诊断率较高。但肝脓肿声像图表现丰富，液化前期声像图不典型，重视短时间内超声复查，观察大小、回声变化有重要参考价值。尚需注意与以下疾病相鉴别。

（1）液化前期肝脓肿：鉴别的主要是肝癌，前者无论病变大小其后方回声均明显增强，而肝癌则在较小时后方回声稍有增强。

（2）肝脏恶性肿瘤合并液化，并有发热的病例易误诊为肝脓肿。非液化的肿瘤或坏死部分在声像图上表现为增厚的壁，但不规则，有结节样突起或分隔，后方回声增强不如脓肿明显。超声引导下针吸活检有确诊价值。

（3）肝包虫合并感染时不易与肝脓肿相鉴别，前者囊壁易发生钙化，发现变形的子囊，并结合临床有助于诊断。

（4）早期强回声团状肝脓肿需注意与肝血管瘤相鉴别。

（四）肝内静脉窦扩张

1. 临床与病理　本病临床上无症状，常在体检中由超声检查发现，超声广泛用于临床以前很难发现。本病为先天性，由于肝内静脉发育过程中局部管壁薄弱所致，亦可因多支小静脉在同一部位汇入一支静脉而导致静脉管腔的扩张。临床超声亦有肝血池之称。

2. 声像图表现

（1）病变位置常在肝内门静脉旁，且与静脉血管相通，以单发多，也有多发。

（2）囊腔大小一般较小，多数 < 3 ~ 5cm，形态不规则。

（3）周边囊壁不完整，缺乏连续性。

（4）穿刺囊内液为血液。

（5）用彩色多普勒检查，暗区的血流与肝内静脉相通。

3. 鉴别诊断　主要与肝囊肿相鉴别（表1-5-7）。

表1-5-7　肝囊肿与肝内静脉窦扩张的声像鉴别

	肝囊肿	肝内静脉窦扩张
形态	多为圆或类圆形	类圆形或不规则形
大小	囊腔大小不等可 < 1cm，大的可 > 10cm	一般 < 3 ~ 4cm
囊壁	囊壁完整光滑且有连续性	壁可与血管壁相连，常不完整，连续性差
彩色多普勒显示	无血流	有血流与肝内静脉相通

（五）肝血肿

1. 临床与病理　肝血肿常因腹部外伤（如交通事故、殴打、摔跌等），肝脏由于受外力作用破裂出血，亦有因肝脏手术或肝穿刺适应证掌握不当和手术粗暴等引起。肝血肿可位于肝被膜下或肝实质内。因外力造成肝血肿者，除有明确的外伤病史外，临床上常有腹痛，严重者有疼痛性或出血性休克等症状。

2. 声像图表现

（1）出血多，血肿大者可造成肝脏肿大。

（2）血肿形状常呈不规则或不定型。包膜下血肿出血多者常为扁条状。量少者在局部表面形成小隆起，肝实质内血肿呈长条状、片状或不定型，亦有呈圆球状（图1-5-12）。

（3）陈旧性血肿可见类似囊肿样囊壁，有囊壁样边界，内有点状回声，酷似实质性弱回声性占位灶，易发生误诊。

（4）内部回声：新鲜血肿内部为无回声区，陈旧性血肿可出现少数点状回声或斑块样回声也可见带状回声。

（5）后方回声：多半呈增强表现。

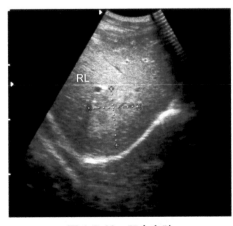

图1-5-12　肝内血肿

（6）其他腔隙内也可能有积血声像、如肝肾隐窝、脾肾隐窝、盆腔中，应注意对直肠膀胱陷凹及直肠子宫陷凹的观察。

3. 鉴别诊断

（1）肝脓肿：除临床上有显著不同外，在声像图方面，可从病变的形态、内部回声的演变情况，以及探查对局部加压的反应和声像变化等可帮助鉴别。

（2）肝囊肿：二者鉴别见表 1-5-8。

表 1-5-8　肝血肿（实质内）与肝囊肿的鉴别

	肝血肿	肝囊肿
临床特征	有外伤史或血液病史	常无特殊表现
声像特点		
部位	肝包膜下或肝实质	肝实质内
形态	不规则或圆形	圆形为多
囊壁	无	有纤细完整包膜
边界	尚清	清楚
内部回声	新鲜出血呈无回声，陈旧性可见点状或条块状回声，且有飘动	无回声
后方回声	稍增强	明显增强
导向穿刺	血性	淡黄色液体

（六）肝癌坏死液化

肝癌由于瘤体生长迅速，瘤体较大，血供不足而坏死液化，形成类似囊肿样病变，实为假性囊肿。

1. 声像图表现

（1）实质性肝癌占位灶，内部出现含液性暗区。

（2）多以中央性坏死液化较多见。

（3）坏死液化多呈不规则形。

（4）液化区外周为肿瘤组织，形成较厚实的周壁。

（5）病灶周围常有声晕，卫星病灶。病灶外肝组织可能表现肝硬化，如有血行转移，在静脉内可见癌栓。

（6）液化区后方，局部回声略增强。

2. 鉴别诊断　肝癌坏死液化与肝囊肿易于鉴别（表 1-5-9）。

表 1-5-9　肝癌坏死液化与肝囊肿的鉴别

	肝癌坏死液化	肝囊肿
临床特征	有明显消化系统等症状；肝功能可异常，AFP 常（+）	无明显症状；肝功能等检查（－）
声像特点		
形态	类圆形或不规则形	圆形多见

续表

	肝癌坏死液化	肝囊肿
边缘	肿瘤组织构成厚实周边	光滑纤细包膜
内部回声	中央性不规则液化暗区	完全性无回声区
病灶周围	有声晕及卫星病灶	无改变
后方回声	液化区局部回声略增强，多无侧影	明显增强，可见侧影
其他	可有：肝血管分布改变；肝硬化静脉内癌检；探头对局部有轻度压痛	无

（七）肝脏子宫内膜瘤

1. **临床与病理**　子宫内膜异位症位于盆腔外的部位很少，其病因尚不清楚，在淋巴管及血管中发现有异位的子宫内膜组织，提示以这些管道转移播散，也可能为胚胎成分的反向分化。肝脏子宫内膜异位症常见与月经有关之症状，诊断常较困难。

2. **声像图表现**

（1）圆形或类圆形，大小一般在 5 ～ 10cm，大的病灶囊内可见分隔。

（2）可见清晰的囊壁。

（3）内部呈无回声或较弱回声区，后方回声略增强。

3. **鉴别诊断**　与肝内囊性疾病相鉴别，常需结合临床病史和特征来鉴别。

十一、肝内胆管扩张症（Caroli 病）

（一）临床与病理

Caroli 病是胆管壁发育异常引起肝内多处囊状扩张，于 1958 年首先由 Caroli 所描述而得名。常合并肝脏纤维化，肾小管扩张和海绵肾或与先天性胆总管囊状扩张，可同时存在。扩张胆管与胆管系统相通，容易发生感染、结石及胆管梗阻。多见于男性，常在成年以后出现症状，主要症状为发热及上腹痛，轻度黄疸、胆管炎，可合并肝脓肿和败血症。反复发作逆行感染和胆管梗阻，可导致胆汁性肝硬化。

（二）声像图表现

1. 肝脏体积轻度增大，肝实质回声普遍增强。

2. 肝内多处呈囊状回声，其部位常在门静脉前方的胆管系统。

3. 囊状回声两端与胆管相通。

4. 常合并结石，表现在扩张的胆管内呈强回声团块且伴声影，可多发。

5. 并发肝脓肿时，则可见相应的声像。

（三）鉴别诊断

主要与多发性肝囊肿相鉴别，本病在肝内有多处胆管囊样扩张，与多发肝囊肿有相似之处（表 1-5-10）。

☆ ☆ ☆

表 1-5-10　肝内胆管扩张症与多发性肝囊肿的鉴别

	肝内胆管扩张	多发性肝囊肿
临床特征	可出现胆管炎样表现，可伴黄疸	多数无症状
声像特点		
部位	肝内胆管系统	肝实质内
形态	梭形或类圆形	圆形
与胆管关系	囊样扩张两端与胆管相同	与胆管无关联
合并症声像	可有胆管炎声像；扩张胆管内结石；肝硬化（晚期）；肝脓肿；海绵肾	多囊肾

十二、肝结核

（一）临床与病理

本病常继发于肺、肠道或其他部位的结核。肝脏结核以粟粒型多见，在汇管区和肝小叶内形成多数结核结节，由上皮细胞、朗格汉斯细胞和淋巴细胞等构成干酪样坏死组织。较大的孤立融合性结核结节也称肝结核瘤，由肉芽组织干酪样坏死组织形成。以年轻人多见。近年来，发现病后体弱或癌症患者治疗后抵抗力下降时也易发生感染。临床表现为低热、畏寒、夜间盗汗、全身乏力、黄疸、肝大、肝区隐痛，急性期症状明显而易误诊为肝炎，但不少患者无临床症状体征，而在超声或 CT 检查中发现。

（二）声像图表现

1.肝结核瘤声像图

（1）肝脏轻度增大，回声稍增强。

（2）结核瘤呈类圆形或多结节融合状不规则形，大小为 1.5～5cm。

（3）多显示为肝内实性占位，与肝癌相比较，边界欠清晰，部分病例可见周边回声轻度增强或似有强回声包膜。

（4）内部为干酪样物质，结节较小时多呈均匀的弱回声，后方回声轻度增强；肉芽组织发生干酪样坏死则回声不均、增强，典型图像可见斑块状钙化强回声伴声影；合并感染时病灶增大，液化伴不均匀回声，似肝脓肿表现，包膜或边缘常有强回声钙化灶。

（5）活动性结核病灶为多发弱回声区，较小的结节超声判断困难或易忽略。

（6）彩超检查依据结节内成分不同所见差异较大，合并炎症时可伴有丰富的血供，多为静脉血流。

（7）肝门部常可见肿大的淋巴结。

（8）经治疗后病灶缩小，呈强回声结节或钙化灶，声像图不典型。

2.肝结核声像图　粟粒型肝结核进行性发展与结核瘤不同，病程后期声像图表现较复杂。

（1）肝不同程度增大，受侵区域质地不均匀，近肝被膜下呈局部凹凸不平的结节状。

（2）呈弱回声或强回声，较大病灶多呈强而不均，常可见多发钙化灶，在肿块或近旁肝组织内呈不规则散在分布。

（3）病灶形态不规整，边界不清晰，有时甚至难以判断受侵范围界限，与浸润性生长有关。

（4）增殖性肝结核灶与肝组织之间可显示环状弱回声，可能与膨胀性生长及挤压肝组织有关。

（5）病变可破坏肝内韧带结构，挤压包绕大血管，但不破坏管壁结构。

（6）肝脏或上腹脏器组织呼吸性移动消失，与邻近膈肌、腹膜或其他脏器分界不清，为广泛浸润粘连所致。

（7）肝门部、腹腔及腹膜后广泛多发淋巴结肿大呈融合状，周边可见回声增强，与周围组织粘连。

（8）其他脏器或组织的结核病灶有参考意义。

（9）彩超可显示肝内血管血流异常，尤其位于汇管区周围融合增大的病灶，挤压阻滞血管，可造成静脉回流受阻，静脉血逆流，血管增粗；合并炎症则显示肝内动脉增宽，流速快，流量增加，阻力指数升高。肝内血管血流变化可能有助于良恶性鉴别诊断，应予以重视。

（三）鉴别诊断

1. **炎性假瘤** 边界不清，无包膜，内部为不均匀弱回声。而结核球有明显包膜，内部有干酪液化或钙化征象。

2. **小肝癌** 边界清，纤细包膜较难辨认，可有镶嵌及声晕征，而液化或钙化征象在小肝癌则少见。

3. **弱回声型血管瘤、肝脓肿** 病灶均表现为弱回声型，且有包膜。血管瘤与肝脓肿病灶内部可见液性暗区，与肝结核声像易混淆（表 1-5-11）。

表 1-5-11　肝结核（球）、弱回声型血管瘤、肝脓肿的鉴别

	肝结核	弱回声型血管瘤	肝脓肿
临床特征	起病隐匿，可有低热、乏力、食欲缺乏、消瘦等症状，实验室检查血沉快，肝功能轻度异常	无症状；实验室检查（－）	高热、寒战，肝大、疼痛明显，白细胞计数升高，脓液中可到阿米巴滋养体或脓细胞
声像特点			
边界	界清，周围有较厚的类包膜，若有钙化形成呈强回声伴声影	界清，有完整包膜	边界模糊，边缘回声强且厚（3～5cm）
病灶大小	常＜3～5cm	＜5cm	＞5cm
内部回声	弱回声，间可有小片无回声区	弱回声，内有散在回声	无回声区中可见斑点状强回声网状回声
局部压迫	无明显变化	无明显变化	有疼痛感，内部点状回声有飘动
后方回声	有时可见声影	轻度增强	增强
穿刺	病理检查可见朗格汉斯细胞，结核菌培养可（＋）	抽出血液	巧克力脓液检查可见阿米巴滋养体或细菌培养（＋）

十三、肝包虫病

包虫病分为单房型棘球蚴病和多房型棘球蚴病两种类型。单房型棘球蚴病（又称棘球蚴病或包虫囊肿）在临床较为常见，是由细粒棘球绦虫的虫卵感染所致。多房型棘球蚴病（又称泡球蚴病或泡型包虫病）是一种罕见的寄生虫病，由多房棘球绦虫的幼虫在肝内发育而成。

（一）肝包虫囊肿（细粒棘球蚴病）

1.临床与病理　细粒棘球绦虫成虫很小（长 3～6mm），其虫卵被人吞食后在小肠孵化，钻入肠壁血管，随门静脉血流到达肝、肺等脏器，形成包虫囊肿，好发于肝脏右叶。包虫囊壁较厚，外囊层是结缔组织纤维层；内囊层为寄生虫的本体，其内面是生发层，由生发层向囊内芽生脱落即为子囊，偶见子囊内再生孙囊，少数子囊由生发层向内囊外生长而居于母囊外，称外生性子囊。囊液无色透明，含有毒白蛋白，外漏可致过敏性休克。包虫因感染退化死亡后，囊液被吸收呈浑浊胶冻样。本病为牧区常见病，早期无症状，进展缓慢，往往不易发现。病程最长可达 20～30 年，临床上诊断方法虽多，但超声能直接显示肝包虫病的某些病理结构特征，具有较高的诊断价值。

2.声像图表现　多数显示肝脏肿大，尤其病灶部位的肝脏边缘向外膨隆。病变较大，直径超过 10cm 者达 50% 以上，最大者可达 16～20cm。多见肝右叶的单发病灶，也有多发病灶占据肝左右两叶者。

声像图可表现为以下 5 型。

Ⅰ型：在囊壁增厚或双层结构的母囊内有数目不定、大小不等的小囊，即含子囊包虫，子囊多时可呈蜂窝状或车轮状集聚在母囊内。常可见小子囊在囊液中漂游，底壁可见囊砂沉积回声。偶见子囊呈现为实性强回声团，为内囊膜分离、脱落、折叠而成。在囊壁部位常可见钙化强回声。

Ⅱ型：在肿大的肝脏内仅见单发囊肿，多呈边界清楚的无回声液性区，内部无子囊，后壁回声增强，壁的薄厚与病程有关。偶见内囊膜呈不同程度的分离而在囊液中漂浮的现象，内囊膜完全分离或破裂后，呈丛状在囊液中卷曲漂游，称"水百合花征"。

Ⅲ型：肝内见彼此分离或相连的多个囊肿，即肝内多发包虫或外生性子囊的表现，多发包虫可因病程不同，其囊壁及囊内回声表现不同。外生性子囊则表现为大的母囊外有数个小的囊肿。当子囊快速生长时，由于外囊的压力，被包裹在一个大囊内的子囊可是不规则变形。

Ⅳ型：为包虫继发感染出现脓液与退化变性的子囊等混杂而成，表现为形态不规则和回声强弱不均的肿块，局部可有液性暗区、变形的子囊和钙化强回声团。

Ⅴ型：为包虫衰老或自然死亡以后子囊退化和囊液被吸收后机化的表现。声像图显示为强回声团，边界清晰，酷似实性肿块，可见钙化强回声，有时可见声影。

3.特征图像及诊断要点

（1）大囊内有小囊，是包虫囊肿特征性声像图，此型易于识别。

（2）囊壁增厚，表现为边界清楚、高回声的双层囊壁结构，外囊为纤维结缔组织包膜，内囊为内囊膜。此征有较高的诊断价值。

（3）包虫囊壁易发生钙化，表现为点状、片状或不规则团块状强回声。钙化明显时形如蛋壳状，甚至较蛋壳更厚。钙化厚而细密的部分一般出现声影，亦可无声影而被遗漏，应予以重视。

（4）多数病例在囊内出现漂游的点状或簇状强回声沉积物，系包虫砂的表现，改变体位或探头加压可见沉积物移动；偶见内囊膜不同程度分离后，带状的强回声在囊液中漂浮。上述征象有助于诊断。

4. **并发症** 肝包虫囊肿的并发症主要是感染及囊肿的穿破。

（1）肝包虫继发感染后，囊肿内呈现不均匀弱回声或强回声，有时可见内部有气体强回声及声影出现。

（2）囊肿破裂后，一般产生过敏性反应并易发生感染。肝包虫破入腹腔后可见腹腔内有液体，有时可见移植的包虫囊肿。肝右叶顶部的包虫压迫膈肌，并可因炎症感染引起穿孔，破入胸腔，超声图像显示横膈膜上胸腔内有不均匀的强回声团，与肝包虫囊肿相连，横膈膜模糊或缺口。

（3）肝包虫可破入肝胆管，囊液漏入胆管；若破入左右肝胆管，子囊及内囊碎片致使胆管梗阻。超声表现为肝内包虫囊肿与肝管相通，肝内胆管扩张，胆管及胆囊内均可见多数漂游的点状回声。

5. **鉴别诊断**

（1）Ⅱ型即无子囊的包虫囊肿与肝囊肿不易鉴别。肝内发现单发囊肿需重视有无囊壁增厚或呈双层结构，再结合流行病学则有助于二者之鉴别。

（2）Ⅳ型为包虫囊肿感染后的表现，图像复杂，尤与肝脓肿不易鉴别，超声定性诊断较困难。如能找到变形的子囊和钙化强回声，或其他脏器内发现包虫囊肿，则有助于诊断。

（3）Ⅴ型不具有包虫囊肿的特征，其声像图与血管瘤、结核瘤或钙化等较相似，需结合 X 线检查及流行区生活史以帮助诊断。

（二）肝泡球蚴病（多房性棘球蚴病）

1. **临床与病理** 多房棘球绦虫的主要宿主是狐狸，犬和猫也可作为成虫的宿主。虫卵污染植物，人可通过直接接触或吞食被虫卵污染的食物而感染。虫卵在十二指肠内孵化，钻入十二指肠壁，通过门静脉血流到达肝、肺、脑等处寄生成泡状棘球蚴。本病好发于肝脏。病灶由大量数毫米的小囊构成，其生发层呈芽泡状外突，向周围浸润扩展，无明显的包膜腔形成。与正常组织界限不清，累及范围较广，尤易侵犯肝门。与肝脏恶性肿瘤的浸润相似，可引起肝内胆管、门静脉、肝静脉的狭窄，以致出现黄疸、肝静脉系统闭塞和门静脉高压。病灶中心可能发生坏死而形成很大的空腔，腔内充满胶糊状渗出物混有碎屑、胆汁或脓汁。最终表现为以下两点。

（1）并发感染（坏死、胆管炎、败血症）。

（2）复发性胆汁淤积、门静脉高压，合并胃肠道出血。本病危害较严重。目前唯一有效的治疗方法是手术切除。早期诊断和术前对病灶准确的形态学估计是很重要的。超声对判断病变的范围，肝外病变以及血管受侵的情况等诊断准确率高。尤其在随访检查中，能较容易地显示早期坏死和化脓的征象。

2. **声像图表现** 肝脏多肿大，局部病灶膨出于肝表面，可见向前、后凸起的"驼峰征"，多表现为一个较大的病灶，也可见两个或多个相互分离的病灶，多侵及肝门。声像图表现可分为三型。

Ⅰ型：较多见，显示为一个实性不均匀的回声团，伴有大小不同的强回声结节，或表现为更加弥漫的强回声区，病变边缘不规则，边界不清。偶见低回声结节。

Ⅱ型：较少见，显示为透声的囊性结构，是由于坏死造成的假囊肿，其边缘不规则，囊壁显示不清或无囊壁。在假囊肿内常可见到带状回声出现，为腔内有碎屑的表现。

Ⅲ型：既有强回声区又有弱回声区，即地图型，多见病变内有钙化强回声及声影。肝内胆管扩张，呈现平行管征。

3. 特征图像及诊断要点

（1）病变多呈不规则强回声区，颗粒粗大，边界不清。

（2）病变不均匀，伴有坏死的假囊肿，其内含有碎屑，囊壁不规则或显示不清楚。

（3）多数侵犯肝门，近段胆管扩张。

（4）病变内有微小的钙化强回声，伴有声影，肝内胆管可显示扩张。

4. 并发症

（1）侵及门静脉、肝静脉及下腔静脉时，管壁回声增厚、增强，管腔狭窄或管腔内有栓塞回声团，并发急性胆管炎时胆管扩张。

（2）脾大，脾静脉与门静脉汇合部扩张，侧支循环建立，提示并发静脉高压。

（3）肝外病变，如腹膜后肿大的淋巴结。

超声对并发症的诊断是有帮助的，但对大网膜、脾、胸壁、横膈膜等病变常易漏诊，术前诊断较为困难，应予以重视。

5. 鉴别诊断

（1）泡球蚴病的液化坏死腔病灶很容易与包虫囊肿相鉴别，后者的囊壁轮廓规整，甚至在表现为实性回声结构（Ⅴ型）时，其壁仍然轮廓清楚，回声较强与肝组织有明显的分界，钙化仅发生在周边的囊壁上；而泡球蚴的钙化发生在囊内。

（2）与原发或转移性肝癌的鉴别困难。肝癌也可显示有液化坏死腔、钙化和胆管扩张；与本病的声像图表现非常相似。超声引导穿刺是一种有效的鉴别诊断方法。血管造影也能提供有价值的信息。因为泡球蚴可显示出相当特别的管道变尖、变细及阻塞的表现。

十四、肝脏良性占位

（一）肝血管瘤

1. 临床与病理　肝血管瘤根据纤维组织的多少可以分为以下四型：海绵状血管瘤、硬化型血管瘤、血管内皮细胞瘤和毛细血管瘤。后三者较海绵状血管瘤的血管腔小而间隔纤维组织丰富，在临床均属罕见。实际临床中，肝血管瘤多指肝海绵状血管瘤。

海绵状血管瘤是一种最常见的肝内良性肿瘤，主要是在胚胎发育过程中由于血管发育异常所致；后天各种原因所致肝内局限性小血管充血、淤滞、扩张也可形成。通常为胡桃大小，小者可呈黄豆大小，大者可达十余千克，约 60% 为单发，40% 为多发，以肝右叶最多见，一般位于近肝周边部位，也可位于深部实质内。肿瘤周边可有纤维组织，与周围正常肝组织分界清楚，瘤体为充盈血液的大小不等的血窦构成，其间为狭窄的纤维性间隔。血窦内血栓可机化或钙化。肿瘤小时无任何症状，较大时出现压迫症状，位于肝表面易发生破裂。CT 和超声仪用于肝脏检查以来，发现人群中的肝血管瘤并非罕见，发生率约占健康成人的 1%，患者多数年轻而无症状，查体时偶然发现。

2. 声像图表现

（1）形态及回声特征

①呈圆形或类圆形结节或团块，少数呈不规则形。

②回声的强度与血窦、间质的比例有关；＜ 2cm 的小血管瘤以强回声多见，占 90%以上；血窦内的血液与血窦间纤维结缔组织之间很大的声阻抗差是产生强回声的物理学基础。5cm 大小肿瘤约 50% 为强回声，另 50% 为等至弱回声，其内可见细带状间质强回声。

③血管瘤的回声不仅与肿瘤组织结构有关，也与背景回声等因素相关。在脂肪肝背景下的弱回声血管瘤易显示，但定性诊断困难，而强回声血管瘤显示困难，常易漏诊；在弱回声肝背景下的弱回声病灶同样易漏诊；高度重视边界呈稍强回声有助于诊断，定性困难者可参考 CT 检查。

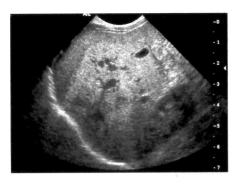

图 1-5-13　肝血管瘤

④较大的血管瘤，声像图表现较复杂。肿块可呈分叶状、圆形或椭圆形；其边界多数较清楚，也可模糊。回声较正常肝实质强，但其内可出现锯齿状强回声隔带和不均匀的弱回声区或是液性暗区，呈混合型，病理基础为纤维增生形成间隔及囊状扩张的血窦或合并坏死液化、出血、变性等改变。血管瘤约有 30% 呈弱回声型，一般＞ 5cm。多数病变后方回声不同程度增强。合并有钙化时，内部可见局限性强回声，后方伴声影。巨大的海绵状血管瘤在探头加压时可见其变形（图 1-5-13）。

（2）边界特征

①多数病变轮廓清晰锐利，边缘与肝实质分界明显，呈纤细"包膜"样强回声，弱回声肿块显示更加清晰，类似"浮雕"样线状边界，称"浮雕征"。

②表面欠平整，量细毛刺样凹凸状。

③少数病变在肿瘤周围显示有不清晰、不完整的无回声带，酷似晕，为周围肝细胞萎缩或血管扩张所致；肝脏恶性肿瘤周围晕较之模糊而不规则，有助于二者鉴别。

（3）后方回声：合并钙化灶时可见强回声团，后方有清晰声影；约有 20% 的血管瘤后方回声增强，可能与变性、液化、出血等有关。

（4）外生性肝血管瘤：较少见，可见肿瘤小部分与肝脏分界不清，而瘤体呈较规整有包膜的圆形或椭圆形。

（5）回声消失及动态变化：肝血管瘤回声变化的典型表现为：深吸气后超声加压扫查位于近场的较大，血管瘤或一部分区域回声发生至等或强至弱的回声变化，其回声可与肝组织相近而呈全部或部分"消失"。其经标本实验及病理证实，该变化为血窦受挤压，其与纤维间质之间的声阻差降低减少所致。

（6）多发性海绵状小血管瘤：一般肝较大，肝内散在分布边界清楚的强回声或弱回声圆形结节，与来自胃肠道及乳腺的肝转移癌不易鉴别，需予以重视。尤其对有其他原发肿瘤病史者，须密切观察，必要时行活检确诊。

（7）彩色血流图及多普勒频谱图：多数（75% 以上）肝血管瘤其内部无明显彩色血流，少数可显示内部彩点或血管分布，其中约 50% 为动脉性血流。频谱图上阻力指数在 0.40 以下。较大血管瘤可推移周围血管，造成彩色流道弧形弯曲，但管壁连续完整，无中断破坏。

3. 鉴别诊断

（1）强回声型肝癌：本病与强回声型肝癌都是较常见的疾病，治疗方法与预后截然不同，鉴别尤为重要（表 1-5-12）。

表 1-5-12　强回声型血管瘤与强回声型肝癌的鉴别

	肝血管瘤（强回声型）	原发性肝癌（强回声型）
临床特征	无症状，常在体检中发现，肝功能和 AFP 均（−）	有肝病史，发病后上腹饱胀，疼痛，肝大，质硬，肝功能可异常，AFP（+）
声像特点		
形态	圆形或稍有分叶状	圆或类圆形
大小	绝人多数 < 5cm	常 ≥ 5cm
边缘	清，有"浮雕征"	不规则，常伴声晕
内部回声	强回声，中间有小暗区，呈筛网结构，无血流频谱，部分患者可见低速血流	强回声，分布不均，有隔带及镶嵌征，能显示搏动性高速动脉血流
后方回声	后壁尚光整，后方回声无变化或轻度增强	后壁模糊，后方回声轻度衰减
周围肝组织	正常	有卫星灶或播散灶，静脉癌栓，合并肝硬化
随诊	无变化	病变增大扩散

（2）局限性结节增生及肝（小）腺瘤：均表现为小灶性强回声和等回声型，与强回声型血管瘤，需注意鉴别（表 1-5-13）。

表 1-5-13　肝血管瘤（强回声型）与局限性结节增生、肝腺瘤的鉴别

	肝血管瘤（强回声型）	局限性结节增生	肝腺瘤
临床特征	无症状	无症状	偶有上腹部不适
声像特点			
形态	圆形或分叶状	类圆形或不规则	圆形
边缘	规则界清，有"浮雕征"	边界清，尚光整，无包膜	规则界清，有纤细包膜
内部回声	强回声，中间有小暗区，呈筛网状	强回声，部分呈等回声	等回声或弱回声，分布均匀
后方回声	无变化或轻度增强	无明显变化	无改变
对非手术治疗反应	无变化	抗感染或激素治疗后有缩小消失可能	不变化

（3）非均匀性脂肪肝（Ⅰ型）：肝内局限性脂肪浸润，显示小片致密强回声区，类似肝内强回声占位灶，应注意鉴别。

（二）肝良性腺瘤

1. **临床与病理**　肝腺瘤为较少见的肝脏良性肿瘤。一类见于婴幼儿，可能与胚胎期间肝细胞发育异常有关；另一类多见于成人，与口服避孕药、雄激素及其他激素疗法有关。此外，少数吸烟、饮酒、营养不良或乙肝患者以及糖尿病患者引起肝脏抗原沉着症时也可发生；近年来发现门 - 腔静脉分流术后的患者发病率增多。

按肿瘤细胞学可将腺瘤分为肝细胞腺瘤（即肝腺瘤）、胆管细胞腺瘤（即胆管腺瘤和胆管囊腺瘤）和混合腺瘤 3 种。其中以肝腺瘤多见。混合腺瘤一般多见于儿童。没有包膜的腺瘤和囊腺瘤可以恶性变。临床表现不一，常无症状，大时可发现上腹肿块；肿瘤一般具有纤维包膜，2/3 为单发，肿瘤较大时容易引起瘤体内出血坏死，甚至破入腹腔引起急腹症。偶见术后复发，与手术方式有关。

2. **声像图表现**

（1）肝脏大小回声正常，较少合并肝硬化，肿瘤较大时肝脏增大。

（2）肿瘤好发于右叶，一般呈圆形或椭圆形，数厘米大小，大者可达 10 ～ 20cm。

（3）边界较清晰规整，可见强回声细包膜，肿块较大时包膜不清晰（图 1-5-14）。

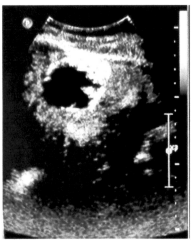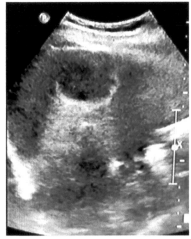

图 1-5-14　肝良性腺瘤

（4）较小肿瘤多呈均匀的弱回声，增大后呈等回声或稍强回声，其内一般不具有分隔；较大的肿块也可呈多结节融合状。

（5）肿块较大时内部可见不规则坏死液性腔，挤压周围肝组织及血管，但无浸润征象。

（6）彩超可见肿瘤周边有动、静脉血流，内部血供不丰富，易发生液化坏死。

3. **鉴别诊断**　本病需与肝脏恶性肿瘤相鉴别，肿瘤较小时，鉴别诊断困难；肿瘤较大时，两者内部均可发生液化或不均质改变，仅从声像图难以鉴别。但腺瘤边界清晰光整，周边无明显低回声晕，对其旁脉管组织仅有挤压而无浸润及癌栓形成，内部无镶嵌结构等特征，与肝癌不同。本症与肝脏良性病灶如腺瘤样增生、FNH、炎性假瘤、局灶性脂肪肝等常不易鉴别，定性诊断仍需依靠穿刺活检。

（三）肝错构瘤

1. 临床与病理　本病是一种罕见的肝脏先天性肿瘤样病变，多发生于儿童，85% 小于 2 岁，也有成人发病。原因不明，可能与胚胎发育畸形有关。病灶可发生于肝脏的任何部位，以右叶好发，常发生于包膜下，多为单发，有时带蒂突出于肝脏表面。病灶常呈球形，边缘不规则。肿瘤的切面呈棕灰色，可见大量结缔组织，内含多数小囊肿，肿瘤有假包膜，与正常肝组织分界清楚。病理特征是病灶由不同比例的肝细胞、胆管、血管及结缔组织及真性、假性小囊构成，排列紊乱。肿块成分复杂，分布无规律。

本病早期无任何症状，不易发现，当肿瘤逐渐增大，可在上腹部扪及无压痛、可随呼吸上下移动的肿块。当肿块足够大压迫邻近脏器时可出现恶心、呕吐、腹胀和右上腹不适等症状。

2. 声像图表现

（1）肿块较大呈椭球体或类球体，边界清晰，有细强回声包膜。

（2）因含脂肪及纤维结缔组织等不同成分，多呈强回声。肿块内间叶成分疏松，含有多数小囊肿时，可显示为弱回声团混有强回声斑，或形成局部有液性暗区的不均质肿块。

（3）肿瘤后方回声可明显增强。

（4）肿瘤较软，用探头加压时稍有变形。

（5）彩超显示肿瘤内有丰富的血流信号，可能与肿瘤内含血管成分有关。

3. 鉴别诊断　本病与肝腺瘤属同一范畴，声像图表现典型时，有助于诊断；但在儿童有时易误诊为肝母细胞瘤，在成人易误诊为原发性肝癌。但肝母细胞瘤和原发性肝癌均系恶性肿瘤，病情发展快，全身情况差，AFP 常明显增高，经仔细结合病史、化验及其他影像资料，不难作出正确诊断。强回声型错构瘤需与强回声型血管瘤及局灶性脂肪肝相鉴别。血管瘤内部多呈致密强回声团或呈筛网状，后方回声不增强或轻度增强，由于血流速度缓慢，不易检测到血流信号或仅为低速血流信号，而错构瘤内呈片状强回声，回声强度通常超过血管瘤表现，且肿瘤后方回声及彩色多普勒超声表现均与血管瘤有所不同。局灶性脂肪肝则无占位效应。

（四）肝腺瘤样增生

1. 临床与病理　本病为肝脏弥漫性病变的基础上发展形成的良性增生结节，多与肝脏长期慢性改变或自身免疫机制有关，肝内结节大小不等，偶见较大腺瘤样结节。镜下可清晰显示由肝细胞增生形成，周围无纤维包膜；患者可伴有非特异性门静脉高压的表现。结节型肝硬化形成的再生结节从镜下也可见肝细胞增生，胞体较大，但再生结节周围有增生的纤维间隔包绕；二者从影像学检查及临床鉴别诊断较困难。近年来的研究和临床病例证实由肝细胞的增生肥大可发生癌变，故在肝脏弥漫性病变或肝硬化背景下的"非典型肝腺瘤样增生结节"为癌前病变。对肝硬化背景下 > 1cm 的增生结节有必要行积极的超声追踪及血清甲胎蛋白检查。

2. 声像图表现

（1）肝脏回声增强、欠均匀，多呈弥漫性改变，表面欠平整。

（2）肝内见多发小结节呈类圆形。

（3）结节多 ≤ 1cm，呈较均匀的弱回声；偶见较大的结节 > 2cm，内部回声增强，呈等至稍强回声。

（4）边界较规整，欠清晰，无包膜，无晕征。

（5）合并炎细胞浸润可在结节内显示动脉或静脉血流，则良恶性鉴别困难。

（6）追踪观察结节增大，边界更清晰，则不能排除恶变。

（五）肝局灶性结节性增生

1. *临床与病理*　肝局灶性结节性增生（FNH）为增生性病变而非肿瘤，病灶由成熟的肝细胞及 Kupffer 细胞、胆管细胞组成，周围有薄纤维包膜，其内有纤维性隔带及瘢痕，内部血管结构异常，常见较粗而迂曲的营养血管进入到肿块中心部，并可见多条分支；肿瘤较大常易误诊为肝癌。近年来，随着超声及其他影像诊断方法的普及，其发现率逐渐增多，以往难以发现的小病灶也可被显示，但定性诊断困难；国外报道女性多于男性，但北京肿瘤医院近十年经历的 8 例中，6 例为 25 岁以下的男性。

临床表现一般无症状，多为体检时或门诊做常规超声检查时偶然发现。

2. *声像图表现*

（1）肿瘤好发于肝右叶被膜下或周边区域，一般单发。

（2）边界较清晰，无晕征，形态不规则，较大肿瘤呈多结节融合状（图 1-5-15，见彩图）。

（3）内部回声较均匀，呈弱至等回声，合并脂肪变性可呈强回声。

（4）典型图像可见肿块内有多条细带状强回声，呈放射状延伸，为瘢痕结缔组织及血管壁构成。

（5）彩超扫查见内部有较粗、欠平整的动脉进入中心部，并可见多条分支呈放射状或车轮状流向肿块边缘，声像图较典型，其血供较肝癌更为丰富、规则，对小病灶的诊断有重要的参考价值。

3. *鉴别诊断*　主要应与强回声型血管瘤和肝腺瘤等进行鉴别。

（六）肝脏局灶性炎性病变

1. *临床与病理*　本病较少见，由于超声检查在临床普及应用，此类病变正日益受到重视。作者在一组 94 例肝占位（≤5cm）病变中，经超声引导穿刺活检病理证实的结果中，恶性为 61 例，占 65%；良性病变为 33 例，占 34%。尤其值得重视的是在 ≤2cm 的 28 例占位性病变中，恶性 12 例，占 42.9%，良性病变 16 例，占 57.1%，其中本病有 8 例，占 28.6%。说明在肝脏小局灶性病变中本病占有重要地位。有关研究初步表明，这是一组有明确病原菌（细菌、寄生虫、真菌等）或找不到明确感染原因的在肝内形成的瘤样病变，称肝脏炎性假瘤。病灶由不等量的急性和慢性炎症构成。镜下由大量炎细胞、纤维结缔组织及坏死组织等构成。病灶一般较小，临床以 <3cm 多见，但最大者可达 20cm 病灶可单发，或多发，可累及一叶或两叶同时受累。临床表现往往缺乏特异性，许多患者是在查体中偶然发现的，部分患者表现为不明原因的发热、腹部隐痛不适、腹泻、体重减轻等症状。

2. *声像图表现*

（1）肝实质内类圆形、椭圆形或不规则分叶状实性肿块，边界清楚但欠规整。

（2）肿块以 <3cm 多见，但炎性假瘤最大者可达 20cm。

（3）内部回声以弱回声或不均质回声多见。良性坏死灶多表现为弱回声或中心回声强，边缘回声低。炎性病灶多表现为混合性回声，弱回声中有散在的强回声点。

（4）肿块边缘无低回声晕，后方回声一般无明显改变，部分有轻度增强。

（5）较大肿块或肿块靠近血管可有邻近管道的轻度推压移位，但无侵蚀包绕现象。

（6）彩色多普勒肿块内一般无血流信号，但部分病灶可血供较丰富，病灶内可检出动脉及门静脉血流。

（7）非手术治疗或短期内追踪观察，部分病例可见病变缩小或消失，有参考价值。

3. 诊断与鉴别诊断　该组疾病声像图上表现为肝内实性占位病变，通常以低回声结节较多见，故在超声检查中尤其应重视与原发性肝癌或转移性肝癌相鉴别；尤其是合并部分坏死或脂肪变性的小肝癌，声像图与本症较为相似；在声像图不典型时，重视参考病史有助于鉴别，对此类弱回声病灶，超声定性诊断均有一定的局限性，而应行积极的超声引导活检。

（七）肝脂肪瘤

1. 临床与病理　本病是一种良性肿瘤，发生在肝内较少见，瘤体中如纤维成分较多称纤维脂肪瘤，血管成分较多称血管脂肪瘤。肿瘤有纤细包膜，形态呈分叶状，临床上一般无明显症状。

2. 声像图表现　常为单发性孤立性病变，外形略带分叶状，边界清楚，包膜不易辨认，内部是均匀的强回声团块，瘤体前缘部分增强，近后壁及后方有轻微衰减表现。

3. 鉴别诊断

（1）强回声型肝血管瘤：其声像表现与本症很相似，均为肝内独立性强回声病变，边界清楚。鉴别困难时，可借助于超声导向穿刺活检作鉴别。

（2）与肝癌（强回声型）的鉴别见表 1-5-14。

表 1-5-14　肝脂肪瘤与肝血管瘤、肝癌的鉴别

	肝脂肪瘤	肝血管瘤（强回声型）	肝癌（强回声型）
临床特征	无明显症状	无症状	常有消化系统症状肝大、压痛，AFP（+）
声像特点			
形态	常分叶状	圆形	圆形或不规则形边界
边界	清，包膜不易辨认	清，有线环征	不清，可见声晕
内部回声	均匀强回声团块	强回声中间有小无回声暗区	强回声，分布不均，有镶嵌征
后方回声	前缘部分增强，后部及后方有轻度衰减	无变化或略增强	可稍衰减
周围肝组织	正常	正常	有卫星灶，静脉癌栓，肝硬化
导向穿刺	脂肪瘤细胞	血液	肝癌细胞

（3）局限性脂肪肝是脂肪浸润，常无肿块效应，其边界清楚，病变与正常肝之间常有平直的界线，此界线常在肝叶间和（或）肝静脉走向一致。内部回声稍增强，分布基本均匀，后方回声不衰减，与肝脂肪瘤在声像上有所不同，可以鉴别，困难时可由超声导向穿刺活检帮助鉴别。

（八）肝局限性脂肪变性

在非均匀性脂肪肝中有一类型是局限性浸润，称局限性脂肪肝，被列为 I 型。在肝内显示小片致密强回声区，酷似肝内强回声占位灶。

1. 声像图表现

（1）形态、大小：常呈不规则楔形，多数在 3～5cm 或＞5cm。

（2）边界：欠清，病变边缘向外周的回声有递减现象，无包膜，与肝组织界面模糊。

（3）内部回声：为均匀、致密的片状强回声区，其内有时可见血管通入。

（4）后方回声：呈递减现象。

（5）周围肝组织声像无异常。

2. 鉴别诊断　本症是由于局限性肝细胞脂肪变性而引起的声像改变，并不是真正的占位性病变，常由于认识不足，而误诊为肝强回声型血管瘤或肝癌。因此需注意鉴别（表 1-5-15）。

表 1-5-15　非均匀性脂肪肝（I 型）的鉴别诊断

	非均匀性脂肪肝（局限浸润型）	肝血管瘤（强回声型）	肝癌（强回声型）
临床特征	常无症状，有些患者感食欲缺乏、饱胀、右上腹不适，肝大质尚软，肝功能及 AFP（－）	无症状，肝功能及 AFP（－）	右上腹疼痛、饱满，肝大质硬患者可出现黄疸、腹水，肝功能可出现异常 AFP（＋）
声像特点			
形态	不规则形	圆形或分叶状	圆球形或类圆形
边缘	欠清	清，有线环征	不规则，常有声晕
内部回声	均匀致密强回声	强回声中间有小暗区，呈筛网状结构	强回声，不均匀，有镶嵌征
后方回声	后壁模糊，后方回声有不同程度衰减	无改变或轻度增强	轻度衰减
周围肝组织声像	正常	正常	出现卫星灶，静脉癌栓，并常合并肝硬化
随访观察	治疗后可缩小或消失，加重者全肝均呈强回声	无改变	病灶扩散增大可扩大，但变化较慢

十五、肝脏恶性占位病变

（一）肝细胞肝癌

1. 临床与病理　原发性肝癌中肝细胞肝癌（HCC，以下简称肝癌）占 90% 以上，是世界上最常见的恶性肿瘤之一。我国肝癌属高发区，每年新发病例的 45% 发生在我国，年死亡人数约达 11 万以上，在农村仅次于胃癌、在城市仅次于肺癌而居第三位；其分布特点是东南高于西北，沿海高于内陆。对原发性肝癌的病因研究已有初步的认识，以下因素与之关系较密切：如肝炎病毒感染，主要是乙型肝炎病毒或丙型肝炎病毒的感染；霉变食物中的黄曲霉素；受污染的水源或食物中的亚硝胺及其他各种化学致癌物质，如 DDT 等。此外，肝癌还与遗传因素有关，嗜酒、营养不良等因素也可能与肝癌有一定关系。

病理研究认为，肝癌发生的过程为：肝组织损害—增生—间变—癌变，该过程是由多因素起作用的。

根据大体形态，原发性肝癌一般分为结节型、巨块型和弥漫型 3 种。

（1）结节型：最多见，初期为 1～2 个结节，边界清晰，也可以多个大小不等的结节分布于左右两半肝。常伴有严重肝硬化，癌结节与周围肝组织分界不清晰。

（2）巨块型：直径多＞10cm，可以是单个巨块，或是多个结节融合而成，其周围可有小的散在结节。可见假包膜，中心易坏死出血。多可不伴有肝硬化。

（3）弥漫型：较少见，许多小的癌结节散布全肝，多伴有肝硬化。癌结节与肝硬化结节，有时肉眼不易区别。

原发性肝癌多见于中年男性，早期癌症状不明显，多依据普查或影像学检查发现；出现典型症状和体征后多属中晚期。肝区疼痛为较常见的主诉，余症状为腹胀、乏力、消瘦等以及进行性肝大或上腹部肿块。

测定甲胎蛋白（AFP）水平诊断肝癌的特异性较高，大肝癌的阳性检测率可达 70% 左右，是较灵敏的检查方法。偶在肝硬化、急性肝疾病和肝转移癌也可为阳性；小肝癌阳性检出率不高，仅达 27%～51%。目前为临床最广泛应用的影像诊断方法有超声及增强 CT 等，是发现肝癌的重要手段。

2. 肝癌超声诊断

（1）肝癌的超声分型：按大体病理学的分型法，一般分为结节型、巨块型和弥漫型，大致表现如下所述。

◆ 结节型

①可见肝内 1 个或多个圆形或椭圆形结节，其直径多在 2～5cm。

②边界较清晰，以弱回声型多见，合并坏死可呈强回声；肿瘤逐渐增大，回声也随之逐渐增强、不均（图 1-5-16）。

③多有 1mm 至数毫米宽的边缘弱回声晕，与肝实质分界清楚。

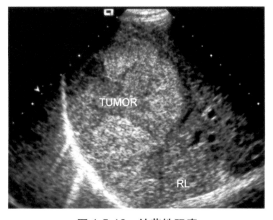

图 1-5-16　结节性肝癌

◆ 巨块型

①显示肝内有较大的肿块；直径＞5cm；或几个大结节融合成巨大的肿瘤（巨块型）。

可＞10cm。

②多数呈类圆形、椭圆形或分叶状。

③边界不规则，周边晕可因肿瘤穿破包膜而显示不完全或不规则，巨块型肿瘤周边晕不清晰或消失。

④肿块以强回声为多见，呈粗而不均或是其间杂有弱回声区，肿块内可有坏死液化区。

⑤肿瘤内纤维结缔组织过度增生或合并钙化而形成后方回声衰减或有声影。

◆ 弥漫型

①肝脏多变形，肝边缘呈结节状不平整。

②肝内正常纹理结构紊乱，可见弱回声的结节混合在强回声区域内，或成团、粗大斑块状强回声弥漫而不均匀地分布于肝内，难以分辨出肿块的边界和确切的肿块，与结节性肝硬化有时很难鉴别。

③肿瘤区域或肝内门静脉支显示不清或管壁中断、消失，追踪观察常可在模糊的管腔内填充有肿瘤样回声，重视门静脉分支表现对发现弥漫型肝癌有重要参考诊断价值。

（2）肝癌回声特征：以病理学基础，根据回声强弱，肝癌可分为如下四型。

①弱回声型：病灶回声比肝实质为低，常见于无坏死或出血、质地相对均匀的肿瘤，病灶以癌细胞为主要成分，一般生长旺盛。此型较常见，约占32.1%。

②等回声型：病灶回声强度与同样深度的周围肝实质回声强度相等或相似，多含有少量纤维结缔组织或脂肪，边界可辨识，在其周围有晕带围绕，或出现邻近结构被推移或肝脏边缘边角变形，可有助于病灶的确定。此型最少见，约占5.6%。

③强回声型：其内部回声比周围实质强，从组织学上可有两种不同的病理学基础，一种是回声不均匀，提示肿瘤有广泛非液化性坏死或出血，或有增生的结缔组织；另一种强回声较均匀，是由其内弥漫性脂肪变性或窦状隙扩张形成。此型最多见，约占42.7%。

④混合回声型：瘤体内部为高低回声混合的不均匀区域，常见于体积较大的肝癌。可能在同一肿瘤中出现各种组织学改变所致，表现多种多样。此型约占15.5%。

（3）肝癌特征性图像

①晕征：＞2cm的肿瘤随着肿瘤的增大，周边可见无回声晕带，一般较细而规整，晕带内侧缘清晰是其特征；等回声或强回声肿瘤更易显示，是发现等回声型肿块的重要指征。声晕产生的原因之一为肿瘤周围纤维结缔组织形成的假性包膜。也可能是肿块膨胀性生长。压迫外周肝组织形成的压缩带，或肿瘤本身结构与正常肝组织之间的声阻差；彩超检查显示，有的晕圈内可见红、蓝彩色动静脉血流频谱，故有的声晕可能由血管构成。声晕的出现，对于提示小肝癌的诊断有重要价值。

②侧方声影：上述晕征完整时，声束抵达小肝癌球体的侧缘，容易发生折射效应而构成侧方声影。当纤维包膜较薄或是肿块生长太快而难以形成完整包膜时，则侧方声影不明显或是不出现。

③镶嵌征：在肿块内出现极细的带状分隔，把肿瘤分隔成地图状，有时表现为线段状，此特征反映了癌组织向外浸润性生长与纤维结缔组织增生反复包围的病理过程，多个癌结节也可形成这样的图像。镶嵌征是肝癌声像图的重要特征，转移癌则罕见此征象。用5MHz高分辨率探头并放大图像扫查，可更清晰显示此特征。

④块中块征：肿块内出现回声强度不同、质地不同的似有分界的区域；反映了肝癌生长发育过程中，肿块内结节不同的病理组织学表现，如含肿瘤细胞成分、脂肪、血管等多种结构所形成的回声不同的混合体。

（4）特殊类型肝癌图像

①合并脂肪变性：肿瘤较小时呈均匀强回声团，似血管瘤或其他强回声病灶；生长一般较缓慢。

②外生性肿瘤或带蒂肿瘤：肿瘤多生长于肝表面或肝缘，向肝外膨出。突出于肝被膜下的肿瘤，在有少量腹水或高频探头扫查时易被发现，部分生长于肝尾叶或肝脏脏面的外生性肿瘤因尾叶或脏面形态正常，肿瘤似位于肝外，甚至穿刺活检时因肿瘤呈小范围移动似与肝脏不同步或显示有分界而易被漏诊误诊；重视多切面连续扫查或彩超检查，发现瘤蒂或相连血管有助于确诊。

（5）肝癌间接征象

①肝脏轮廓形态改变：肝表面有局限性圆丘状隆起，典型的形成"驼峰征"，有的表现为不规则隆起，外生性肝癌在肝脏面形成向下后方凸出巨大团块，使肝脏失去常态。

②肝脏大小及角征：肝脏体积常明显增大，边缘角度增大，如左叶下缘角或外缘角大于 45°，右叶下缘角 > 75°。尤其是这些部位发生肿瘤病变，角征常呈阳性。

③肝内管道异常：在中晚期肝癌中最为明显。受侵犯的肝叶中，门静脉、肝静脉的分布、走向、形态发生变化，表现为管道移位、扭曲、变细、局限性扩张、包埋，以及血管中断和显示不清等。如有病灶或转移淋巴结压迫胆管或肝门，可引起局部或整个肝内胆管扩张。

④癌栓：多发生在门静脉或肝静脉内，下腔静脉及胆管内较少。癌栓形状常为长条状如血管铸形，有的仅在局部管腔形成小块状癌栓，也有充填较长的管腔，使管道是实质回声，以致不易辨认。癌栓部位的静脉常有扩张，借着血管壁与肝实质的界面或残存的血管腔识别。癌栓常表现为实质性等回声或回声略强团块，后方回声无改变或略见增强，有时两侧可见侧影。

⑤肝硬化：多数肝癌患者合并肝硬化，有的则由肝硬化恶变发生肝癌，尤其在结节型和弥漫型肝癌中较多见，发生率为 60% ~ 80%。肝表面不规则隆起或呈"驼峰征"，内部回声普遍减弱，回声稀少，短小杆状回声增多，且形成小网状排列，部分点状回声聚成小斑块状声像，肝内管道有不同程度改变。

⑥腹水声像：部分患者由于肝癌转移，出现癌性腹水，或合并肝硬化，因肝功能障碍，血浆蛋白低下引起腹水，前者腹水呈少量或中等量，胆囊壁增厚呈单层，合并或伴发肝硬化所导致的腹水，腹水量多，胆囊壁声像常为双层增厚。腹水性质，前者常呈血性，后者清晰透明呈漏出液。

⑦肝包膜下出血：肿瘤位于肝脏表浅部位，由于癌瘤破坏血管导致肝包膜下出血，声像中可见肝包膜下呈条带状无回声区，且有明显压痛。

⑧转移声像：除经肝内由血行向其他部位的肝实质转移外，通过淋巴管导致肝门及腹膜后等处淋巴结肿大。

⑨邻近脏器受压：肝癌导致肝大或癌肿直接压迫邻近脏器（如胆囊、右肾、胃、胰等），使之移位、变形等。

⑩脾脏改变：肝癌及肝硬化均可引起脾脏肿大，但前者发生率低，程度轻，且通常在

继发肝硬化后发生。后者常由于门静脉高压导致脾脏明显肿大。

⑪随访观察：肝癌恶性程度高，发展迅速，常在数周、数月内即有明显改变。

3. 鉴别诊断 超声对于原发性肝癌的诊断价值已得到公认，准确率可达 85% 左右。需注意的鉴别诊断如下所述。

（1）肝内的某些解剖结构：如肝左叶的肝圆韧带在横断面上形成的强回声团；正常或代偿性增大的肝尾叶；以及门静脉矢状部背侧的弱回声伪像。

（2）与肝脏相邻的肿块：如实块型的胆囊癌，浸润肝实质时与肝脏无分界；右肾上腺的肿瘤及一些腹膜后肿瘤，挤向肝脏酷似肝内肿块，注意观察呼吸时移动是否一致，以及肝内血管走行是否正常，有助于鉴别。

（3）肝内一些有回声的囊性病变：如脓肿非液化期、血肿及合并有胆固醇颗粒的囊肿，可能误认作实性肿块；肿块后方回声明显增强及侧方声影内收是其可鉴别的特征。

（4）肝内实性的良性病变：最常见的是弱回声型血管瘤，可能与小肝癌相混淆，但边缘有强回声带。其他良性肿块如肝腺瘤，局灶性结节性增生等较罕见，需结合临床资料和其他检查作鉴别。仅根据声像图结核性肉芽肿亦难以鉴别。

（5）非均匀浸润的脂肪肝：声像图有时较复杂，位于肝被膜下，相对正常的肝组织区域酷似弱回声肿块。

在我国，多数早期肝癌患者在各种保健性的体格检查中发现，但我国目前卫生资源和费用有限，常规体检并不能普及。鉴于肝癌与肝炎的密切关系，故应重视对肝病患者的随访。有作者提倡对 36 ～ 55 岁的乙肝血清学标志阳性或抗 HCV 阳性或患慢性肝炎者等高危对象每年行 AFP 检测和超声检查两次。如二者均阳性，即 AFP 升高且超声发现肝内有明确的实质性占位性病变，则肝癌的诊断已基本成立。如 AFP 增高，超声未发现占位性病变，应做 AFP 异质体检查，严密观察 AFP 的动态变化或加做 CT 或 MRI 等其他影像学检查。如果超声发现占位性病变，而 AFP 不增高者，则建议应用其他影像学如增强 CT 或 MRI 等加以确认，若仍不能定性最好做穿刺活检以明确诊断。

（6）弥漫性肝癌与结节性肝硬化鉴别诊断。弥漫性肝癌与结节性肝硬化在声像图上不易鉴别。肝硬化后期肝脏萎缩呈结节状，肝内血管狭窄显示不良，假小叶或再生结节较大时，从影像学上可显示为非肿瘤性的弥漫结节性改变，有时鉴别诊断较困难。二者均具有以下特征及非特异性表现，由此发生误诊的病例并不鲜见。

声像图表现：

①肝明显萎缩，表面呈结节状，肝缘圆钝。

②肝内结构紊乱，回声增粗。

③肝内回声不均匀、增强、增粗，呈斑块状、结节状，常可见边界不清晰，融合的结节是弥漫性分布，难以测量肿块的具体大小。

④肝内血管显示细窄、走行异常，甚至不能显示。

⑤可伴有腹水、胆囊增大变形、囊壁增厚、脾大、门静脉高压等间接征象。

⑥肝内门静脉主要分支声像图表现有较大差异。结节性肝硬化主要为硬化后期门静脉血循环障碍及肝纤维化改变致门静脉狭窄而显示不良；而弥漫性肝癌主要表现为门静脉壁破坏、增宽，内填充癌栓，常因门静脉管壁的广泛破坏而识别困难。重视肝内门静脉声像

图表现有助于两者鉴别。

（二）小肝癌

1. **临床与病理**　≤3cm 的小肝癌属于早期癌范围。所谓早期癌，即指分化好的原位癌或有微灶浸润的无破坏性生长者，约 80% 以上患者无临床症状。由于影像诊断技术的普及，发现肝癌达到相当大的体积，患者仍然无自觉症状或症状轻微，因而以肿瘤的大小为早期癌的依据较为妥当。就当前的影像诊断技术，检出肝内 1 ～ 2cm 的病灶并不困难。

小肝癌是 20 世纪 70 年代后期以来肝癌研究领域的重大进展。据统计，小肝癌患者术后 5 年生存率为 70% ～ 80%，10 年生存率为 53%。故小肝癌的及时确诊是提高肝癌患者生存率的关键。从 DNA 检测分析发现 66.7% 的小肝癌癌细胞染色体主要为二倍体，随着肿瘤的增大，多倍体和异倍体增多；认为直径 3cm 的肝细胞癌是肿瘤生物特性的转变时期，故倾向将最大径≤3cm 者称为小肝癌。也有不少作者结合肝癌自然病理和疗效观察，认为小肝癌的最大径定义为 < 2cm。本节重点讨论 2 ～ 3cm 大小肝癌声像图表现。

从大体病理表现来看，小肝癌也有膨胀性生长和浸润性生长之分，以膨胀性生长为主的肿瘤多呈球形，边界清晰，约有 60% 以上有纤维包膜形成，其中 30% 的包膜内有癌细胞浸润，但包膜突破率仅为大肝癌的 1/5；浸润性生长为主者，肿瘤的边界常不规则，无包膜形成，癌细胞团被淋巴细胞和纤维结缔组织包围，如此肿瘤浸润和纤维包围反复进行，癌结节不断生长增大。

小肝癌中仅 3% 伴有卫星结节。约 20% 的小肝癌可于镜下发现血管内瘤栓形成，个别直径仅 0.8cm 的小肝癌已见到肿瘤浸润血管和瘤栓形成，这通常为导致肝内转移的原因，是目前治疗上的难题。2cm 直径的小肝癌即可发生肝内或远处转移。在我国约 80% 以上的肝癌患者合并肝硬化，75% 有慢性肝炎病变。小肝癌多无明显的症状和体征，很多病例是在诊治其他疾病过程中被无意中发现或在健康体检中获得诊断。

2. **声像图表现**　小肝癌由于体积较小，位于肝实质深部时不会改变肝脏的外部形态，如果病灶贴近肝包膜，可导致局部肝脏向外隆起。

（1）形态：肿块多呈圆形或椭圆形，很少表现为不规则形。边界较清晰，轮廓线完整。

（2）回声类型：小肝癌肿块的回声强度可以表现为弱回声、等回声、强回声及混合回声型（图 1-5-17）。

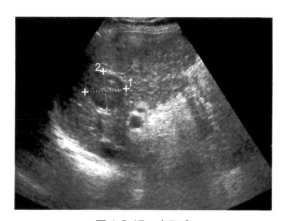

图 1-5-17　小肝癌

（3）多数显示晕征及侧方声影。

（4）后方回声轻度增强，有助于诊断。

（5）少数可呈浸润性生长。

（三）微小肝癌

1. 临床与病理　最大径≤2cm 的肝癌称为微小肝癌。研究发现，边界不清晰的微小肝癌其浸润性并不强。与大肝癌不同，小肝癌中癌细胞侵袭间质多呈一种与纤维间质平行的方式，而非横跨纤维间隙。小肝癌浸润细胞的边缘，常见有活跃的淋巴细胞浸润，是为宿主对肝癌细胞的一种积极免疫反应。

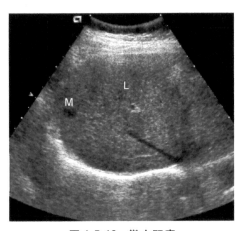

图 1-5-18　微小肝癌

2. 声像图表现

（1）呈单发结节，最大径<2cm。

（2）肿块多呈椭圆形，初期少见呈不规则形，宽径>前后径。

（3）初期边界欠清晰，>12mm 边界逐渐清晰。

（4）多呈均匀的弱回声或无回声（图 1-5-18）。

（5）生长缓慢。

（6）弥漫型结节性肝硬化合并小肝癌结节时，在肝硬化结节较多而不均匀的背景下，微小癌结节常无明显晕征而易漏诊，不用造影剂的二维声像图上常难以确认肿瘤。须重视癌灶较硬化肝组织更为细腻或均匀，后方回声稍有增强等征象，可有助于确认。

（7）位于肝膈面的肿瘤易漏诊，位于肝脏面则显示局部轻度膨出而被发现。

（8）合并脂肪变性呈均匀之强回声结节，似血管瘤。

（9）加压扫查可见结节回声更清晰、不变形，在术中超声检查用此方法有助于鉴别良恶性小肿瘤。

（10）彩超检查一般未见明显动脉血供。漏诊主要见于以下情况。

①肿块<8mm，合并肝硬化，肿块边界不清晰。

②位于肝缘如肝右叶外下缘、左叶外上缘，以及门静脉矢状部背侧及尾状叶等区域的小病灶，扫查中易漏诊。

③右叶膈顶部超声盲区，尤其肺气肿患者该部位小肿瘤易漏诊。

④对可疑区域需结合参考螺旋 CT 增强扫描或超声对比造影。

（四）胆管细胞肝癌

1. 临床与病理　胆管细胞肝癌（CCC）为发生于肝内胆管上皮细胞的原发性恶性肿瘤，多为高分化腺癌，肉眼观为灰白色、黄白色硬块结节或条块状，含较丰富的纤维结缔组织。囊腺癌实为由胆管上皮细胞发生的囊性肿瘤，是胆管细胞癌的一种。病因尚不明，已知先天性胆管异常、胆管感染、肝胆管结石的胆盐刺激及肝内胆管取石的机械性刺激等与之发生有关。发生于近肝门部的肿瘤，患者早期可出现黄疸症状，发生于肝末梢部位者多无明显体征，而以腹痛、发热症状为多见。肿瘤一般没有肝细胞肝癌所具有的丰富的动脉血供，故导管介入性治疗效果不佳；一旦发现，以早期手术切除或局部消融治疗可提高治愈率。

☆　☆　☆

2. **声像图表现**　肝脏肿大、肝内胆管不同程度扩张、局限性不规则强回声肿块是其主要的表现，声像图可归纳表现为以下三型。

（1）局限实块型

①小结节型：肿瘤 ≤ 3cm，多为类圆形或不规则形结节，呈等至强回声，边缘欠清晰，少见晕，末梢部胆管异常显示，或呈小平行管征表现。

②肿块型：为最常见型。

肿瘤 > 3cm，形态不规则或类椭圆形，无晕。含纤维成分较多者呈强回声，与周围肝组织分界不清；含癌细胞较多者呈弱回声，分界较清晰，与肝细胞肝癌不易鉴别。肿块末梢部胆管多呈轻度至中度扩张（图 1-5-19）。

（2）胆管型：肿瘤呈界限不清的强回声，沿肝内胆管生长或占据肝胆管，局部胆管壁增厚，末梢胆管扩张；合并肝内胆管结石、肝内胆管囊状扩张症易漏诊。

（3）囊肿型：典型的在多囊或单囊内可见不规则乳头状强回声团向腔内隆起，或在较厚的囊壁内见实性强回声团。胆管癌侵及近旁血管引起出血可呈囊实性肿瘤。

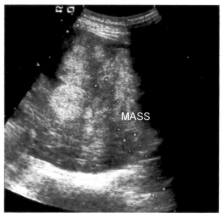

图 1-5-19　胆管细胞肝癌

间接征象：

（1）肿瘤近段肝胆管扩张：此为最常见的间接征象。位于肝内或近肝周边的肿瘤，肝末梢部胆管扩张仅达 1 ～ 2mm，甚至仅显示管道壁，但高度重视这种异常的肝缘小管道有助于诊断，尤其对边缘不清晰的强回声小结节型，有重要的参考价值。

（2）合并肝胆管结石：肿瘤多呈管壁增厚，回声增强，易忽视或把增厚的管壁误诊为肝胆管纤维化表现。肝胆管反复取石后胆管壁的形态尤其应重视。

（3）合并肝内胆管囊状扩张：囊状扩张的胆管壁向肝内生长，为形态不规则强回声团，易漏诊。

（4）胆总管、门静脉内瘤栓：胆总管轻度扩张，内可见等回声或强回声条带状回声或门静脉内可见瘤栓；为肿瘤沿胆管壁或血管浸润、生长、脱落所致。

（5）肝门部淋巴结肿大：其发生率较肝细胞肝癌高，肿大显著。

（6）肝硬化：较肝细胞肝癌发生率低，但可合并胆汁淤积性肝硬化。

3. **鉴别诊断**　胆管细胞肝癌声像图特征不如肝细胞肝癌典型，但其间接征象有重要的参考价值；结合患者症状、体征有助于诊断。需重视肝内强回声病灶的鉴别诊断，如局限性脂肪瘤、强回声血管瘤、囊肿出血机化、大肠癌肝转移或含骨成分的转移癌等。穿刺活检为一重要的手段，一般手感较硬而涩，多获得灰白色组织条。

（五）肝转移癌

1. **临床与病理**　肝脏特有的双重血供、丰富的血供使其成为恶性肿瘤最易发生转移的脏器之一，原发肿瘤以消化系统来源最多见。其次为造血系统、呼吸系统、泌尿生殖系统等。其中消化系统发生率为 35% ～ 50%；以大肠癌最多见。

转移途径有 4 种。

①门静脉：为胃、食管、肠、胰腺及胆囊等癌的途径。

②肝动脉：为肺、肾、乳腺、甲状腺的癌肿转移的途径。

③淋巴管：为胆囊癌、盆腔和腹膜后癌肿转移的途径。

④直接侵犯：胃、结肠、胆囊及胰腺等癌肿均可蔓延至肝。

肝转移癌的结节大小不一，数目不等，可呈孤立的结节，但常见多发性结节，散布于一叶或全肝，多近肝表面，其中结肠癌、直肠癌肝转移至肝被膜下的约占 49%。结节与周围肝组织分界清楚，其中心易发生坏死液化。病理证实发生转移癌的肝脏很少合并肝硬化。其原因可能为肝硬化时肝脏血循环障碍和结缔组织增生限制了癌细胞的转移和生长。根据肿瘤的来源、成分、结构及坏死程度不同，声像图表现不同。

2.声像图表现

（1）肝不同程度增大，回声不均。

（2）常见多发肿瘤，大小相近，也可见大小不同肿瘤，单发灶较少见。

（3）呈圆形或类圆形，边界清晰，形态规整，较大肿瘤或多发融合状呈不规则形或分叶状。

（4）典型图像呈牛眼征或同心圆征：即肿瘤中心呈强回声，边缘为弱回声，似晕带，为典型的转移癌征象。由于转移癌缺乏营养血管，在较大的肿瘤中心部位容易发生坏死液化，即牛眼征中心出现无回声液性区，肿瘤从中心到边缘形成特有的无回声—强回声—弱回声三层同心圆结构（图 1-5-20）。较早期的肿瘤仅达 1～2cm 时，即可因肿瘤中心发生坏死表现为小牛眼征。

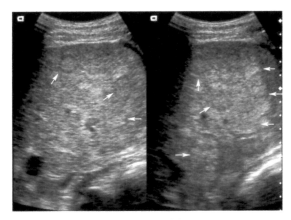

图 1-5-20　肝癌转移

（5）边缘特征，牛眼征边缘的肿瘤细胞呈弱回声环状，酷似肝细胞肝癌周围的纤维结缔组织假包膜"晕征"，但仔细观察与之有差异；前者显示较晕征为宽，内侧缘不清晰，外侧缘较清晰规整，由密集的癌细胞构成。

（6）好发于肝周边区域，尤其以发生于肝表面的小病灶易漏诊。重视肝表面局限性隆起，采用高频探头扫查有助于检出。

（7）弥漫性转移癌，多显示肝大，肝内分布大小不等的结节，呈弥漫融合状，有时仅表现为回声不均匀、形态酷似弥漫性肝癌。鉴别诊断尚须高度重视肝内血管表现，前者一般门静脉支受挤压、细窄，但管壁完整，显著狭窄时二维图像不易显示门静脉，采用彩超发现细窄的门静脉支血流信号有重要的参考诊断价值；此外，肝内较少出现门静脉、肝静脉癌栓及胆管扩张等征象；肿块内无镶嵌样结构等，有助于鉴别。

（8）脂肪肝合并弱回声转移灶，常因边缘不清晰而易漏诊，对回声不均匀高度疑诊者行 CT 增强检查有助于及时诊断。

（9）肝转移癌的回声表现呈多样化，以强回声最为多见，其次为弱回声型、混合型、等回声型、钙化型、囊肿型，临床病理意义如下。

①强回声型：主要来源于消化系统肿瘤及腺癌。放疗、化疗后肿块多转化为强回声。研究证明，肿瘤内发生坏死或含有较丰富纤维组织、血管结构是回声增强的基础。

②弱回声型：多见于较小的肿瘤。肿瘤质地较均匀，偶见类似无回声，多来源于小细胞肺癌、乳癌、黑色素瘤、淋巴系统肿瘤。

③等回声型：多见于消化系统肿瘤及腺癌的肝转移早期。肿瘤与肝回声相近，多数依据周围的弱回声被识别，有些则以肝表面局限性隆起、膨出或肝内血管韧带的受挤、绕行而被发现。

④混合型：肿瘤强弱不均或同时出现强回声团和弱回声团。

⑤钙化型：多见消化管肿瘤、甲状腺癌及骨性肿瘤的转移，尤以大肠癌肝转移多见。在强回声肿瘤内有钙化或纤维化病灶时钙化灶可显示不清，但其后方清晰的声影更易显示。

⑥囊肿型：包括了 3 种类型，一类为卵巢、胰腺囊腺癌、胰岛细胞癌的肝转移，呈多囊，囊壁稍厚，可见乳头状强回声向囊腔内隆起，甚至可为多囊肝表现，为弥漫分布的多囊型；另一类为肉瘤肝转移，多呈类圆形、巨块型囊性肿瘤，边界清晰，内有分隔或呈不规则蜂窝状，偶见与包虫囊肿相似；第三类为巨大转移癌，因坏死、出血、液化形成较大囊肿，囊壁一般不规则增强；转移癌中心出现坏死液化发生率较肝细胞型肝癌更高，液化程度也更显著。

3. 鉴别诊断　肝内单发转移灶须重视与肝原发型肿瘤及血管瘤相鉴别，高度重视结合病史有重要参考价值；声像图不典型时穿刺活检为简易可行的早期确诊方法。

4. 肝表面小转移灶诊断　在原发癌开腹手术中，常发现位于肝表面的 1 ～ 2cm 转移灶易被超声检查漏诊，尤其弱回声结节易受近场噪声干扰、仪器分辨力及对比条件等因素影响而常显示不良。

超声诊断方法：

（1）采用 5.0 ～ 7.5MHz 高频探头或二次谐波技术扫查。

（2）放大局部肝表面图像。

（3）调节增益条件观察，在适当降低增益更易显示。

（4）聚焦场移至肝表面区域。

（5）采用患者屏气状态下连续扫查，对可疑区域行多切面立体扫查。

（六）肝母细胞瘤

1. 临床与病理　肝母细胞瘤是一种胚胎性肝脏恶性肿瘤，多发生于 3 岁以下婴幼儿，男女之比为 2 ∶ 1。肿瘤结节可为单发性或多发性。单发性而局限于肝右叶者占大多数，单发性而累及左右肝叶者占少数，只局限于肝左叶者更为少数。约 1/6 病例的肿瘤为多发性，瘤结节可遍布全肝。肿瘤一般较大，直径多在 6 ～ 17cm，约 50% 有包膜，质较软，中心区常有坏死、出血，肝脏一般不伴有肝硬化。肝母细胞瘤组织学上分为上皮型及混合型。上皮型肝母细胞瘤往往可具有不完整的假包膜，大部分肿瘤由不成熟的肝细胞构成。混合型由上皮细胞成分和间叶成分构成，间叶成分内可有骨或软骨。

根据分化程度分为胎儿型和胚胎型。胎儿型与胎肝相似，胚胎型则分化更低。化验检查常有 AFP 升高。

该病最常见的临床症状为腹部膨胀、体重减低、食欲缺乏，偶尔出现黄疸。腹部 X 线片检查有时可见肿块内钙化灶。临床易误诊为原因不明的肝大、肾恶性肿瘤、神经母细胞瘤、白血病等。本病的预后一般不良。

2. 声像图表现

（1）肝内巨大实性肿块，最大直径可达 20cm。

（2）肿块多发生于肝右叶，突出于肝表面时多引起肝形态失常。

（3）肿块多呈圆形，部分略呈分叶状，边界清晰。

（4）肿块回声以强回声多见，有时可呈现混合性回声或低回声，内部可以有不规则小片状液性暗区，部分可出现斑片状、条索状强回声，系结缔组织、类骨组织等所致。声像图上出现较大而致密的钙化灶强回声，其后方伴有声影，提示此为诊断该病的重要征象。

（5）晚期病例可出现腹水和腹腔淋巴结转移。

（6）彩色多普勒一般显示肿块内及瘤周血供丰富，其内可引出丰富的动脉血流信号。瘤周亦可出现动脉及门静脉样血流，由于肿块较大常造成周围血管的推压移位。

3. 诊断与鉴别诊断　婴幼儿肝内巨大实性肿块应首先考虑肝母细胞瘤的可能。但近年来婴幼儿中原发性肝细胞癌的发生也并非少见，因此该病应首先与原发性肝癌鉴别。原发性肝癌相对发病年龄较大，部分可伴有肝硬化，肿块内一般无钙化。其他来源于间叶组织的恶性肿瘤如血管内皮肉瘤、恶性淋巴瘤等则少见，应结合声像图及病史仔细分析。鉴别诊断困难者，超声引导下活检是必要的。

（七）肝血管内皮细胞肉瘤

1. 临床与病理　本病是一种极少见的肿瘤，但它是血管源性恶性肿瘤中最常见的一种。又名肝血管肉瘤，是由血管内皮细胞异型增生所形成的原发性恶性肿瘤。瘤体大小不一，可单发或多发，易出血。剖面呈不规则的红棕色蜂窝状，充满血液。血管内皮细胞肉瘤好发于中年以后，在儿童期即可有病灶存在，潜伏期较长，可达 15 年以上方始发病。病情常急剧发展，肝迅速增大，呈恶病质，部分病例可发生肿瘤破裂出血或同时累及其他脏器如脾脏。

2. 声像图表现

（1）肝脏体积增大，较小局限型病灶多呈均匀弱回声团。

（2）病灶边界清晰，但形态多不规则。

（3）周边呈强回声，故声像图与血管瘤不易鉴别，加压扫查后肿瘤显示更清晰，无血管瘤特有的形态及回声改变，此征象有助于鉴别诊断。

（4）较大或弥漫型肿瘤为多数团状强回声实性病灶，大小不一内有形状不规则的液性暗区；肝脏较大而软，加压扫查稍有变形。

（5）彩超显示肿瘤内部少血供，但弥漫型肿瘤可挤压血管致静脉细窄或发生动 - 静脉瘘。

3. 鉴别诊断　本病很少见，须与肝母细胞瘤区别，在成年人也需要与肝癌相鉴别，病灶较小时，更应与强回声型肝血管瘤区别。血管内皮细胞肉瘤有形成血管的趋势，具有造血灶，瘤内常有出血，剖面常呈不规则的蜂窝样，超声检查时通过结合病史、其他临床资料及上述病理特点，一旦能够想到该病，超声可以作出提示。但确诊有赖于通过病理切片才能作出，应强调的是该瘤质软，且有出血倾向，穿刺活检时需注意。

（八）肝黏液瘤

本病为极罕见的恶性肿瘤，常表现为上腹肿块，病变浸润性生长，呈结节或不规则分叶状，肿块互相挤压、缺氧、黏液性变、溶解、液化、坏死形成囊性。临床症状方面，有上腹隐痛、腹胀、恶心、肝大等消化道症状。

本病的声像图表现如下所述。

（1）肝内有巨大肿块占位，致使肝脏体积增大。

（2）肝表面呈结节样突出，肿块边界欠清。

（3）内部由大小不等的类圆形强回声结节融合成团块或呈分叶状，中间有透声区，形成混合性肿块。

第 2 章

脾 脏

第一节 脾脏超声解剖概要

脾脏是人体最大的淋巴器官和储血器官。位于左上腹部,脾外侧面紧贴膈肌的光滑凹面,有腹膜包裹,脾内侧面为脏面,前部较大,与胃底及胃体贴近,后部与肾及肾上腺相接触,下部靠近结肠脾曲,中部有脾门,呈纵形凹陷,有血管和神经出入,组成脾蒂。胰尾常抵达脾门或其附近(图 2-1-1,见彩图)。

脾脏呈长椭圆形,略似蚕豆,前缘有 2 ~ 3 个切迹,处于 9 ~ 11 肋腋前线至腋后线之间,上极在脊柱左侧 2 ~ 4cm 处。正常脾脏长 10 ~ 12cm,宽 6 ~ 8cm,厚 3 ~ 4cm,重 110 ~ 200g,在肋缘下摸不到。40 岁以后脾脏可缩小。脾脏的体积进食后或血压增高时因含血量增加而变大,运动、饥饿、失血后常因血排出量增加而变小。多种病变可引起脾脏增大,病愈之后却难以恢复到原来的大小。

脾脏实质由淋巴组织、血窦和各种血细胞组成,质地柔软,在切面上,可见由淋巴细胞密集组成的许多白色小点,称白髓,其余部分呈红色,由脾索及血窦构成,称红髓。脾动脉是腹腔动脉分支。从腹腔动脉发出后,沿胰腺背侧面上缘行走,至脾门附近分多支进入脾脏,其粗细与脾的大小成正比,正常脾脏较粗的脾支直径为 4 ~ 5mm,脾静脉的支数与脾动脉的近似,脾静脉的汇合点位于脾门与胰尾之间,在脾动脉的下后方,沿胰腺上后行走,直径 5 ~ 8mm。

第二节 脾脏超声检查技术

一、仪器条件

具有彩色多普勒功能的实时超声诊断仪(中 / 高档),首选凸阵式探头。相控阵和微凸阵探头对于观察膈顶部病变更为有利,对于消瘦者和婴幼儿检查也很方便。在成人,一般采用 3.5 ~ 5MHz 探头,对于儿童多数采用 5MHz 或更高频率的探头。仪器调节与肝脏超声检查相同。彩色多普勒血流显像(CDFI)对于某些脾脏的血管病变和局限性病变等进一步诊断和鉴别十分有用。对比超声造影(CEUS)成像新技术,在脾梗死、脾外伤的分级诊断与分型等方面,能够提供更多重要的诊断信息。

二、检查前准备

一般无须特殊准备。但不宜在饱餐后进行，以免脾脏过多地向后上方移位。为清楚了解脾门区、胰尾、左肾附近肿物或进行左上腹部肿物鉴别诊断，可在空腹情况下进行检查，必要时嘱患者饮水 300 ~ 500ml 后再查。

三、体位

右侧卧位不仅可用于脾脏测量，观察脾内结构改变和脾门情况，还可探测左肋缘下有无脾脏及测量该处脾的宽径和厚径。仰卧位同样可用于脾脏测量，探头需放在左腋后线的肋间，检查脾脏及脾周围有无病变，只是操作不够方便。此体位可补充右侧卧位脾脏扫查的不足，尤其适合于危重患者检查。

四、扫查技术

（一）右侧卧位

将探头放在左侧第 9 ~ 11 肋间靠近腋后线上，沿脾的长轴显示脾的纵断面。选择脾脏最长径所在部位和有脾门血管处进行停帧测量。此处可以沿长轴向两侧进行侧动扫查，详细观察脾脏轮廓和实质回声，观察脾门血管及其向脾内的延伸。

（二）仰卧位

为观察脾的形态和内部回声，可在肋间沿脾的长轴进行扫查。若为显示脾肾图形及其与脊柱关系，宜将探头放在左侧腋后线附近，做脾脏冠状扫查（图 2-2-1）。

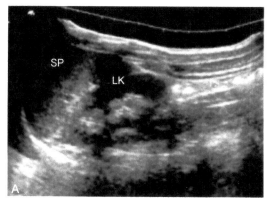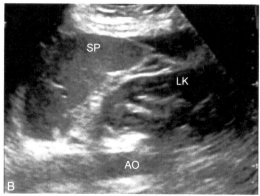

图 2-2-1　脾脏冠状断面声像图

A. 冠状面显示脾—左肾—腰大肌，脊柱关系：腰大肌和脊柱左缘，脾下缘受肋骨声影干扰；B. 冠状断面向腹侧轻微倾斜，显示脾—左肾门与主动脉关系。SP. 脾脏；LK. 左肾；AO. 腹主动脉

若为进行准确的脾脏超声测量，需使声平面进一步朝前（腹侧）倾斜，即"前倾冠状扫查"（国外学者称之为斜冠状扫查），直至清楚显示脾门部和脾的完整轮廓（图 2-2-2，见彩图）。

（三）半卧位饮水后经腹扫查

适合于观察脾脏与邻近器官如左肾、胰尾、胃和膈的关系（图 2-2-3）。

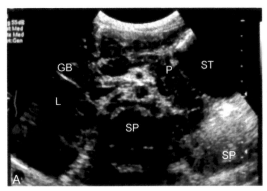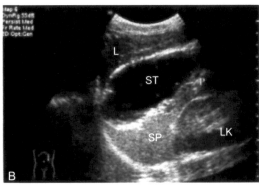

图 2-2-3　仰卧位饮水后经腹扫查

【注意事项】

1. 无论采用仰卧或右侧卧位，嘱受检者左臂上举、抱头，使肋间隙增宽以利于脾脏扫查。

2. 脾脏膈面的上方位于膈顶部，易受肺部气体干扰，故受检者检查时的呼吸配合极为重要，深吸气有时更容易显示脾脏。

3. 采用"前倾冠状扫查"技术，显示脾门及其血管，对于准确测量厚径十分重要。笔者尸检实验研究证明，如果采用随意的非标准的冠状面扫查，容易造成误测，往往使得脾厚测量值过大（图 2-2-4，见彩图）。

4. 利用前倾冠状扫查以脾脏为声窗，可观察脾门血管及其足侧的胰尾部（区）有无异常。

5. 如果在脾区未能显示脾脏，应了解有无手术切除史，应警惕有无异位脾、游走脾等先天性异常。

第三节　脾脏正常声像图

一、二维显像

（一）外形及轮廓

正常脾脏的肋间斜切面略呈半月形，上部较下部囊近中线，长轴常与左第 10 肋间平行。下极有时可达腋中线。轮廓清晰，表面光滑整齐，外侧缘呈向外突的弧形，内侧缘中部向内凹陷，是为脾门，可见有数条管状无回声区通过，主要为脾静脉，有时尚可见有较细小模糊而带搏动的管状回声，则为脾动脉（图 2-3-1）。

（二）实质回声

呈弥漫均匀细点状弱回声，是上腹部脏器中回声最细腻的脏器，回声强度常稍低于正常肝组织，脾内小血管常不易显示，但对近脾门区的较大属支常能显示。

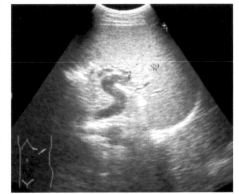

图 2-3-1　正常脾声像图

（三）脾脏的测量

1. 径线测量（厚径、长径和宽径）　临床上超声评价脾脏大小，以长径和厚径最为常用，国外学者则更多单用长径。成人脾脏测量正常平均值可参考表 2-3-1，上下限范围可考虑用平均值 ±3 倍标准差。婴幼儿和青少年脾脏的正常测量值与年龄增长的关系见表 2-3-2。

表 2-3-1　成人脾脏的正常测值　（单位：cm）

	长径	宽径	厚径
男	9.0 ± 1.1	5.5 ± 1.6	3.1 ± 0.6
女	8.5 ± 1.5	5.4 ± 1.5	2.9 ± 0.5

表 2-3-2　婴幼儿和青少年脾脏的正常测量值　（单位：cm）

年龄	脾长径			
	第十百分位数	中位数	第九十百分位数	建议上限值
0 ～ 3 个月	3.3	4.5	5.8	6.0
3 ～ 6 个月	4.9	5.3	6.4	6.5
6 ～ 12 个月	5.2	6.2	6.8	7.0
1 ～ 2 岁	5.4	6.9	7.5	8.0
2 ～ 4 岁	6.4	7.4	8.6	9.0
4 ～ 6 岁	6.9	7.8	8.8	9.5
6 ～ 8 岁	7.0	8.2	9.6	10.0
8 ～ 10 岁	7.9	9.2	10.5	11.0
10 ～ 12 岁	8.6	9.9	10.9	11.5
12 ～ 15 岁	8.7	10.1	11.4	12.0

【临床意义】

国内外学者根据影像学与尸检相关研究资料普遍认识到，正常脾脏的长径、宽径、厚径的临床超声测量结果，与尸检脾脏实际大小、重量和三维CT重建技术的脾脏体积测定值，有良好的相关性。因此，脾脏超声径线测量得到了广泛的认可和临床应用。

【评估脾脏径线测量注意事项】

（1）学者们普遍认为，实时超声检查采取右侧卧位和（前倾）冠状断面显示脾门，测量脾的长径和厚径，能够反映脾脏的实际大小。还有学者特别指出，正常脾脏长径，与身长、性别及是否为运动员的关系密切，与体重、体表面积则关系不大。老年人的脾脏趋于减小、萎缩。

（2）我国成年脾脏正常值：男女长径一般不超过 12cm 和 11cm（与国外成年男女脾脏正常值，长径分别不超过 13cm 和 12cm 相近），厚径大多数不超过 4cm。

（3）评估超过正常值究竟有无病理意义，应取决于对临床资料的全面分析。笔者研究发现，在大量集体健康检查的青少年中，有 25% 的被检者肋缘下可以触及被列为"轻度脾大"，与超声探测结果一致。但经过多年追踪，那些"患者"并未出现病况。根据我们的经验，类似情况，还多见于健康状况良好的职业运动员（我院运动医学研究所资料）。Spielmann 等（2005 年）研究，进一步证实脾脏平均长径与性别和身高、是否是运动员密切相关。

2. 脾脏面积超声测量　可利用仪器面积测量装置，进行脾脏轮廓的描绘，直接读数；亦有采用面积代表值（长径 × 厚径）进行研究和评估，但均因操作相对复杂，临床上一般不用。

3. 脾脏体积测量　成年人脾脏体积测量方法复杂，需特殊设备，而且其准确性也颇不理想，迄今未能进入实用阶段。近年来已证实，实时超声容积成像结合计算机辅助分析技术（VOCAL），用于较小器官的容积测定，与螺旋 CT 三维重建的容积测定有很高的相关性。国内外学者们在正常胎儿脾脏容积测定和胎儿生长的相关性研究方面，已经取得成功，并证明有一定的实用价值。

（四）脾脏解剖切面

正常脾脏的解剖切面可从多个肋间获得，根据脾脏大小多从第 9 ～ 10 肋间可获得解剖切面的厚径及长径，此方法可灵敏观察脾下缘有无超过左肋缘，并可观察脾脏与周围脏器的毗邻关系。

二、多普勒超声

彩色多普勒可显示脾门部及脾区内血管的粗细、走行及分支。脾动脉及其分支内血流呈红色，色泽较鲜亮，呈节律性闪现；脾静脉及其分支内血流呈暗蓝色，持续存在，脾内静脉内径小于 0.8cm。利用能量多普勒显示时，脾动、静脉内血流均呈浅红色，显示的敏感性更高。将脉冲多普勒取样容积置于脾动、静脉及其较大分支内，可显示其血流频谱曲线。脾动脉血流频谱曲线的特点为收缩期呈单峰型，脾静脉则呈连续性低速度的血流频谱曲线，受呼吸影响较大，吸气时速度较高，呼气时速度降低。

第四节　脾脏疾病

一、弥漫性脾脏肿大

（一）病因、病理

脾脏肿大可由多种疾病引起，如疟疾、血吸虫病、肝硬化门静脉高压、门静脉血栓形成、白血病、溶血性贫血、原发性血小板减少性紫癜、恶性淋巴瘤等。脾脏肿大后，或因功能亢进，对血细胞的破坏和吞噬作用增强；或因分泌过多的"激素"，抑制骨髓细胞的成熟和释放；或因自身免疫反应导致血细胞的减少，常出现红、白细胞和血小板三系中一系、二系或全部血细胞减少，引起一系列相应的临床症状。

（二）超声表现

1. 二维超声　脾脏较正常增大，形态饱满或不规则，脾实质区回声增粗、增强。

☆ ☆ ☆

2. 多普勒超声 显示脾门及脾区内血管增粗，血流信号丰富。非梗阻性脾大时脾动、静脉血流速度增快，梗阻性脾大脾静脉血流速度减慢，有时出现逆向血流。

3. 脾大的超声诊断标准

（1）轻度脾大：脾脏形态一般规则，长、宽径及厚度较正常增大。右侧卧位平静吸气时，左肋缘下脾长度在4.0cm以内；仰卧位平静吸气时，肋缘下可测及脾下缘。

（2）中度脾大：脾脏形态饱满或不规则，脾门切迹变浅，脾下缘圆钝，各径线测量值明显增加。右侧卧位平静吸气时，左肋缘下脾长度大于4.0cm，接近或平脐孔。

（3）重度脾大：脾脏形态明显失常，脾门切迹消失，右侧卧位和平卧位探测脾下缘超过脐孔，甚至达盆腔。

（三）临床价值

超声可准确检出脾脏肿大及肿大程度，并可结合声像图特征和临床症状进一步做病因检查及鉴别诊断。

二、脾脏囊肿

脾脏囊肿分真性囊肿和假性囊肿两种。真性囊肿有单纯性囊肿、多囊脾、包虫囊肿等；假性囊肿有血肿、脓肿等。

（一）病因、病理

脾脏单纯性囊肿可能因实质内的淋巴管扩张引起，可单发或多发，内含浆液；多囊脾为先天性多囊性疾病在脾脏的表现；包虫囊肿因感染棘球蚴病引起，常与肝、肺等处的囊肿同时存在；脾脏血肿是外伤后脾脏局部破裂、出血所致。

（二）超声表现

1. 脾脏单纯性囊肿 分孤立性和多发性，孤立性小囊肿位于脾包膜下者局部包膜隆起，位于实质区内且囊肿较小时，脾脏的大小、形态可无改变。囊肿呈圆形或椭圆形的无回声区，单房或多房。壁薄光滑，透声度高，囊液内有时见絮状点状回声，体位变化时可漂浮、移动。当囊肿较多或较大时，脾脏增大，外形不规则（图2-4-1）。彩色和能量多普勒显示时，囊肿内探测不到血流信号，脾门和脾区内的血流状态基本正常。

2. 多囊脾 脾脏增大，形态失常，包膜隆起，凸凹不平。脾实质区内布满大小不等的圆形、椭圆形、不规则形无回声区，囊壁光滑菲薄，其声像图特点与多囊肝和多囊肾相似。有时同时伴多囊肝和多囊肾。

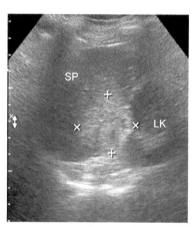

图2-4-1 脾脏囊肿声像图

3. 脾脏包虫囊肿 脾脏形态可呈规则或不规则，脾区内囊肿呈多发性或片状，囊壁较厚且不均匀，囊中有囊，呈现子囊、孙囊多个无回声区，有时可见头节的线状较高回声和囊壁内层脱落所产生的形态不规则的条索状回声（图2-4-2）。

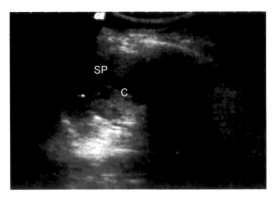

图 2-4-2　脾脏包虫囊肿声像图

（三）临床价值

超声对脾脏囊性病变诊断准确率高。在确切排除包囊虫病条件下，方可进行超声引导下经皮穿刺抽吸囊肿内容物组织活检和对某些病变注射药物进行治疗。脾脏实质内或包膜下大血肿明确诊断后，应提交临床医师行紧急脾切除手术。

三、脾脏实性肿瘤

脾脏实性肿瘤分良性和恶性两种。良性肿瘤如脾血管瘤、纤维瘤、错构瘤等；恶性肿瘤如脾恶性淋巴瘤、脾转移癌等，均较少见。

（一）病因、病理

脾血管瘤可能因脾先天性血管发育异常，或因脾毛细血管扩张、扭曲、淤血所致；脾错构瘤为脾脏先天发育不正常，由血管、平滑肌与脂肪组织混合形成；脾恶性淋巴瘤为全身性淋巴瘤的一种表现；脾转移癌可继发于消化道、肺脏、乳腺、鼻咽部、子宫、卵巢癌等。

（二）超声表现

1. *脾血管瘤*　声像图于脾区内见单个或多个异常回声结节，呈相对强回声或低回声，边界清楚，形态较规则，内部回声欠均匀。图像放大观察时可见内部散在性分布有小圆形或短管状的无回声区，当有较大血窦存在时，呈现出较大的无回声区（图 2-4-3，见彩图）。彩色和能量多普勒显示肿瘤内有少量的血流信号，多普勒频谱显示出肿瘤内小动、静脉的血流频谱特征。

2. *脾错构瘤*　声像图显示病变单发或多发，呈圆形或椭圆形，轮廓清楚，边缘整齐，内部可呈均匀高回声，亦可呈低回声或囊实混合性回声。彩色和能量多普勒显示其内部血流信号通常不丰富。

3. *脾恶性淋巴瘤*

（1）弥漫性恶性淋巴瘤脾脏增大，脾区回声较正常偏低，分布较均匀。

（2）局限性恶性淋巴瘤（图 2-4-4）脾区内见单个或多个散在分布的圆形、类圆形或不规则低回声区或近似无回声区的弱回声区，边界清晰，内部回声均匀或不均匀，后方无回声增强。

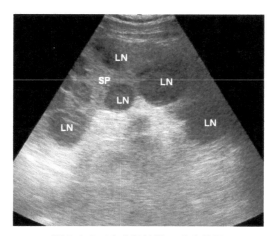

图 2-4-4 脾脏恶性淋巴瘤声像图

（3）巨大恶性淋巴瘤：脾脏明显增大，瘤体形态多不规则，表面凸凹不平，或呈分叶状。内部强、弱、低回声混合，明显不均匀，有的切面图像呈蜂窝状。彩色和能量多普勒中肿瘤周边及内部可见血流信号。

4.脾转移癌 声像图呈多样化表现，回声分无回声、低回声、等回声、高回声、混合样回声、牛眼样回声等。有的轮廓清楚，形态规则，内部回声较均匀；有的表面凸凹不平，内部回声高低不均；肿瘤后方回声分增强、无变化、减弱等表现。

（三）临床价值

超声能准确探测脾脏实性肿瘤的位置、大小、回声特性。结合病史和声像图表现，可分析诊断肿瘤的性质，为临床提供有价值的指标。

四、脾创伤

（一）病因、病理

除战伤外，脾脏是腹部钝性伤中最易受损伤的腹腔内器官。钝性伤常引致脾挫伤、破裂、血肿形成。有时单核细胞增多症患者脾脏可自发性破裂。如脾实质表面破裂，但包膜尚完整，血液积聚于包膜下，可形成包膜下血肿，此血肿使脾包膜与脾实质分离。如脾实质受损破裂、出血可形成脾实质内血肿。如脾破裂伴脾包膜撕裂，称脾真性破裂。

（二）超声表现

1.脾包膜下血肿

（1）血肿较小时，脾脏大小形态可正常；血肿较大时，脾脏变大，局部径线测量值增加，形态不规则。

（2）脾脏表面与脾包膜之间可出现一扁长形、半月形或不规则形的无回声区，轮廓清楚或可辨认，其内散在分布稀疏细小回声（图 2-4-5）。

（3）该无回声区可随呼吸上下移动，体位改变时不消失。

（4）脾包膜下血肿与脾真性破裂并存时，腹腔内可测及游离性无回声区（腹腔积血），并随体位而变化。

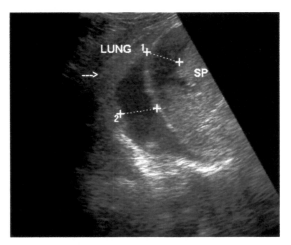

图 2-4-5 脾包膜下血肿声像图

2. 脾实质内血肿

（1）血肿较大时可引起脾脏增大，形态饱满，局部径线测量值增加，不成比例。

（2）血肿局部呈圆形或椭圆形的无回声区，有时呈散在性较低回声区，其形态规则或不规则，边缘不规整，内部回声不均匀。

（3）脾实质内血肿与脾包膜撕裂并存时，腹腔内可测及游离性无回声区。

3. 脾真性破裂 脾脏包膜不完整，局部呈线状、条状、月牙形或不规则形低回声或无回声区，自包膜一直延伸至脾实质。有时于脾包膜下或脾实质内可同时测及血肿，腹腔内测及游离性无回声区。脾创伤后出现血肿和游离性无回声区的声像图可随时间变化。有时创伤 24 h 内脾出血部位的回声与正常脾组织回声相似，当血细胞破裂、血红蛋白被吸收后，血肿才表现出无回声、低回声或混合性回声图像。脾内小血肿和裂口通常在创伤后 2 个月内可被吸收，大的血肿要 1 年以上才能消失。

当病灶完全消退后，脾声像图可显示正常，有时脾实质内仍可探及一些细小的线状回声，系瘢痕组织所致。

（三）临床价值

脾创伤为常见的急腹症，超声可对大部分脾血肿、脾破裂及时诊断，为临床提供有价值的指标。但当有些血肿与正常脾组织回声相似时，短时间难以辨别，须密切随访观察后确诊。

五、脾梗死

（一）病因、病理

脾梗死系脾动脉及其分支梗死所致。风湿性心脏病（风心病）时左心及心瓣膜上的血栓脱落、脾周围脏器肿瘤和组织炎症引起脾动脉内血栓脱落、脾蒂扭转等均可阻塞脾动脉及其分支，引起脾梗死。有些病变引起脾脏明显肿大后可致部分脾组织发生缺血坏死。其余如栓塞脾动脉以治疗脾大引起的脾功能亢进等。脾梗死早期局部组织水肿、坏死，继之机化、纤维化等。

（二）超声表现

1. 急性脾梗死 于脾区内侧及呈楔形的相对低回声病灶，其尖部指向脾门，基底部较宽，可达脾表面平行于被膜，内部回声不均匀，有时可见多个小的线性回声，与非化脓性血管内气体有关。组织坏死液化时出现无回声区，纤维化时回声增高（图 2-4-6A）。彩色、能量多普勒可显示局部血流信号减少，感染时可测及动脉血流信号。

2. 陈旧性脾梗死 脾脏局限性或弥漫性缩小，形态不规则。梗死灶呈三角形或不规则形，回声多较高，呈瘢痕组织和纤维组织的回声特征（图 2-4-6B），液化时可见类似脾囊肿样回声，钙化时出现点状强回声后方伴声影。

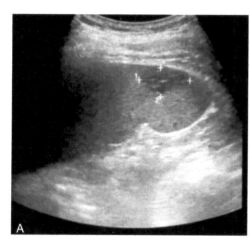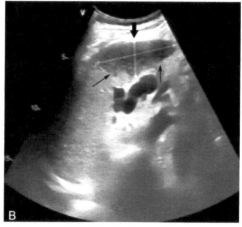

图 2-4-6 脾梗死声像图

（三）临床价值

结合病史和临床症状，超声可对脾梗死进行诊断，但急性脾梗死的表现有其非特异性，有时和脓肿、血肿、肿瘤的回声难以区分，超声引导下经皮穿刺抽吸组织活检可予以明确诊断。

六、脾脓肿

（一）病因、病理

脾脓肿可继发于其他部位葡萄球菌、链球菌、沙门杆菌感染，细菌经血源传播于脾。或腹部外伤、脾周围组织脏器感染直接波及脾。病灶单发或多发，大小不等，病理变化与肝脓肿相似，早期为炎性反应，继而中部坏死液化出现脓腔，适当治疗后脓液吸收，局部逐渐恢复正常。脓肿发生后，常引起脾脏肿大。

（二）超声表现

1. 二维超声

（1）脾脏肿大，形态饱满，有时不规则。

（2）脾实质区内探及单个或多个散在性的异常回声区，图像表现与病程的发展演变有关。病程初期病灶呈不均匀的低回声至中等回声，边界不清晰。中期坏死液化后有的脓肿壁较厚，内缘不光整，呈虫蚀状，有的脓肿壁厚薄不均匀，囊内为无回声或囊实混合性

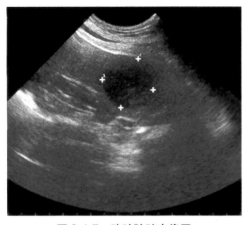

图2-4-7　脾脏脓肿声像图

回声，后方组织回声增强，或囊实混合性回声如脓液较稠厚亦可呈"实性"回声（图2-4-7）。脓肿内有气体时，可出现强回声后方伴多重反射回声。病程后期随着脓液的吸收，脓腔逐渐缩小，回声逐渐恢复正常，局部组织纤维化时回声较高。

（3）脓肿形成早期其他脾实质区回声常增强。

2.*多普勒超声*　彩色、能量及频谱多普勒显示时，脾动、静脉血流信号增多，速度加快。

（三）临床价值

超声可清楚显示脾脓肿的位置、形态、大小、治疗后脓液吸收情况等。结合病史，可与脾囊肿、脾血肿、脾梗死等鉴别诊断。

七、脾脏先天性异常

（一）病因、病理

脾脏先天性异常有脾缺如、副脾、多脾症、脾脏反位、游走脾等。脾缺如常伴先天性心、肺发育异常、内脏反位等，患者多于1岁内死亡。副脾是由背侧肠系膜中脾组织的部分胚芽不融合所形成，是一种相对多见的脾脏异常。多脾症可能因先天性胚胎早期一些分散的"脾组织区"未融合所致，多见于女性。脾脏反位常伴先天性内脏反位。游走脾多由于脾蒂和韧带先天性过长所致，位置明显下移。

（二）超声表现

1.*脾缺如*　多种体位、多个切面反复探测，均不显示脾脏。但必须注意，诊断此症前，要排除小脾脏和脾脏位置异常。

2.*副脾*　常于脾门部和胰尾处测及圆形或卵圆形的结节样低回声，轮廓清楚，形态规则，一般直径在1～2cm（图2-4-8）。其内部回声强度、密度与脾实质区回声相似，彩色血流图可在脾门处看到供应副脾的细小动脉。

3.*多脾症*　于脾区测及多个椭圆形、圆形的低回声区，大小不等，回声与脾组织相似（图2-4-9）。彩色多普勒可测及其内的脾动脉、脾静脉血流信号。

4.*脾脏反位*　左上腹脾区探测不到脾脏的声像图，但出现肝组织回声，而于右上腹肝区测及脾脏的声像图，心、胃亦常反位。

5.*游走脾*　脾区探测不到脾脏的声像图，探头向下移位，于左肋缘下、下腹部或盆腔内测及脾脏（图2-4-10）。

（三）临床价值

超声可清楚显示各类脾脏先天性异常，诊断副脾、多脾症、脾脏反位、游走脾的位置、形态和大小。

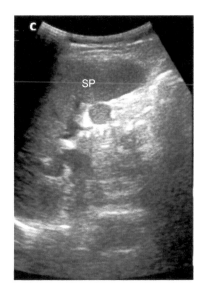

图 2-4-8　副脾声像图

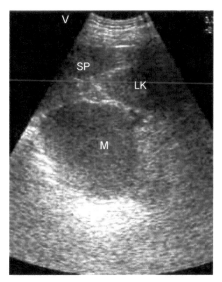

图 2-4-9　多脾症声像图

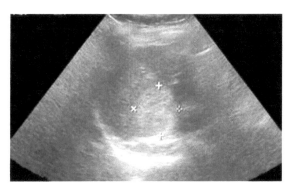

图 2-4-10　游走脾声像图

八、脾静脉阻塞综合征

（一）病因、病理

脾静脉阻塞综合征是指脾静脉血栓形成或脾静脉周围病变的压迫，致使脾静脉阻塞而出现的一系列临床症状和体征。病因最常见为胰腺疾病，如胰腺炎、假性囊肿、癌肿等，其次为脾静脉损伤、感染，亦可见于骨髓增生及后腹膜纤维变。脾静脉直径约 0.5cm，长约 12cm，沿着胰腺后面走行，实际上被胰腺所包围，故一旦胰腺有病变，即可累及脾静脉而产生区域性门静脉高压症，导致脾大、食管、胃底静脉曲张，消化道出血等。

（二）临床表现

酷似肝硬化门静脉高压症的临床表现，两者极易混淆。但脾静脉阻塞综合征有其特殊性。

（1）一般无慢性肝病的临床表现，肝功能始终正常。

（2）很少出现腹水。

（3）反复消化道出血，多数可在短期内（1～3d）得到控制，这是因为脾脏出血后缩小，局部区域压力降低之故。

（4）常有左上腹疼痛、压痛，并可触及包块。

（5）手术切除脾脏治疗效果很好。

（三）超声表现

1. 脾静脉平滑的无回声管腔发生外压性闭塞或静脉腔内显示实质性回声，使管腔阻塞。

2. 脾脏肿大，边缘圆钝。

3. 阻塞远端脾静脉内径增宽、迂曲。

4. 彩色多普勒可清楚显示脾静脉血流受阻。

5. 胰腺常可发现有病变。

6. 肝区回声和门静脉内径正常。

（四）鉴别诊断

声像图显示脾静脉阻塞脾脏肿大，远端脾静脉扩张、迂曲，而肝脏正常者，即应考虑脾静脉阻塞综合征。并注意脾静脉阻塞段内有否血栓形成，周围有无异常回声。特别是胰腺疾病伴有脾大和（或）反复上消化道出血者，应考虑本综合征。脾静脉阻塞综合征主要应与门静脉高压症和其他原因引起的脾静脉扩张、脾大鉴别。这些情况均无脾静脉阻塞的声像图特征，容易鉴别。

九、脾萎缩

（一）病理

脾萎缩即脾的体积缩小和功能下降。脾萎缩并非少见。据统计脾重量低于 110g 者竟占 1/4。本病老年人较多见，称老年性脾萎缩。此外，常见于非热带性口炎性腹泻，此病好发于 30 岁以上女性。疱疹性皮炎、系统性红斑狼疮、甲状腺功能亢进、真菌病及慢性肾衰竭也偶可并发脾萎缩。

（二）临床表现

临床上脾萎缩无特殊表现。主要表现为原发病的症状。如老年人可有长期营养不良、消瘦、腹泻等。非热带性口炎性腹泻时有脂肪泻（乳糜泻）、贫血和恶病质。溃疡性结肠炎时有腹痛和脓血便等。脾萎缩时周围血象可见痘痕红细胞和 Howell Jolly 小体。大部分患者免疫功能减退，如吞噬作用的损害和血浆 IgM 下降。

（三）超声表现

脾明显缩小，厚径小于 2cm，最大长径小于 5cm，内部回声常增强、增粗。

（四）鉴别诊断

根据脾脏的超声测量值厚径小于 2cm，最大长径小于 5cm，并能除外腹胀、横膈抬高等使脾脏上抬、超声测量值变小的因素，即可诊断脾萎缩。

十、脾结核

（一）病理

脾结核在临床上通常分为继发性和原发性两类。前者多见，为全身性结核病的一部分。

后者罕见。虽然同时可能有其他结核病变存在，但在临床表现上脾结核为最突出或比较孤立的病变，因此后者又称为孤立性脾结核。脾结核的病理类型分为三型。

- 粟粒型：为脾结核的相对早期阶段，脾内仅有散在的粟粒样结核结节。
- 干酪坏死型：为脾结核的进展期，脾实质内出现大小不等的脓腔，其内充满干酪样坏死组织和脓液。
- 钙化型：为脾结核的稳定好转期，脾内有多数钙化点。临床上可表现为脾大、发绀、多血症或贫血症，常伴有发热、消瘦、盗汗和脾区隐痛。

（二）超声表现

1. 粟粒型　急性粟粒型脾结核显示脾脏轻至中度肿大，内部回声增强或无特殊改变。粟粒结核钙化者，声像图见脾实质内均匀密布的小点状高回声或强回声，多数无明显声影。偶尔有"彗星尾征"或有细线状回声者。

2. 干酪坏死型　脾脏呈中至重度肿大，脾内有多个大小不等，形态不规则的混合性回声区，内部可有液化形成的无回声区，其间可见散在的细点状回声。接近被膜的病灶，可以使脾表面呈结节状隆起。

3. 钙化型　脾脏轻度肿大，脾内有单个或多个点状、团块状或花瓣状强回声，其后有声影。有时亦可表现为等号样强回声。

（三）鉴别诊断

脾结核诊断较困难，但在超声检查若发现上述改变时，结合并存的其他器官结核和临床有结核中毒症状，应考虑脾结核的可能性。本病应与下列疾病作鉴别。

（1）脾脓肿：脾脓肿液化与脾结核干酪坏死型的声像图很相似，但前者以单个为主，后者常以多个为主。在超声引导下穿刺抽脓，如在脓液中分离出结核杆菌则可确诊。

（2）脾梗死所致凝固性坏死与脾结核钙化的声像图亦需鉴别。前者虽也可以呈现强回声，但面积较大，形态不规则或呈楔形，并接近外周，可资鉴别。若结合心血管病史，更易区别。

（3）需与脾原发性淋巴病，肝硬化门静脉高压所致 Gamna-Gandy 结节及脾周围炎等相鉴别。在脾结核的诊断中，若同时发现有脾外结核的表现存在时，则对诊断具有重要意义。

十一、脾包虫

（一）病理

本病为食入被细粒棘球绦虫虫卵污染的食物或水所引起。多发生在牧区，有密切犬羊接触史。脾包虫病患者占同期腹部包虫病患者的 2.5%。单独的脾包虫病较少，大部分伴有肝包虫或其他脏器的包虫，有时同时多个脏器受累。

（二）临床表现

本病自觉症状较轻，左上腹隐痛可能为患者的唯一症状。大部分患者可能触及脾脏或左上腹包块，有囊性感，血液嗜酸性粒细胞增多。Casoni 皮试强阳性，对诊断本病有一定价值。但由于存在较多的假阳性，现多改用可靠的 Ghesini-Weinberg 补体结合试验。

（三）超声表现

脾脏肿大。脾内出现边缘清晰的囊性无回声区，呈圆形或椭圆形，囊壁光滑但较厚，后方回声增强。囊内常有子囊或孙囊形成的小无回声区。这种囊中有囊的声像图表现为包虫囊肿的特征。内壁脱离时，囊内出现条带状回声，或呈"蜂房状"或"车轮状"分隔。部分囊内可见点状或云雾样回声。其声像图类似肝包虫囊肿。当囊肿很小时，脾外形和体积改变不明显，当囊肿较大时，可引起实质的压迫现象。脾包虫病囊壁钙化少见。因钙化多发生于囊肿形成 5 ～ 10 年后，而脾包虫病的病程通常较短。若病程较长，囊壁亦有可能出现钙化，呈"蛋壳样"强回声（图 2-4-11，见彩图）。

（四）鉴别诊断

根据超声显示脾脏囊性病灶，结合阳性血清学检查结果及流行病学病史，即可诊断。脾包虫囊肿需与脾假性囊肿相鉴别，前者内部多无回声，有时显示"囊中有囊"征象，而后者壁较厚，内部可出现弥漫性细点状回声，有组织细胞碎片沉渣时，可在囊肿底部出现较粗的点状或斑片状回声，壁较薄，血清学检查阴性。

（五）注意事项

脾包虫病术前诊断没有肝包虫病容易和准确，误诊率较高。通常经过多种检查，如超声显像、血清学检查，并结合病史综合分析，才能作出较为可靠的诊断。

十二、自体移植脾

（一）病理

在正常脾破裂后，一改过去一律切除全脾的传统做法，尽可能保留脾组织。为此展开了许多保留脾的手术，自体脾移植为其中之一。自体脾移植是将脾块切成薄片、碎粒或脾糊，移植于大网膜内，或脾床、腹膜后，腹直肌内。一般认为移植量以占原脾 1/4 ～ 1/3 为宜，再少则影响功能恢复。移植组织经历中心坏死，再生和生长三期，历时 3 ～ 5 个月可恢复脾功能，至 12 个月时停止生长。对脾功能的评价除周围血血象、免疫球蛋白、补体水平检查外，目前多推荐超声显像检查。

（二）超声表现

最早在移植术后 7d 即可获得清晰的移植脾片的声像图。一般移植后 3 个月脾块显像，常为椭圆形低回声区，边界清，轮廓光整，如移植于大网膜囊袋内，可有完整的"包膜"显示。内部为密集而均匀的细点状回声。8 ～ 12 个月内部回声接近于正常脾。如果脾的周边轮廓欠光整，内部回声不均匀，增强粗乱。有条索状回声，则提示移植脾片已纤维化、无功能。

（三）鉴别诊断

诊断主要根据手术史和移植部位近似于脾实质回声团块的声像图表现。需与副脾及脾腔内肿块相鉴别。

十三、多囊脾

（一）临床与病理

多囊脾极为罕见，为先天性多囊性疾病的一种表现，常与多囊肝、多囊肾同时存在。

（二）**超声表现**

脾脏增大,增厚明显,轮廓多不规则。脾实质为大小不一、紧密相邻的无回声囊肿所占据,类似多囊肝、多囊肾超声表现。

（三）**注意事项**

1. 本病不同于脾多发囊肿，后者大多呈孤立性散在分布。

2. 应同时检查肝、脾、胰有无囊性疾病。

3. 应注意避免误诊为多囊肾，尤其脾脏增大明显时。

第 3 章

胆　道

第一节　胆道超声解剖概要

胆道系统起自肝内毛细胆管，止于法特壶腹，包括肝内胆管及肝外胆道两部分。肝内胆管是肝内门静脉系统管道结构之一，与门静脉各级分支伴行。肝外胆道系统，包括部分左、右肝管，肝总管、胆总管、胆囊及胆囊管。

一、肝左管、肝右管

肝左管、肝右管均在肝纤维包膜内肝实质外。肝右管长约 1cm，肝左管长约 1.7cm，直径均约 0.3cm。在肝门横沟深处左内叶下缘处两者相汇合成肝总管。

二、肝总管

肝总管长 3 ～ 5cm，直径 0.4 ～ 0.5cm，位于肝十二指肠韧带右缘向下内后方走行，门静脉在其内后方与之并行，肝动脉在其左侧。肝总管下端与胆囊管汇合成胆总管。

三、胆总管

胆总管长 7 ～ 9cm，直径 0.6 ～ 0.8cm。分为 4 段，即十二指肠上段、十二指肠后段、胰腺段和十二指肠壁内段（图 3-1-1，见彩图）。十二指肠上段自肝总管与胆囊管汇合处起到十二指肠上缘，长约 3cm，位于肝十二指肠右缘，其后有门静脉，其左有肝动脉。十二指肠后段位于十二指肠第一段的后面，长 1 ～ 2cm，此段在下腔静脉前方、门静脉右侧。胰腺段位于胰头后方，下腔静脉前方，长约 3cm。十二指肠壁内段长 0.4 ～ 2.7cm，斜穿十二指肠降部后内壁，末端在肠壁内扩大形成法特壶腹，并开口于十二指肠乳头，70% ～ 80% 的人胆总管与主胰管在此汇合共同开口。

四、胆囊、胆囊管

胆囊位于肝右叶脏面的胆囊窝内，胆囊底一般相当于右锁骨中线与第 9 肋软骨的相交叉处。胆囊长 5 ～ 8cm，宽 2 ～ 3cm，容量 35 ～ 50ml。分为底、体、颈三部分。底部游离，体部附丽于肝脏胆囊窝，颈部部分稍膨大，为胆囊颈的壶腹部。胆囊管长 2 ～ 4cm，直径约 0.3cm，弯曲，内有 3 ～ 7 个螺旋瓣。

第二节　胆道超声检查技术

一、仪器条件

中高档实时超声仪，最好具有 CDI 和组织谐波成像（THI）功能。可用凸阵式、扇扫式或线阵式探头，成人一般选用频率为 3.5 ～ 5MHz，肥胖者用 2.5 ～ 3.5MHz 探头，儿童宜用 5 ～ 7.5MHz 探头。

时间增益补偿（TGC）的调节：原则上同肝脏，使正常肝实质呈均匀的中等回声；肝静脉、门静脉等结构清晰，管腔内无回声；肝脏膈面呈高水平回声。

二、检查前准备

1. 宜在空腹 6h 后检查。急诊患者不受空腹条件限制，可及时进行检查。
2. 超声检查应安排于胃肠及胆道 X 线造影前，或造影之后 2 ～ 3d 再做检查。
3. 小儿或不合作者可给予镇静药后在睡眠状态检查。

三、体位

1. 仰卧位　这是首先采用的体位，患者舒适，检查方便，效果亦较好。
2. 左侧卧位　该体位配合深吸气动作，由于充分利用肝脏和胆囊作为声窗，减少胃肠气体回声的干扰，对提高肝外胆管的显示率，观察胆囊颈部结石及追踪肝外胆管中、下段病变均有良好效果，故很重要。
3. 坐位或立位　用于胆囊位置稍高的患者，观察胆囊结石的移动或泥沙结石的沉积层，观察胆囊底部的病变。
4. 其他　胸膝卧位：观察胆囊或肝外胆管内结石的移动，或有助于与肿瘤相鉴别。

四、检查步骤方法

（一）胆囊扫查技术

首先，将探头放置于右肋间或右上腹进行胆囊长轴扫查（图 3-2-1A）。方法：嘱患者深吸气后屏气，寻找于肝脏深方出现胆囊长轴断面。注意观察胆囊的底、体、颈各部，其长轴指向右门静脉。此外，还应在右侧肋间做胆囊长轴的补充扫查。

然后，进行胆囊系列短轴断面和冠状面扫查。方法：探头放在右肋缘下，平行于肋弓进行斜断，声束指向第一肝门并且上下侧动（在第二肝门至第一肝门和第一肝门以下水平来回侧动），观察胆囊系列短轴面或冠状面。值得注意，在胆囊冠状断面上同样可见胆囊底、体、颈各部，其长轴指向右门静脉（图 3-2-1B ～ D）。以上胆囊扫查技巧，特别是胆囊冠状断面扫查，对于明确诊断有无胆囊（手术摘除术后或先天性无胆囊）、是否胆囊萎缩、充满结石或胆囊肿瘤等诊断，至关重要。

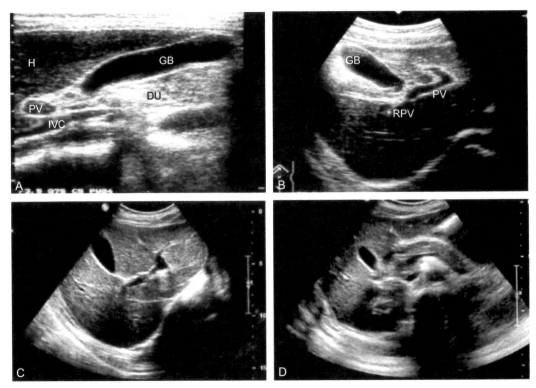

图 3-2-1   正常胆囊扫查方法和声像图

A. 肋缘下胆囊纵断（长轴）扫查，声像图显示胆囊结构，便于进行长径、前后径测量；B、C. 肋缘下胆囊斜断（冠状面）扫查，声像图清楚显示完整的胆囊，包括其最大宽径（胆囊短轴测量）；D. 上腹部不同水平横断面扫查，显示胆囊（短轴）及其与肝、肾、胰头部、十二指肠等毗邻关系。H. 肝脏；GB. 胆囊；PV. 门静脉；IVC. 下腔静脉；DU. 十二指肠；RPV. 门静脉的右支

（二）胆管扫查技术

有条件者，宜常规采用谐波成像（THI）方法以清晰显示胆管，减少管腔内伪像干扰。

1. 肝外胆管长轴显示方法　　右侧肋间斜断扫查（图 3-2-2A、B），显示门静脉（PV）及其腹侧的肝外胆管上段或肝总管。必要时延伸至肋缘下前腹壁，并左侧卧位，利用深吸气后屏气扫查，沿肝总管延伸方向朝下追踪观察胆总管（CBD）的长轴直至胰头背部（图 3-2-2B ～ D）。

2. 肝外胆管短轴的显示步骤和方法

（1）将探头斜放在右肋缘下并显示第一肝门，适当侧动探头以显示门静脉和紧贴其上的肝左管、肝右管（长轴）及其汇合处——肝总管近端，它们有时"排列"成一条细管状结构（HD）（图 3-2-3A，见彩图）。此处肝左管、肝右管及肝总管，合称"肝门部肝外胆管"，该处是胆管癌的好发部位。

（2）将探头由肋缘下自上而下滑行，进行肝外胆管短轴的系列横断扫查，直至腹腔动脉 / 肝总动脉水平，显示高位肝外胆管。声像图上，肝外胆管短轴位于门静脉的腹侧，肝右动脉的外侧，它们三位一体，也称"米老鼠征"，肝外胆管相当于米老鼠的"右耳"（图 3-2-3B ～ D，见箭头，见彩图）。

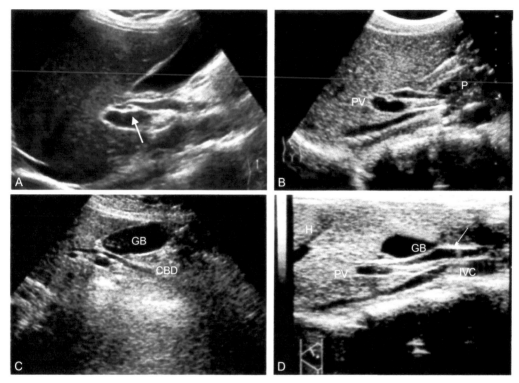

图 3-2-2　正常肝外胆管长轴的声像图特点及其毗邻结构

PV. 门静脉；IVC. 下腔静脉；GB. 胆囊；CBD. 胆总管；P. 胰头部；H. 肝脏；粗 ↑ . 肝右动脉（肝外胆管上段 /HCD 的声像图定位标记）；细 ↑ . 肝外胆管远段 /CBD

（3）将探头继续向下滑行至胰腺水平，显示位于下腔静脉腹侧和胰头背侧的低位或远段肝外胆管短轴——胆总管的胰腺段。声像图上，正常 CBD 呈小圆形断面，需要仔细辨认（图 3-2-4A），当 CBD 异常扩张时则易于识别（图 3-2-4B）。

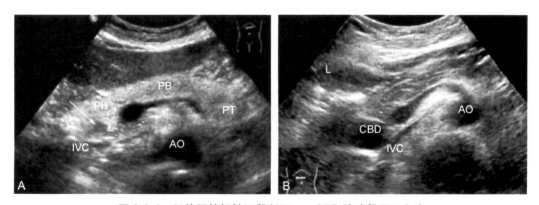

图 3-2-4　肝外胆管短轴远段断面——CBD 胰腺段显示方法

A. 正常老年人胰腺，PH、PB、PT 分别表示胰头、胰体、胰尾，内部回声较肝脏明显增多，IVC 为下腔静脉，AO 为腹主动脉；B. 另一例普通成年人胰腺（女，25 岁），内部回声接近肝脏或略增多，其 CBD 为轻度先天性胆总管扩张所致，L 为肝脏

3. **肝内胆管显示方法**　肝内胆管分支在胆管扩张时才容易显示（图 3-2-5）。

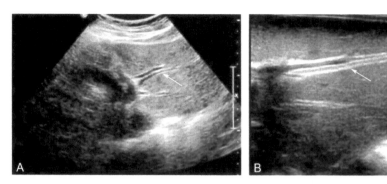

图 3-2-5　肝左外下段的肝内胆管声像图

A.正常成人肝内胆管；通常常规腹部扫查不易显示。此例为梗阻性黄疸患者左外下段肝内胆管轻度扩张(↑)，呈"平行管征"，有临床意义；B.正常 2 岁儿童肝内胆管（↑），采用高频线阵探头扫查、放大观察

4.提高胆总管病变显示率的检查法

（1）脂餐法：空腹检查后服用脂餐，脂餐后复查，观察胆道径的变化及有无异常图像。

（2）俯卧位或胸膝卧位法。

（3）横切面追踪观察法：在横切面上自肝左管、肝右管汇合成肝总管处开始向下逐渐移动探头，追踪观察胆道的圆形液性暗区，观察其近消失处或消失时有否异常图形。

（4）利胆法：采用注射利胆剂 Ceosunin，观察注射前后胆管径的变化及观察有无异常图形。用于轻度至中度胆管扩张者是否梗阻的判断及胆总管下端小病变的评价效果较佳。

第三节　胆囊正常声像图

一、胆囊

位于肝脏的胆囊床，底部游离于肝下缘。胆囊纵断面呈梨形或长茄形，颈部指向肝门部门静脉右支。正常胆囊轮廓清晰，囊壁自然光整，腔内无回声，后壁回声增强，呈典型的囊性结构(图3-3-1A)。胆囊颈部与门静脉右支之间常有一条线状强回声联结，代表肝中裂。这是识别胆囊及其位置的重要声像图标志。胆囊背侧与含气或含液的十二指肠相邻，底部与横结肠相邻（图3-3-1A、B）。

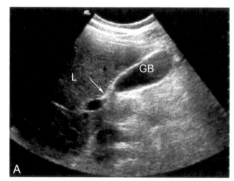
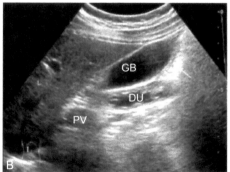

图 3-3-1　正常胆囊长轴声像图及其与邻近器官的关系

A. L.肝脏，GB.胆囊，胆囊颈部与门脉右支间的线状强回声；B.PV.门静脉右支，DU.十二指肠（饮水后），横结肠气体（↑）

正常胆囊有时呈折叠状，似有"分隔"（图 3-3-2A），但是在左侧卧位深吸气或站立位扫查，胆囊的形态常有改变，胆囊折叠甚至可能完全消失（图 3-3-2B），属于正常的变异。正常胆囊管很细而且弯曲，平均宽仅 1.8mm，其管腔不易显示。

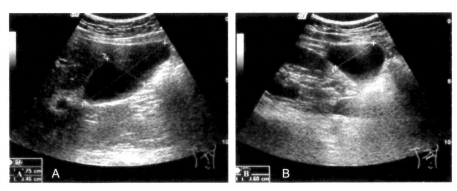

图 3-3-2　空腹胆囊长轴（A）和短轴（B）测量方法

（一）超声测量

正常胆囊大小有较大的个体差异，长径一般不超过 8 ～ 9cm，前后径不超过 3.5 ～ 4cm。测量方法参见图 3-3-3。用高分辨力超声仪放大观察，胆囊壁自外向内可分辨出三层回声。中间的弱回声代表肌层，高水平回声分别由胆囊壁的外膜和黏膜及其与胆汁界面反射构成。正常充盈胆囊壁厚不超过 2 ～ 3mm。

（二）胆囊面积测定

在胆囊长轴断面上进行胆囊面积测量，一般只用于胆囊收缩功能检查。可采用简易的胆囊面积代表值测量法，即长径 × 短径 = 面积代表值（图 3-3-3A）；也可利用仪器进行比较精确的面积测定（勾画胆囊轮廓线）的方法，示屏自动显示出面积测定值。

（三）胆囊收缩功能检查

1. 脂餐试验方法　吃油煎鸡蛋两枚，1h 后重复测量胆囊大小。胆囊面积测量值应比脂餐前至少减少 30%（图 3-3-3A ～ C）（注：如果 2h 后重复胆囊测量，可能出现胆囊排空后的生理性扩张）。

2. 胆囊收缩素静脉注射法　静脉注射 75U，30min 内胆囊面积测量值应比脂餐前至少减少 40% ～ 70%。

二、肝内胆管

在右肋缘下扫查，通常可以显示位于门静脉左右分支腹侧的肝左管、肝右管，其内径多在 2mm 以内。二级以上的肝胆管分支，多数比较难以清晰显示，其宽径相当于与其平行门静脉宽度的 40%。

三、肝外胆管

肝外胆管上端始于肝门处向外走行的肝左管、肝右管分支及其汇合处——肝总管近端，肝总管与门静脉伴行（图 3-2-2A），以肝右动脉短轴为声像图标志，下行至胆囊管开口处，也被简称为肝外胆管上段；肝外胆管下段（远段），通常即胆总管（仅少数例外），经过十二指肠背侧与下腔静脉伴行，并延伸至胰头背侧段胆总管（图 3-2-2B）。此段位于十二指肠背侧的胆总管易受气体干扰。适当加压扫查，或饮水后右侧卧位，容易清楚显示。

正常肝外胆管上段 / 肝总管，表现为门静脉腹侧与之平行的管道，其直径小于相应门静脉的 1/3。肝外胆管与门静脉之间常可见肝右动脉的小圆形横断面，它是肝总管位置的重要声像图标志。在腹部横断面上，肝外胆管和肝动脉与门静脉共同组成 3 个圆形的管腔结构即"米老鼠征"。"米老鼠"的"右耳"和"左耳"，分别为肝外胆管和肝动脉（肝固有动脉）（图 3-2-3B、C、D）。

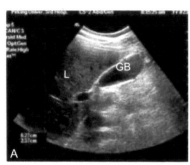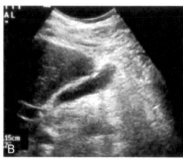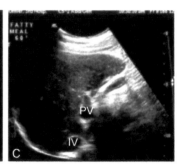

图 3-3-3　正常胆囊餐前后的声像图改变

A. 空腹胆囊（GB）；长径和前后径测量；B. 脂餐 45min 后的改变；C. 脂餐 60min 后测量，显示典型的餐后胆囊。PV. 门静脉右支；L. 肝脏；IV. 下腔静脉

【肝总管和胆总管的声像图定位和测量】

声像图通常难以显示胆囊管及其与肝总管（CHD）的汇合处，因其汇合水平的高低可有变异，多年以来胆总管（CBD）的声像图严格定位困难。然而，汇合处过低的发生率仅为 5%～15%。学者们指出，从临床实用出发，可将声像图肝外胆管的近段视为 CHD，可将肝外胆管远段视为 CBD。

（一）CHD 的声像图指标

1. 右肋缘下斜断面，第一肝门部门静脉腹侧的左右肝管汇合处，即 CHD 近端（图 3-2-3A）。

2. 由肋间斜断面显示门静脉与肝外胆管长轴之间的肝右动脉（图 3-2-2A），将此处肝外胆管定为 CHD。

（二）CBD 的声像图指标

肝外胆管离开门静脉至下腔静脉腹侧和胰腺段（胰头背侧），该段即 CBD。注意显示 CBD 胰腺段长轴并测量 CBD 的最大宽径。利用解剖学标志进行 CBD 定位的准确性为 95%。

（三）肝外胆管下段 / 胆总管显示技巧

CBD 易受胃肠气体干扰，请注意采用：①左侧卧位和配合深吸气的方法；②或采用探头加压扫查；③或饮水充盈胃、十二指肠等方法。这样，可以明显提高其显示率。对胰头做胰腺长轴扫查时，可在胰头背外侧和下腔静脉腹侧显示十二指肠下段的胆总管（胆总管胰腺段），呈小圆形横断面。将此圆形结构置于声像图中线位置，使探头旋转 60°～90°，有助于显示胆总管胰腺段长轴并测量其最大宽度（图 3-2-4B）。

（四）肝外胆管正常值

根据北京市肿瘤防治所和北京大学第三医院资料（表 3-3-1），正常肝外胆管上段和肝总管内径不超过 5mm；肝外胆管下段或胆总管内径一般不超过 8.5mm。这与 WHO 推荐教材规定"肝总管不超过 5mm，胆总管不超过 9mm"的标准基本相同。

正常胆总管测量值标准随年龄增长而增加，60 岁以上者，每 10 岁增加 1mm（表 3-3-2）。

对于临界值可疑"胆管扩张"的超声评价：正常人肝外胆管宽度有一定的生理性变异。根据我们的随诊经验，极个别正常高龄老年人胆总管前后径宽度甚至可达 10 ～ 12mm。如果肝外胆管测量值偏宽，而且考虑不能除外胆道梗阻，宜进行胆囊收缩试验以鉴别是否真性梗阻。国内外学者研究表明，在发现胆囊收缩或排空后，正常肝外胆管测量值应变窄（减少 1mm 以上）或无变化（±1mm），说明胆道排空无障碍（图 3-3-4）。如果胆总管超声检测不满意或仍有疑问，宜建议做关键性影像检查——MRCP，以进一步明确诊断、查明病因。

表 3-3-1　正常肝外胆管内径测量值　（单位：mm）

	例数	平均值	标准差	95% 范围
肝外胆管上段	210	3.3	1.14	1 ～ 5
肝总管	397	3.5	0.7	2.1 ～ 4.9
胆总管	258	5.4	1.5	2.4 ～ 8.4

表 3-3-2　不同年龄正常胆总管最大测量值　（单位：mm）

年龄（岁）	男	女
＜ 21	3.3 ± 1.1	3.3 ± 1.1
21 ～ 30	4.7 ± 1.3	4.7 ± 1.2
31 ～ 40	5.0 ± 1.5	4.6 ± 1.4
41 ～ 50	5.4 ± 1.4	5.6 ± 1.2
51 ～ 60	6.2 ± 1.9	5.3 ± 1.8
＞ 60	6.2 ± 2.0	6.8 ± 1.7

肝外胆管各段显示率不同。正常肝外胆管上段或肝总管显示率为 98.7%，肝外胆管下段或胆总管显示率为 88%，主要由于十二指肠气体干扰和肥胖等因素限制。肝外胆管下段阻塞扩张时，胆总管显示率显著增加，可达 98%（$P < 0.01$）。

脂餐后 1h 复查结果：胆囊收缩良好，CBD 内径仍为 1.0cm 而且形态正常，末端无结石、肿物等异常发现。超声提示远端胆总管不存在梗阻，后经 X 线胆道造影和脂餐试验证实。连续 4 年定期回国体检，健康状况良好。

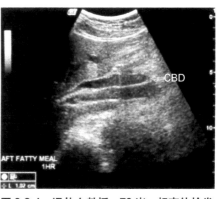

图 3-3-4　退休女教授，78 岁。超声体检发现胆总管（CBD）可疑增宽（内径 1.0cm），且有"双筒枪征"

第四节　胆囊疾病

一、胆囊炎

胆囊炎临床上分急性和慢性两类。急性胆囊炎多因结石嵌顿、细菌感染、胰液反流等原因引起。早期胆囊充血、水肿、胆汁浑浊，炎症进一步发展，则形成化脓性胆囊炎，囊腔可充满脓性胆汁，有的可发生坏死、穿孔，较小穿孔可能炎症局限于胆囊周围，严重者引起胆汁性腹膜炎。

慢性胆囊炎多伴有结石，少数为非结石性，可因胆囊管梗阻、细菌感染或寄生虫引起，较常见者早期胆囊壁轻度增厚，炎症加重后，胆囊壁增厚明显，胆囊腔缩小，较少见者因胆囊管梗阻，胆囊增大，收缩功能消失，形成胆囊积液。

（一）超声表现

1.急性胆囊炎超声表现

（1）胆囊增大，短轴径＞4.0cm 或长轴切面呈短椭圆形（图 3-4-1）。

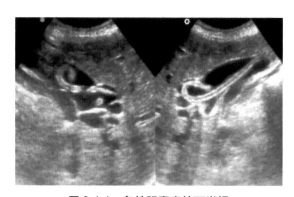

图 3-4-1　急性胆囊炎结石嵌顿

（2）胆囊壁增厚，水肿，呈双层回声（图 3-4-2）。

（3）胆囊液性暗区内出现多数低回声至较强回声光点（图 3-4-1，图 3-4-2），且透声性减低，后回声增强不明显。

（4）胆囊结石急性炎症发作时，可见结石的超声表现，常位于胆囊颈部，应注意寻找（图 3-4-1）。

（5）胆囊穿孔致周围炎症时，见胆囊周围不规则液性暗区。胆囊小穿孔位于肝床时呈"洞穴征"。

2.慢性胆囊炎超声表现

（1）常见表现为胆囊缩小或大小正常，胆囊壁增厚达 0.4cm 以上，或壁不光滑，毛糙（图 3-4-3）。

（2）胆囊液性暗区不清晰，内有多数密集低回声，后回声增强不明显。

（3）常伴有结石超声表现。

（4）胆囊壁增厚明显或完全纤维化及胆囊萎缩时，超声显示胆囊液性暗区消失，而在胆囊区探及较强弧形光带,其后方有声影。

(5) 胆囊积液时见胆囊明显增大,壁不厚。

(6) 脂餐试验示胆囊收缩功能不良。

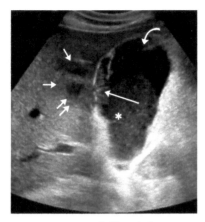 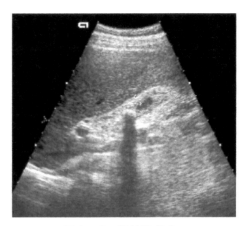

图 3-4-2 急性胆囊炎　　　　图 3-4-3 慢性胆囊炎

(二) 鉴别诊断

1. 急性胆囊炎引起胆囊周围炎症后炎性包块与胆囊癌的鉴别诊断。

2. 慢性胆囊炎壁厚纤维化引起的液性暗区消失为强回声及后声影所代替与胆囊内充满结石所引起的类似图像的鉴别诊断。

(三) 临床意义

超声对急性、慢性胆囊炎的诊断及评价方面有重要应用价值。如对急性胆囊炎,可正确诊断,并确定其严重程度、有无穿孔、有无周围炎症、是否伴有结石,对临床决定治疗方案有重要意义。对慢性胆囊炎者的胆囊病变程度、胆囊大小、有无萎缩、有无结石等亦为临床提供重要参考。既往用 X 线口服造影所不能解决的问题(口服胆囊造影不显影者不能提示诊断),超声多数能正确判断。应用超声脂餐试验并能判断胆囊收缩功能。故超声在急、慢性胆囊炎的诊断中已被临床确认为首选诊断方法。

二、胆囊结石

胆囊结石是临床常见疾病,多伴有轻重不同的炎症,故临床常称其为结石性胆囊炎。胆囊结石成分有胆固醇结石、胆色素结石及混合结石 3 种。常见临床症状有右上腹或剑突下隐痛或胀痛,向右肩背部放射,急性发作时呈现胆绞痛及发热等感染症状。

(一) 超声表现

胆囊结石声像图的多样性:胆结石可单发或多发,形态、大小、部位各异,其声像图表现多种多样。如①贝壳状弧形强回声,代表以胆固醇成分为主,其表层有胆色素的混合性叠层结石,并且有大量钙化,声影非常显著。②团块状强回声,或斑块状、无定型的强回声,常代表胆色素为主的结石,也有一定程度的钙化。③半月形强回声,声影很弱,代表以胆固醇成分为主的无钙化结石。④多数细小的点状或较大的颗粒状结石,也称"泥沙样结石",可平铺在胆囊底部。若无钙化,可以不出现声影。变动体位,不易随体位而变动。

☆ ☆ ☆ ☆

偶有少见的浮动的小结石（floating stones），其点状强回声可在胆汁中浮动。⑤结石的数量、位置多变。其中，位于胆囊颈部的结石，容易发生阻塞和嵌顿并诱发胆绞痛和胆囊炎。此外，多数细小颗粒状和泥沙样结石，或较小的结石，由于容易进入并阻塞胆囊管、肝外胆管，也容易诱发胆绞痛和胆囊炎。

1. 典型表现（常称为"I"型图像）　胆囊液性暗区内见强回声，常呈光团（图3-4-4）或弧形光带，多数小结石时光团常成排或成堆（图3-4-5）；以上强回声可随体位而移动；其后方有声影（图3-4-4，图3-4-5）。

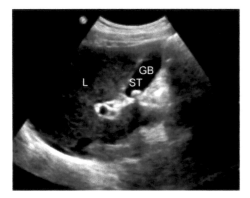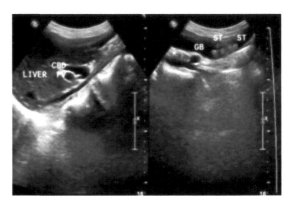

图3-4-4　胆囊结石"I"型图像（单个）　　　图3-4-5　胆囊结石"I"型图像（多数）

2. "囊壁—回声—声影"征（即"WES"征）　胆囊区见胆囊前壁呈强回声弧形光带，其后方为成排强回声光团或光带，最后为声影（图3-4-6）。此型表现为胆囊内几乎充满结石时的表现。

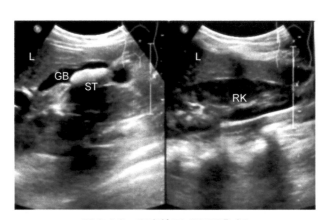

图3-4-6　胆囊结石"WES"征

"WES"征具有重要诊断意义，为慢性胆囊炎胆囊萎缩合并结石的特征。此征代表胆囊内多数结石积聚，但不易区分每一块结石大小和形态，更不可解读为胆囊内存在整块的巨大结石。

注意：此型结石常需与肝门附近含气的十二指肠肠襻鉴别。含气肠袢常有肠蠕动，与恒定的结石声像图不同。

3."Ⅱ"型表现　胆囊液性暗区消失,胆囊窝可见恒定的强回声光带及后声影(图3-4-7)。此型表现多为胆囊内充满结石时呈现。

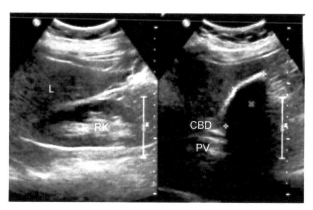

图 3-4-7　胆囊结石"Ⅱ"型图像

4."Ⅲ"型表现　胆泥,也称微结石。它可有以下几种不同表现。

①稀薄的胆泥:呈均匀雾状或细沙状,通常回声很低,无声影;其量可多可少,常沉积在胆囊的低位或底部,也可有分层平面,其移动性差。稀薄胆泥多见于禁食多日,手术后多日依靠静脉输液维持营养的患者。通常在恢复正常饮食后自行消失,少数可演变为泥沙样结石;极少数久病和病危患者,整个胆囊腔充满呈中等回声的胆泥和胆沙,有时似胆囊的"实性肿物",但胆囊壁完好、清晰。

②泥沙样结石:多数沙粒状强回声微结石沉积于胆囊低位或混合在胆泥中,声影可有可无,偶尔有不太显著的后方声影。

③稠厚的胆泥:可呈许多均匀分散的颗粒状沉积物,回声较强,有分层平面;非常稠厚的胆泥甚至表现为成形的团块,其回声增强,呈息肉样,甚至酷似胆囊肿瘤。这种有形的泥沙样结石,外科医师称之为"软结石",体位改变时有一定的可移动性。如果此类稠厚的胆泥阻塞胆囊颈部,临床上可以出现胆绞痛症状或引发胆囊炎。

(1)"ⅢA"型图像:胆囊内单个或极少数小结石（< 0.5cm 直径）时可见胆囊液性暗区内有 < 0.5cm 直径的强回声光团,可随体位移动,但其后方无声影（图3-4-8）。

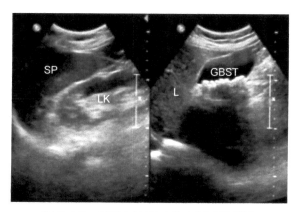

图 3-4-8　胆囊小结石（"ⅢA"型图像）

☆☆☆☆

（2）"ⅢB"型图像：胆囊内泥沙样结石及胆汁淤积时呈现此型图像，即见胆囊液性暗区后部有密集细小较低回声，呈液 - 液平面分布（图3-4-9）。

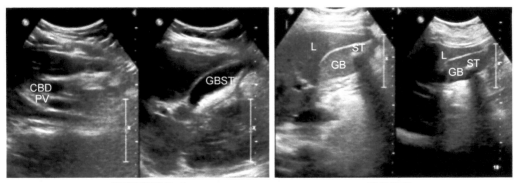

胆囊泥沙型结石　　　　　　　　　胆汁淤积

图3-4-9　胆囊泥沙型结石或胆汁淤积（"ⅢB"型图像）

5. 其他　急性发作时，伴有急性胆囊炎图像。

（二）鉴别诊断

1. 胆囊结石Ⅰ型图像与胆囊旁气体强回声伴后方声影鉴别：胆囊旁胃肠道气体强回声后方并有声影，在有的切面上似在胆囊液性暗区内，可误认为胆囊结石，当可疑为此种回声时，应注意多切面、多方向探查，或改变体位、探头加压等方法仔细观察，一般可以鉴别。

2. 胆囊结石充满型与慢性胆囊炎相鉴别：当胆囊区不能探及胆囊液性暗区而仅见一弧形强回声光带及其后方声影时，多数为胆囊内充满结石的超声表现，但亦有少数是非结石性胆囊炎因胆囊壁较厚或纤维化而产生相同的图像，仅从超声表现不能予以鉴别，应结合病史或其他临床征象考虑。

3. 胆囊小结石（ⅢA型）图像与息肉样病变的鉴别。

4. 泥沙样结石（ⅢB型）图像与胆汁淤积的鉴别，仅从ⅢB型图像不能鉴别，应结合其他征象判断。

（三）临床意义

超声对胆囊结石的诊断正确率高，目前一般医院，均已达到95%以上，且检查无任何禁忌，可以重复，故已取代了既往的X线口服造影法而成为首选及最佳诊断方法。

三、胆囊息肉样病变

胆囊息肉样病变亦称胆囊内小隆起性病变，系指胆囊壁上的小隆起性病变，最大径1.5cm。此类病变多为良性病变，如胆囊息肉（包括胆固醇息肉、炎性息肉等）、腺瘤、胆囊壁黏着的胆固醇结晶体、炎性的局限隆起等，但有少数病例可能为胆囊癌早期（息肉样癌）。息肉样病变可为单发或多发性。可合并结石。一般无明显临床症状，故常在查体或检查其他疾病时发现。

（一）超声表现

1. 胆囊壁上单个或多个圆形或半圆形的低回声至较强回声的团块（图3-4-10）。有的光团与胆囊壁间有较窄的蒂部相连。

2. 体位改变时胆囊壁上的回声光团无明显移动，其后方无声影。

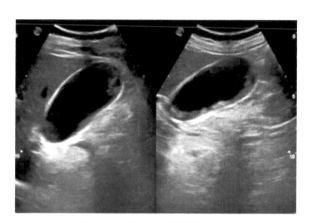

图 3-4-10　胆囊息肉样病变

（二）鉴别诊断

1. 胆囊息肉样病变与小结石的鉴别　小于 0.5cm 的胆囊内小结石后方无声影，与息肉样病变超声表现相似，应予以鉴别。观察体位改变时，胆囊壁上光团位置有无移动可以鉴别，如为小结石，可以移动，而息肉样病变则位置不变。

2. 息肉样病变中良性病变与恶性病变的鉴别　超声表现两类病变无明显差别，一般认为单发性、直径＞ 1cm、光团回声较低、伴有结石等征象，提示恶性可能性较大。

（三）临床意义

胆囊息肉样病变因多无临床症状，故多于查体做超声检查时发现病变，因多数病例属良性病变，故超声可作为随访观察的重要手段。对其中少数有恶性可能的病例，超声于检出后可提示临床及时手术，指导早期治疗极少数的息肉样癌以获得较佳的治疗效果。

四、胆囊癌

原发性胆囊癌大多数为腺癌，偶见未分化癌和鳞癌。胆囊癌分为乳头状型和浸润型，亦可为混合型。早期浸润型腺癌只局限于颈部壁内，晚期导致囊壁弥漫性增厚。乳头状癌可以单发或多发，突入胆囊腔内；后期胆囊腔消失，完全为巨大的肿瘤所取代。胆囊癌容易发生转移，常直接侵犯肝脏，或转移至腹腔淋巴结。沿胆管侵犯肝门可引起阻塞性黄疸。胆囊癌约 70% 同时合并胆囊结石。患者 50 岁以上女性多见，男女之比约 1 ∶ 3。本病早期无症状，一旦出现症状已属晚期，外科切除率 10% ～ 30%，预后很差。1 年和 5 年生存率分别为 20% 和 5%。

（一）超声表现

胆囊癌因病程不同，超声可表现为多种类型，其中较常见类型如下。

1. 蕈伞型　胆囊壁上见局限的蕈伞状回声结构向囊腔内突出，其回声常为低回声或中等回声，分布不均匀，其余部分胆囊壁回声基本正常（图 3-4-11）。

2. 息肉型　直径＞ 1.0cm 的息肉样病变超声表现（图 3-4-12）。

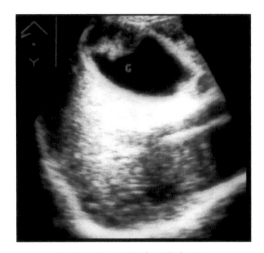
图 3-4-11　胆囊癌（蕈伞型）

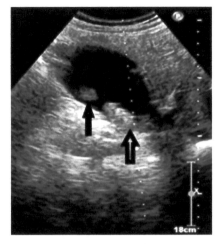
图 3-4-12　胆囊癌（息肉型）

3. **厚壁型**　胆囊壁不规则增厚，厚度不一，回声分布不均匀（图 3-4-13）。

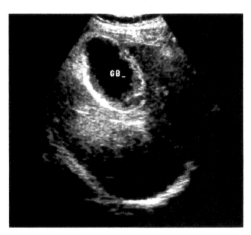
图 3-4-13　胆囊癌（厚壁型）

4. **实性包块型**　胆囊增大，轮廓不规则，内充满低回声至中等回声，回声分布不均匀，常与肝床处肝组织分界不清（图 3-4-14）。

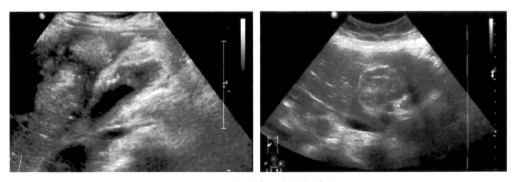
图 3-4-14　胆囊癌（实性包块型）

5.伴有其他超声表现

(1) 可伴有结石超声表现。

(2) 可伴有肝内胆管扩张、肝总管扩张超声表现。

(3) 晚期者肝受侵犯或淋巴结肿大等转移征象。

(二) 鉴别诊断

1.厚壁型胆囊癌与慢性胆囊炎的鉴别:前者壁厚不均匀,不规则,致胆囊内腔不规则,且常伴胆囊增大及轮廓不规则;而后者胆囊壁增厚较均匀。故内腔轮廓规则。

2.实性包块型的胆囊癌与慢性胆囊炎内部不清晰、充满回声的图像鉴别;前者常伴胆囊增大及轮廓不规则,胆囊壁回声光带不清楚,内回声分布很不均匀;而后者则轮廓较规则,胆囊壁可明确分辨,且其内壁光滑。

3.胆囊内胆泥与胆囊癌的蕈伞型图像相鉴别:胆囊因炎症或胆道梗阻时,淤积的黏稠胆汁可形成团块状(形成"胆泥"),超声表现为回声团块紧贴后壁,应与胆囊癌图像鉴别。前者形态较规则,呈椭圆形或较扁的类圆形,虽紧贴后壁但胆囊壁回声尚可分辨,体位改变时回声结构缓慢移动。而后者形态不规则,局部胆囊壁不能分辨,体位改变回声不移动。

4.急性胆囊炎周围炎性包块与胆囊癌相鉴别:急性胆囊炎穿孔周围炎性包块超声表现胆囊周围有不规则液性暗区或有逸出的结石强回声及声影,胆囊壁水肿增厚尚可分辨,胆囊液性暗区尚存在;而胆囊癌的包块型是整个胆囊为一实性包块图形,囊壁多不清楚。

(三) 临床意义

胆囊癌临床表现与慢性胆囊炎胆石症相似,故既往很少术前确诊及早期诊断。自超声及 CT 等影像诊断法应用于临床以来,使很多病例能术前确诊和正确评价。超声对诊断胆囊癌有较高正确性,故其应用有重要的临床价值。

五、胆道结石与炎症

胆道结石可发生于胆道的任何部位,包括肝内胆道和肝外胆道。结石嵌顿时可引起急性炎症发作。化脓性胆管炎时临床表现为腹痛、黄疸及发冷发热,严重者可致休克。

(一) 超声表现

1.**肝外胆道结石超声表现**　肝外胆道扩张,内有强回声,可呈光团、光带或成排光点,单个或多个,其后方见声影(图 3-4-15)。较小结石者胆道扩张程度轻,可改用饮水法、脂餐法或横切面追踪探查法,多可显示上述图像。

2.**肝内胆管结石超声表现**　肝内与门静脉分支相伴行部位见到强回声光团,其周围有胆管液性暗区、后方有声影(图 3-4-16)。或可见其远侧有扩张的肝内胆管。

3.**化脓性胆管炎超声表现**　肝外胆道扩张,内部有低回声至中等回声,可部分或全部充满管腔,后方无声影。

4.其他合并征象

(1) 肝外胆道结石可伴肝内胆管扩张表现。

(2) 胆道结石伴有胆囊结石超声表现。

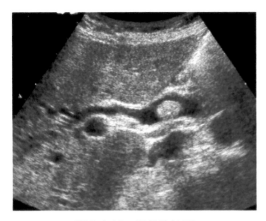

图 3-4-15　胆总管结石

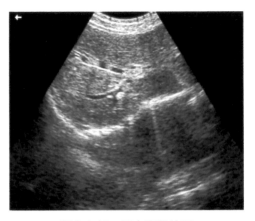

图 3-4-16　肝内胆管结石

（二）鉴别诊断

1. 胆道结石与胆道癌相鉴别

两者均可表现为胆道扩张，但前者内有强回声，可呈光团、光带或成排光点，其后方见声影；后者在扩张的胆道内见乳头状或不规则的低回声至中等回声结构，自管壁突至管腔或占据该段管腔，内部回声分布不均，后方无声影。

2. 肝内胆管结石与肝内钙化灶的鉴别　两者均可表现为肝内强回声及后方声影，但前者强回声周围有液性暗区或其远侧有扩张的肝内胆道，其强回声常位于与门静脉分支相伴行部位；而后者，强回声周围无液性暗区，其远侧无扩张管道，其位置亦与门静脉分支的分布无关，强回声有时可分辨为"等号样"。

3. 肝内胆管结石与肝内胆管积气的鉴别　前者强回声形状稳定，边界清晰，后方有声影；后者强回声形状不稳定，边界不清晰，常紧贴胆管前壁，后方为多次回声带，改变体位后出现部位有改变。

4. 硬化性胆管炎与一般性胆道炎症的鉴别　硬化性胆管炎超声表现为胆道狭窄，壁增厚，可见肝外胆道壁厚及狭窄，壁回声增强，肝内亦见弥漫性的肝内胆管管壁增厚。而一般的胆道炎症时胆道可有扩张，管腔内胆汁不清晰，或伴结石图像等表现，可以鉴别。

（三）临床意义

超声对胆道结石诊断正确性较高，但不如胆囊结石，主要因肝外胆道的检查受周围胃肠气体影响较大，其次为有时胆道仅轻度扩张，显示结石典型征象较困难。采用饮水法、脂餐法可提高其显示率。横切面自上而下追踪检查有时可收到较好的效果。

六、胆道癌

胆道癌可发生于胆道的任何部位，较好发处为肝门部 / 肝右管汇合处，胆囊管与肝总管汇合处及壶腹部。临床常以黄疸为主要症状。

（一）超声表现

1. 胆道系统扩张： 显示病变以上的胆道扩张的超声征象，如肝内胆管、肝外胆道和（或）胆囊的扩张、扩大。

2. 病变显示肿块征象：在扩张的胆道内见乳头状或不规则的低回声至中等回声结构自管壁突至管腔或占据该段管腔，内部回声分布不均匀，后方无声影（图 3-4-17）。

3. 截断型图像：浸润型、硬化型胆道癌常不显示肿块图像，而仅显示扩张的胆道至病变部位突然截断或略呈锥状后截断。

4. 晚期伴转移征象：晚期可能探及腹腔内肿大淋巴结或肝转移等征象。

5. 对轻度胆管扩张病例，采用利胆法检查，注药后，胆管径增宽。加用纵旋转扫查法或横旋转扫查法等。可发现较小的胆道肿块。

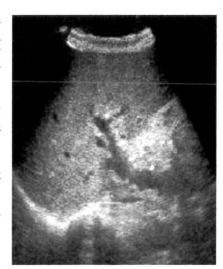

图 3-4-17　肝门部胆管癌

6. 彩色多普勒显像，尤其在肝门部胆管癌时，可见肝门附近肝动脉（包括左、右支）易显示，为肝动脉血流轻度增加现象。

（二）鉴别诊断

1. 法特壶腹癌与胰头癌相鉴别。

2. 胆道癌与胆道结石相鉴别：胆道癌的肿块一般为低回声至中等强度，后方无声影，而胆道结石则多为较强或强回声伴后声影，多数能鉴别。极少数胆道内结石很疏松或泥沙样，有时表现为中等回声无声影，超声图像与癌肿相鉴别有一定困难，需要结合临床资料及其他检查结果综合判断。

（三）临床意义

超声易发现胆道扩张，且可显示胆道癌的较常见的肿块型图像，故对本病的诊断及对其部位、范围等可正确评估，对临床有重要应用价值。对轻度胆道扩张者，采用提高胆道疾病显示率的利胆法、纵旋转扫查法、横旋转扫查法，也可对多数病例作出正确诊断。

七、胆道蛔虫病

胆道蛔虫是肠道蛔虫钻入胆道所致，常见部位为肝总管、胆总管，亦可进入胆囊。临床以上腹部剧烈绞痛为特征。

（一）超声表现

1. 常见表现为肝总管、胆总管扩张，程度不一，在扩张的胆道液性暗区内可见双线状的较强回声光带，中心为液性暗区，可为一条或多条（图 3-4-18），如蛔虫尚存活，则可见其蠕动。

2. 蛔虫如在胆囊内，则可在胆囊内见到双线状回声，多呈蜷曲状。

3. 伴有胆囊结石或急性胆囊炎超声表现。

（二）鉴别诊断

胆道蛔虫死亡后残留虫体，在胆道内形成回

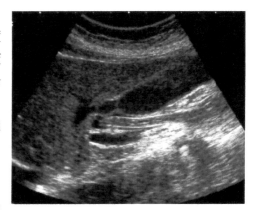

图 3-4-18　胆道蛔虫

声，使胆道内不清晰，因蛔虫的双线状回声不清，故难与胆道炎症图像相鉴别，需结合临床情况分析。

（三）临床意义

胆道蛔虫病有典型的临床表现，一般可以根据临床征象作出初步诊断，因该病系急症，其他检查方法不宜进行，而超声检查可作出较明确的诊断。并对蛔虫部位、多少、是否存活、有无并发症等作出正确评价，对临床提供可靠资料。另外可监视某些治疗措施的进行，如内镜取蛔虫术，可提高其成功率。

八、先天性胆管囊状扩张症

先天性胆管囊状扩张症有 5 种类型，但其中最常见及较常见者为 3 种类型，即胆总管囊肿（肝外胆道囊性扩张）最常见，肝内胆管囊状扩张症（亦称卡罗利病，Caroli 病）及肝内外胆管均有囊性扩张的混合型。本病可合并结石，并可癌变。其临床表现可有右上腹痛、右上腹包块、黄疸等，有的症状如腹痛及黄疸，多为间歇性发作。因临床症状的非特殊性，故虽为先天性疾病，有的病例直至成年后才诊治或曾误诊。

（一）超声表现

1. 先天性胆总管囊肿超声表现：肝总管、胆总管的囊性扩张，显示为右上腹部椭圆形或梭形液性暗区。位于胆囊颈内后方、门静脉前方。其长径与胆总管的走向一致。液性暗区内部清晰，后回声增强（图 3-4-19）。

2. 肝内胆管囊状扩张症超声表现：肝内见多个圆形或梭形液性暗区，其间有狭窄的相通连处，或为节段性的较均匀扩张的管道，互相通连，上述扩张管道或囊性区都见于肝内门静脉分支所伴行部位。肝门附近者，可追踪至肝管或肝总管相通（图 3-4-20）。

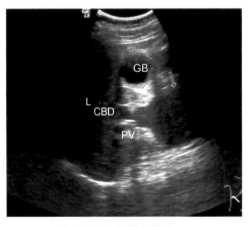

图 3-4-19　胆总管囊肿

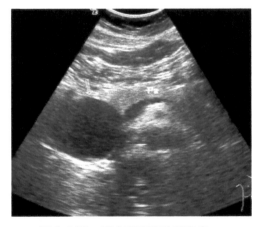

图 3-4-20　肝内胆管囊肿扩张症

3. 混合型超声表现：具有上述两种类型的表现。

4. 合并结石时见囊肿内有结石超声表现。

5. 囊肿癌变时见囊壁上有低回声至中等回声区，回声轮廓不规则，分布不均匀，后方无声影。

☆ ☆ ☆

（二）鉴别诊断

1. 先天性胆总管囊肿与胆总管下端阻塞引起的胆总管明显扩张相鉴别：前者多无明显肝内胆管扩张；而后者伴明显的肝内胆管扩张，且有其他有关征象。

2. 先天性胆总管囊肿与右上腹其他囊性包块相鉴别：胆总管囊肿的液性暗区可追踪至胆囊颈与门静脉之间的肝总管或显示其与肝左管、肝右管相通。而其他囊性包块无此征象。

3. 肝内胆管囊状扩张症与多发性肝囊肿相鉴别：前者多位于门静脉分支相伴行处，囊肿之间有相通；而后者在肝内散在分布，互不相通。

（三）临床意义

超声可明确诊断先天性胆管囊状扩张症，并判断其类型及有无并发症。诊断正确、可靠。与 PTC、ERCP 等比较，又有简便、无损伤性等优点，可作为此病的重要诊断方法。

九、肝外胆道阻塞

肝、胆、胰疾病均可引起黄疸。由于病因不同，其治疗原则亦不同。肝外胆道阻塞则可因良性病变或恶性病变所致，常见的良性原因为结石，恶性病变为肿瘤。

（一）超声表现

肝内胆管扩张：超声显示肝内有多数管道结构，呈树枝状向肝门部汇聚，呈"多管征"（图 3-4-21）。

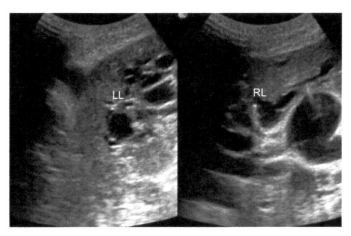

图 3-4-21 肝内胆管扩张

（二）诊断标准

1. 肝外胆道阻塞诊断标准

（1）符合超声表现第 1 项，或伴其他项表现，可诊断为肝外胆道阻塞。

（2）仅有第 2 项表现而无第 1 项表现，且肝外胆道扩张较轻者，同利胆法检查。利胆后胆道扩张加重者，考虑多为肝外胆道阻塞。

（3）仅有第 3 项或第 4 项表现者，不能诊为肝外胆道阻塞，应结合其他征象进行分析。

2. 阻塞部位判断标准

（1）胆道高位阻塞：指肝门附近的阻塞，超声显示肝内胆管扩张。一侧或两侧肝管扩张，而胆囊不大；胆总管不扩张。

（2）胆道低位阻塞：指胆总管下段阻塞，超声显示肝内胆管扩张，肝总管、胆总管扩张、胆囊增大。有时尚有胰管扩张。

3. **阻塞病因诊断标准**　胆道阻塞最常见原因为结石及肿瘤，显示结石或肿瘤超声征象即可诊断。

（三）临床意义

在黄疸的鉴别诊断中，超声可正确检测胆道系统扩张情况，鉴别肝内、外阻塞的正确率可达 95% 以上。并可判断阻塞部位。大部分病例可提示其病因。故对临床确定治疗、评价预后等均有重要价值。与 ERCP 及 PTC 等侵入性检查法比较，有同等重要的应用价值，而超声具有无痛苦及易重复等优点，使其在黄疸鉴别诊断中已成为一项首选诊断方法。

第 4 章

胰　腺

第一节　胰腺超声解剖概要

胰腺是腹膜后位脏器，位于上腹及左季肋区深部，小网膜囊内。它自十二指肠向脾门处稍向左上横行，横跨第 1、2 腰椎前方。其大小一般成人长 10～15cm，厚度胰头部 2.5cm 以内，胰体及胰尾部 2.0cm 以内（图 4-1-1，见彩图）。

一、胰腺的组成与毗邻

胰腺由胰头、胰体、胰颈及胰尾四部分组成（图 4-1-2，见彩图）。

1. 胰头部　是胰腺最宽大的部分，它位于肝尾叶和门静脉下方，脊柱和下腔静脉前方，外侧被十二指肠所环抱，胃窦覆盖于其前方。后方有胆总管走行，内侧有肠系膜上静脉走行并以此与胰体分界。胰头向下向内侧延伸部分称钩突，其一部分包绕肠系膜上血管至血管的后方。

2. 胰颈部　较窄，肠系膜上静脉走行于其后方的沟中。

3. 胰体部　位于脊柱前中央及左侧，前面为小网膜，其上缘有腹腔动脉干及脾动脉、肝总动脉，后方有腹主动脉、肠系膜上动脉、脾静脉、左肾静脉、左肾上极及左肾上腺等血管及脏器。

4. 胰尾部　与胰体部间无明确的分界线，它位于左肾及左肾上腺前面，尾端达脾门。

二、胰腺导管

胰腺导管为胰腺组织引流胰液的导管，常见类型为主胰管贯穿全长，在法特壶腹部与胆总管汇合后由十二指肠乳头进入十二指肠。副胰管短细，引流胰头上前部的导管，其一端与主胰管相通，另一端在十二指肠乳头上方约 2cm 处开口于十二指肠（图 4-1-3，见彩图）。

第二节　胰腺超声检查技术

一、仪器

应用实时显像仪，线阵式探头、扇扫探头均可。探头频率为 3.0～3.5MHz。

二、检查前准备

清晨空腹检查，禁食 8 ～ 12h。

三、检查体位与方法

（一）仰卧位检查法

常用此体位。于平静呼吸时，将探头置于患者上腹部，一般先行横切面，依次由上而下扫查，找到显示胰腺全长的横切面观察。根据情况再从右到左作矢状切面对胰腺各部分一一观察。如上腹部胃肠气体回声较多影响观察时，可采用探头适当加压法或嘱患者深呼气使肝脏位置下移，以肝为声窗观察。

（二）侧卧位检查法

当仰卧位检查胰头或胰体显示不佳时，可改为左侧卧位或右侧卧位检查，可避开胃肠气体干扰，于右侧卧位观察胰头及左侧卧位观察胰尾部。

（三）坐位、半坐位或立位检查法

此体位可使肝脏位置下移，使胰腺易于显示。

（四）俯卧位检查法

俯卧位下通过左肾观察其前方的胰尾。

（五）饮水法检查

上述方法均不能满意显示胰腺时，改用饮水法，患者取坐位，饮水 500ml，胃内充满液体后，以胃作声窗，观察其后方的胰腺，可明显提高胰腺各部位的显示。

第三节　胰腺正常声像图

一、胰腺切面形态与毗邻

正常胰腺在各切面上有较规则的轮廓，与周围各脏器，尤其与各血管间有较恒定的相互关系，常用切面如下。

（一）经脾静脉的胰腺横切面（图 4-3-1）

此切面上胰腺可为腊肠形、蝌蚪形或哑铃形。其前方为胃。后方为脾静脉，至胰头、颈部后方稍膨大部分为脾静脉与肠系膜上静脉汇合成门静脉处。胰头外后方可见胆总管呈圆形管腔。胰头后方的下腔静脉呈椭圆形的管腔。胰体后方肠系膜上动脉及腹主动脉均为壁较强回声的圆形管道断面，前后紧邻。在后方为椎体，其前缘呈弧形强回声，后方见声影。

（二）胰头纵切面

在经过下腔静脉的纵切面上，胰头呈椭圆形或梭形。其前方为胃窦。门静脉位于胰头上方，为椭圆形液性暗区。下腔静脉位于其后方。

（三）胰体纵切面

在经过腹主动脉的纵切面上，胰体呈椭圆形。前方为胃。紧贴其后方略扁圆形管腔为脾静脉断面。后方的腹主动脉为纵行管道，可见腹腔动脉干于胰体上缘发出，胰体上部后方尚可见肠系膜上动脉自腹主动脉发出向下走行。

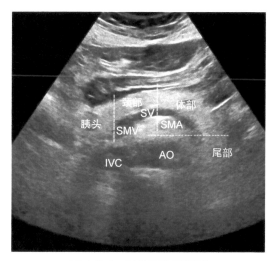

图 4-3-1　正常胰腺横切面

AO. 腹主动脉；SV. 脾静脉；IVC. 下腔静脉；SMA. 肠系膜上动脉；SMV. 肠系膜上静脉

二、胰腺内部回声

正常胰腺实质内部回声为密集细小光点，分布均匀。其强度在成人与肝组织相似或较肝组织强，老年人回声多较强，儿童回声较低。

三、胰腺导管超声表现

胰腺横切面上可能部分或分段显示主胰管，常在胰腺中部稍偏后，呈较强管壁的小管道结构，其管腔内径在 2mm 以内（图 4-3-2）。

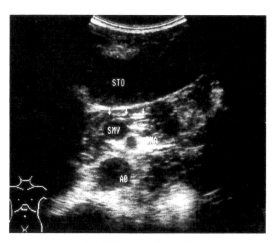

图 4-3-2　正常胰管

四、胰腺大小

在显示脾静脉的胰腺横切面上测量胰腺的厚度。正常值为胰头 2.5cm 以内，胰体 2.0cm 以内，胰尾 2.0cm 以内。

第四节 胰 腺 疾 病

一、急性胰腺炎

胰腺炎是常见急腹症之一，女性比男性多见。胆囊结石和酗酒是最常见的诱因，约占80%。所谓"特发性"原因不明者占10%，实际上很可能由微结石 （microlithiasis）引起。其他极少见的原因如 ERCP、手术、胰腺外伤等。

现今学者们根据临床病理，分轻型胰腺炎和重型胰腺炎两大类。以往分别称为水肿型和出血坏死型胰腺炎。轻型胰腺炎居多数，约占90%，临床上属自限性，一般1周左右可以逐渐痊愈；少数患者以后反复发作。重型胰腺炎或出血坏死型胰腺炎，相对少见，但病情凶险，易并发组织坏死、胰周蜂窝织炎、胰腺感染和脓肿、腹水、假性囊肿，故死亡率高。

（一）急性轻型胰腺炎的典型表现

1. 弥漫型胰腺炎　胰腺均匀、弥漫性肿大，其边界清晰，腹部横断呈"腊肠样"改变，约50% 患者有之。极少数的胰腺肿大仅限于头部或体、尾部，称局灶性胰腺炎（图 4-4-1）。

2. 肿大的胰腺　通常呈均匀、弥漫的低水平回声。胰腺若无明显肿大，内部回声可以轻度减弱或基本正常。

3. 伴随现象　显著肿大的胰腺可使下腔静脉和（或）肠系膜上静脉受压变形；还可伴有胰管或胆总管轻度扩张。

4. 相关的并发症　出现胰腺周围积液（月牙形无回声），或假性囊肿，均较少见。

5. 超声随诊　前述胰腺异常声像图常在 1 ~ 2 周逐渐恢复正常。

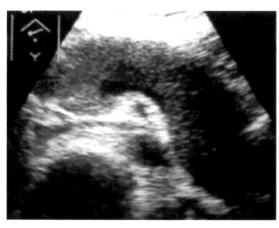

图 4-4-1　急性胰腺炎

【注意事项】

（1）50% 的轻型胰腺炎患者其声像图可表现完全正常，即假阴性率较高（有学者报告体积增大、回声异常者不足 25%）。临床上可根据胰腺的"正常声像图"结合血、尿淀粉酶增高做出胰腺炎（轻型）的诊断和处理，其预后良好。故不能根据"正常"图像排除胰腺炎的诊断。

（2）少数患者表现为急性局灶性胰腺炎。胰腺肿大限于胰头区或胰头、胰尾部，可酷似肿瘤，需要仔细检查。结合病史、淀粉酶检验结果、超声随诊出现动态变化，不难加以鉴别。必要时进一步做 CT 检查。

（二）急性重型胰腺炎（图 4-4-2）

1. 胰腺体积显著肿大，形态很不规则，边缘轮廓可模糊不清。

2. 胰腺实质多数回声减低，特点是回声的强、弱不均——"非均质性改变"。回声减低区代表炎症。可伴有小片或大片液化无回声区，代表胰内坏死、液体积聚或脓肿。

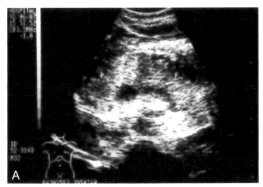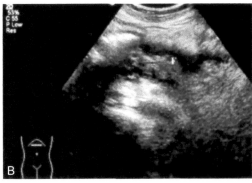

图 4-4-2　出血坏死型胰腺炎声像图

3. 与急性重症胰腺炎相关的并发症，常同时伴有以下一种或多种炎症表现。

（1）胰周围积液表现：胰腺表面出现无回声或低回声窄带。严重者，出现明显的局部积液无回声区（网膜囊积液或胰旁脓肿）。

（2）肾旁前间隙出现液体无回声区，伴有组织肿胀，提示胰液外溢和广泛组织炎症（图 4-4-3，见彩图）。

（3）腹盆腔游离积液征象：积液可多可少，比较常见。腹膜腔积液也可合并感染或脓肿。

（4）合并假性囊肿：比轻型胰腺炎多见（5%～16%）。囊肿体积可能较大或很大。合并出血或感染时可以出现低回声或不规则回声区。部分急性假性囊肿经过 4～6 周后，可能因与主胰管相通而自行消退。

（5）胰腺相邻的血管病变：肠系膜静脉周围炎——周围出现无回声带，比较少见（10%）。

【临床评价】

（1）超声检查是急性胰腺炎的主要筛选诊断方法，实用而且简便易行。因为 50% 轻型急性胰腺炎声像图显示"正常"，故结合病史和淀粉酶测定等临床资料进行诊断十分重要。然而，即使血尿淀粉酶水平很高，声像图基本正常的患者，提示预后良好。

（2）超声诊断急性胰腺炎显然受肥胖、腹胀、腹痛和操作者技术水平的影响。超声诊断急性胰腺炎的敏感性和准确性，包括对病变性质如坏死的有无及其范围，对于有无多种并发症等的全面评估，远不及增强 CT 检查，这在急性出血坏死型胰腺炎尤其如此。因此，临床一旦怀疑急性重症坏死型胰腺炎，应首选增强 CT 扫描检查。

（3）尽管超声检查急性重症坏死型胰腺炎敏感度较差，比较费时，检查也欠全面，但用于 CT 检查后坏死型胰腺炎及其并发症的系列随访效果极好。它易于发现腹腔内异常液体积聚和急性期内假性囊肿或脓肿形成，还可及时引导穿刺引流，鉴别是否合并化脓性感染。故超声依然是重症胰腺炎重要的辅助影像检查手段。

（4）超声检查胰腺应该同时检查胆道系统有无结石，它特别有助于胆源性和复发性胰腺炎的病因诊断和处理。

二、慢性胰腺炎

临床类型有慢性复发性胰腺炎和慢性无症状性胰腺炎两种。多数由于急性胰腺炎病因（如结石、饮酒等）长期存在、反复发作引起。男性远多于女性。声像图诊断早期慢性胰腺炎的敏感性较差，超声对病变范围全面评估远不及磁共振胰胆管成像（MRCP）、CT 扫描和逆行胰胆管造影（ERCP）。慢性胰腺炎患者仅约 1/3 有胰腺形态改变，4% ～ 44% 其内部回声无异常。典型的慢性胰腺炎常有以下表现（图 4-4-4A ～ D）。

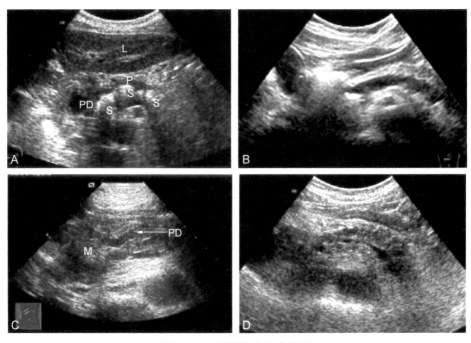

图 4-4-4　慢性胰腺炎声像图

A. 胰腺实质萎缩（P）伴胰管扩张（PD）和多发结石（S，有"彗星尾征"）；B. 胰管结石，伴有胰管显著扩张；C. 慢性局灶性胰腺炎肿瘤样表现（M），合并扩张胰管（PD），经 CT、手术病理证实；D. 示胰腺实质（小的分支胰管）内细点状钙化（↓）伴胰管轻度扩张；L 为肝脏

1. 胰腺外形轻度不规则，表面可呈锯齿状或结节状，但不多见。腺体一般无增大，除非急性发作。

2. 典型者腺体萎缩，少数胰头或体尾部局限性增大。

3. 胰腺实质内部回声不均匀增强，多数呈点状或斑点状，可伴有声影（代表胰管分支小结石、钙化）。

4. 多见主胰管扩张（＞3mm），管壁不规则，可呈串珠状，胰管内常见单发或多发性结石强回声及声影。CDFI：出现闪烁伪像（彩色"彗星尾征"），有助于发现并证实胰管内的小结石。

5. 少数局灶性慢性胰腺炎声像图酷似肿瘤。特点："瘤内"点状钙化多见，而且常合并胰管扩张，或胰管、胆总管双扩张。

6. 可伴发假性胰腺囊肿。

慢性复发性胰腺炎发作期表现可弥漫性或局限性肿大，内部回声减低。合并胰管扩张者相对多见，合并胆管扩张的患者梗阻性黄疸，必须与胰腺癌相鉴别。

【临床评价】

1. 根据上述典型声像图有助于提示慢性胰腺炎诊断，但超声敏感性是较低的，对于多数不典型慢性胰腺炎患者，经腹超声检查无明显异常表现。临床诊断需要更多依靠病史，临床检验和结合其他影像学检查，其中 CT 扫描不可缺少。ERCP 易诱发急性胰腺炎，MRCP 即磁共振胰胆管成像是比较理想的无损检查法。

2. 迄今为止，经腹超声、CT、MRCP 等影像学检查诊断慢性胰腺炎的敏感性和准确率仍有一定的限制（据报告分别为 64%～88%，66%～88%，83%）。内镜超声检查能够显著改善胰腺炎的诊断（准确率增至 91%～96%），但仅仅有条件的单位采用。

3. 慢性胰腺炎需与肥胖患者脂肪浸润及正常老年胰腺相鉴别，后者体积较小，回声均匀性增强，形态规则，无其他异常。

4. 慢性胰腺炎局限性增大者声像图酷似肿瘤。胰头部慢性炎症性病变可能引起胆总管扩张（黄疸）和胰管扩张（胆管、胰管双扩张），应与胰头癌相鉴别。超声引导细针组织学活检有助于提供病理诊断依据。

三、胰腺囊肿

胰腺囊肿可分为真性囊肿及假性囊肿。假性胰腺囊肿是指没有囊壁内衬上皮细胞的囊肿，占胰腺囊肿的大多数。

（一）真性囊肿

真性囊肿少见（图 4-4-5，见彩图），包括先天性囊肿（包括导管、腺泡发育异常）、潴留性囊肿及包虫囊肿等。其中，以潴留性囊肿相对多见，原因不明。

潴留性囊肿多为单发。多发的先天性囊肿合并多囊肾或多囊肝者少见。至于胰腺包虫囊肿常与肝包虫囊肿伴发，应注意肝脏超声检查并结合流行病史及化验检查进行诊断。

（二）假性囊肿

常见，占 75%～90%。原因：最多见为急性胰腺炎和慢性胰腺炎、胰腺外伤后的并发症，由于多量胰液积聚和周围纤维组织反应包绕，逐步发展形成边界清楚的无上皮细胞的囊壁和含组织坏死成分的囊肿，囊液为渗出性或血性，含胰液（胰酶）、坏死组织细胞成分；其次，假性囊肿也可因外伤或手术引起。假性囊肿还可合并细菌感染，以至形成胰腺脓肿。

1. 声像图表现（图 4-4-6）

（1）胰腺相邻部位出现无回声或囊性肿物，可有沉淀。多数位于胰腺体尾部。

（2）形态和大小体积变化较大，直径 1～2cm 至儿头大小不等。一般呈圆形或椭圆形，偶有分叶状或边界模糊。

（3）囊壁清晰较厚，回声较强。偶见囊壁钙化。坏死性胰腺炎急性期囊壁边缘不清，形状、大小均可变，4 周后才稳定。

（4）后方回声增强。

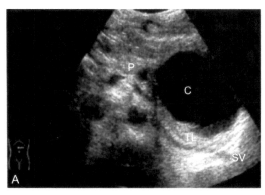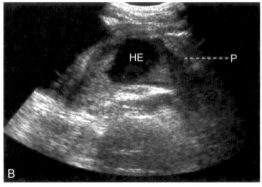

图 4-4-6　胰腺假性囊肿

A. 胰腺炎 6 个月后假性囊肿形成；C. 囊肿；P. 胰体。B. 外伤后 1 个月，假性囊肿形成；P. 肿大的胰腺；HE. 血肿——假性囊肿

2. 超声评价

（1）假性胰腺囊肿的诊断并不困难。囊肿位于胰头附近者，应与胆总管囊肿相鉴别；胰体附近囊肿应与网膜囊积液相鉴别；胰尾区囊肿应与假性脾动脉瘤、脾囊肿、左肾囊肿、巨大肾盂积水相鉴别。CDFI 对于假性囊肿和假性脾动脉瘤有重要鉴别诊断意义。

（2）假性胰腺囊肿是否合并感染，单凭声像图无法肯定地加以区别。假性囊肿合并感染患者通常情况稳定，但可能伴有发热、腹痛和白细胞计数增多。针刺抽吸囊液进行淀粉酶检查和细菌培养，有助于确诊和有助于病因学分析。

（3）超声引导感染性假性囊肿穿刺加导管引流治疗成功率高达 94%。非感染性假性囊肿单纯穿刺抽吸治疗的复发率较高。据报告，结合经皮引流成功率可达 86%。

四、胰腺癌

近年来胰腺癌发病率有增高的趋势。多发生于 45 岁以上，男性居多。胰腺癌绝大部分起源于胰腺的导管上皮。此外，尚有腺上皮细胞癌，未分化癌等。原发于胰腺的淋巴瘤比较罕见。胰腺癌可发生于胰腺的任何部位，胰头部约占 3/4，胰体和尾部约占 1/4。弥漫性浸润性腺癌比较少见（5%）。胰腺癌预后差，一旦被发现和确诊，手术率却很低，仅10% ～ 20%；5 年以上存活率仅 2% ～ 5%。

（一）声像图表现（图 4-4-7 ～图 4-4-9）

1. 胰腺呈局限性肿大，胰头部肿物最多见（图 4-4-7，见彩图），肿物可发生于胰腺的任何部位。小于 2 ～ 3cm 胰腺的肿瘤常为圆形，可无明显的胰腺局限性肿大（图 4-4-8A，见彩图）。肿瘤浸润往往使胰腺失去正常形态。其形状不规则，边界不整（图 4-4-7B ～ D，见彩图）。少数胰腺癌弥漫性肿大（图 4-4-9，见彩图）。

2.肿瘤多数回声减低，少数呈等回声性，以不均匀为特点，偶见回声增强。如果癌瘤较大中心坏死，可见小片不规则无回声区。

3.CDFI 胰腺癌瘤多数为少血流信号类型，很少为多血流信号。彩超有时可能显示肿瘤滋养血管的血流信号（图 4-4-8C、D，见彩图）。

4.间接征象

（1）胰头癌侵犯或压迫胰管或胆总管时，可引起胰管扩张（图 4-4-7D）或胆总管扩张，还可有"胆总管、胰管双扩张"现象。胆总管阻塞进一步引起胆囊增大和肝左管、肝右管、肝内胆管扩张。

（2）胰头癌常引起下腔静脉狭窄、变形。胰颈和钩突部肿瘤常引起肠系膜上静脉抬高、移位、狭窄胰体尾部癌常使肠系膜上静脉或脾静脉移位、狭窄、血栓形成或阻塞。

（3）胰腺癌时，脾动脉、肝动脉、腹腔动脉、肠系膜上动静脉均可被肿瘤呈厚鞘状包绕、浸润，造成管腔狭窄、走行异常等超声征象，产生异常的 CDFI 如彩色镶嵌伪像，同时多普勒频谱表现血流速度增高（图 4-4-8C、D，见彩图）。

（4）肿瘤转移征象：肝内转移灶，单发、多发性低回声结节较多见，也可呈靶环征；主动脉旁和（或）腹腔淋巴结肿大等。

（二）鉴别诊断

1.胰腺癌应与慢性局限性胰腺炎相鉴别。仅凭超声图像鉴别有时很困难。超声引导细针穿刺组织学检查有助于诊断和鉴别诊断。有学者报告，采用自动活检和 18G 针，敏感度可达 92% ～ 94%。

2.胰头癌合并胰管和胆总管扩张时还应与壶腹癌、胆管癌，胆总管结石和十二指肠乳头炎性狭窄相鉴别（表 4-4-1，表 4-4-2）。必要时，需联合 CT 检查或其他影像检查如 MRCP、ERCP 等。

3.胰腺癌与其他少见的胰腺肿瘤，如胰岛细胞瘤、囊腺瘤、囊腺癌相鉴别。

表 4-4-1 胰头癌与壶腹癌鉴别点

	胰头癌	壶腹癌
胰头肿物	显著，体积增大	可无（肿物较小，最初位于胰头外侧靠后下，不易发现）
肿瘤回声	低回声多见	中等回声或高回声
胆总管和胰管扩张	多有，出现晚	有，出现早
下腔静脉受压	明显	早期无明显受压

表 4-4-2 胰头癌与胆管癌鉴别点

	胰头癌	胆管癌
胰头肿物	有	无
胆总管扩张	可有	低位可有
肿瘤回声	多数减低	多数等回声或稍增强，位于胆管内
胆管壁形态	正常	增厚及僵硬
下腔静脉	受压或移位	正常

（三）临床评价

1. 超声在胰腺癌人群普查中占有重要地位。采用高分辨率超声仪，有利于敏感地发现胰腺癌，包括早期胰腺癌，胰癌阴性预期值接近 90%。技术关键在于，采用正规胰腺操作，全面清晰显示胰腺头、体、尾各部。

2. 过度肥胖，肠气干扰，仪器和技术不良，可使胰腺尤其是尾部肿瘤超声显示不满意，很容易发生漏诊，最好建议做 CT 检查。

3. 超声不易显示 < 1 ～ 2cm 的小肿物，但超声可能敏感地发现继发性胰管扩张和胆总管扩张。后者在黄疸前期即可被发现。这种间接征象对胰腺癌具有早期诊断价值，值得高度警惕。超声检查较小的早期癌敏感性有可能略高于 CT 检查（图 4-4-5A）。扩张胰管和胆管下段超声检查困难者，宜建议做磁共振 MRCP 或增强 CT 进一步检查。

4. 超声结合多普勒技术可以显示中晚期胰癌侵犯邻近器官，动、静脉血管的各种征象，还可以显示腹膜后淋巴结转移和肝内转移灶，从而有助于临床除外外科手术切除的可能性，但超声评估的敏感性、准确性远不及增强 CT/CTA（3-D CT 血管重建技术）和 MRI。

5. 尽管如此，超声结合彩色多普勒用于评估和预测胰腺癌"可切除性"仍然具有初步筛查的重要意义。曾有学者报告超声预测胰腺癌"不可切除"正确率在 80% 以上，从而有助于避免昂贵的增强 CT/CTA 检查。方法：常规采用凸阵式探头和加压扫查技术，检查胰腺肿物及其与重要血管的关系，包括主门静脉、肠系膜上静脉、脾静脉，左肾静脉和下腔静脉；主动脉、腹腔动脉、肝总动脉、肠系膜上动脉。事实上，超声预测"有可能切除"而被外科手术证实为"不可切除"的误判率高达 40%，超声还存在着较大的技术依赖性。所以，预测胰腺癌"不可切除"的金标准是增强 CT/CTA。

五、壶腹周围癌

壶腹癌发生于十二指肠第二段的法特壶腹乳头区。癌瘤可以来自壶腹乳头十二指肠黏膜、胆总管末端上皮、胰腺主导管末端，多为腺癌。但由于癌瘤小，临床难以区分其来源，故又统称壶腹周围癌。壶腹癌早期出现梗阻性黄疸，部分患者合并胆道感染、发热、腹痛，较多见于 40 ～ 70 岁男性。

（一）声像图表现

1. 肿瘤部位：开始位于胰头外后方，由于瘤体通常仅 1.5 ～ 2.5cm，在胰头部不易显示。肿瘤一般位于胰头的右后方。

2. 肿物一般呈中等回声或较高回声结节。

3. 间接征象：超声发现胰腺头部正常，而胆总管及胰管同时扩张（双管扩张症），可伴有胆囊增大，高度提示壶腹癌的可能性。诊断时尚应除外胆总管末端结石和炎性狭窄（图 4-4-10）。

少数患者超声仅显示胆总管胰腺段显著扩张，提示胰头下段梗阻，也应想到壶腹癌的可能性。（注：根据作者 1 例经验，嘱患者饮水并取右侧卧位，将探头放置在右上腹纵断显示十二指肠第二段，有利于发现肠管内侧的不足 1cm 的微小肿物。尚可见结节随胆汁自 CBD 间断排出时的振动现象。此例经内镜和活检证实。）

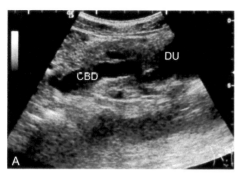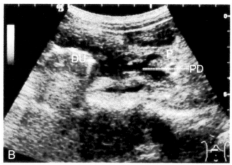

图 4-4-10　壶腹周围癌

A. 显示胆总管（CBD）全程增宽，末端十二指肠（DU）壁增厚；B. 显示胰腺（P）内胰管（PD）扩张，十二指肠（DU）内可见气体，气体与胰腺间肠壁增厚，术后证实为壶腹部十二指肠腺癌

（二）临床评价

患者由于出现黄疸、腹部不适等症状，临床医师通常首选超声影像检查。超声诊断有助于本病的早期诊断和鉴别诊断。如果超声因肠气干扰诊断发生困难，可在饮水后取右侧卧位进一步超声检查。还可以进一步行 MRCP、CT，超声内镜检查或 ERCP，则可以直接找到肿瘤的部位，并做组织活检以最后确定本病的诊断。

六、囊腺瘤和囊腺癌

囊腺瘤少见，仅占胰腺肿瘤的 1%。是来源于胰管或其分支上皮细胞的良性肿瘤。好发年龄＞ 60 岁，女性居多。胰腺的体尾部多见，30% 位于胰头部。以往病理学分小囊性囊腺瘤（microcystic cystadenoma）和大囊性囊腺瘤（macrocystic cystadenoma）两类。实际上前者实为浆液性囊腺瘤，由无数小囊肿构成（毫米级），其周边可有若干个稍大的小囊肿（＜ 2cm），属于良性；后者实为黏液性乳头状瘤，胰管因有大量黏液聚集而弯曲，多数为"大囊肿"（＞ 2cm）。黏液性乳头状瘤有轻度恶变倾向，发展成囊腺癌需数年至数十年。

（一）声像图表现

详见表 4-4-3 和图 4-4-11，图 4-4-12（见彩图）。

表 4-4-3　囊腺瘤 / 囊腺癌声像图表现

	浆液性	黏液性
囊壁与外形	边界清晰，壁薄，圆形，可分叶和钙化	边界清晰，囊壁薄或较厚
内部回声	有回声，可酷似"实性"，或囊实混合性	单囊 / 多囊性，囊内无 / 有回声或有沉渣，多房，厚的间隔
囊壁乳头状实性成分	少见	多见
囊肿大小	1mm ～ 2cm	2 ～ 6cm
CDFI	仅包裹与间隔少量血流信号	同左，血流信号更丰富

（二）临床评价

1. 与胰腺癌或合并部分坏死的胰腺癌不同点　囊腺瘤生长缓慢，早期多无症状，很少继发胆总管扩张和邻近器官血管的浸润征象。结合病史，可以做出初步诊断。超声发现边缘清晰的实性肿物，结合 MRI 或内镜超声可发现其囊性特点，从而提示囊腺瘤。CT、ERCP 对于囊腺瘤的诊断均有一定帮助。必要时，采用超声引导细针组织学活检以明确诊断。

2. 囊腺瘤生物学特性和预后 与一般常见的胰腺癌恶性程度不同。有学者认为，一旦诊断比较确定，多数患者只需要严密观察，未必需要积极的外科手术处理。因此，借助于超声、其他影像诊断与鉴别诊断是重要的。

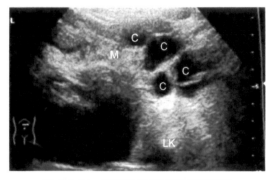

图 4-4-11 胰腺黏液性囊腺瘤声像图

七、胰腺转移瘤

转移瘤可由肾癌、肠癌、胃癌等周围脏器肿瘤转移至胰腺，引起淋巴结肿大。淋巴瘤或腹膜后肿瘤也可转移至胰腺。B 型超声对胰腺原发肿物或转移癌有时难以确切地加以鉴别，一般转移瘤的特点是：肿瘤与胰腺之间边界比较清晰（图 4-4-13，图 4-4-14）。然而，胰腺周围小的淋巴结肿大未必一定是转移性肿瘤，应结合其他影像检查并与良性的反应增生性淋巴结相鉴别，后者呈良性经过或自行消失。

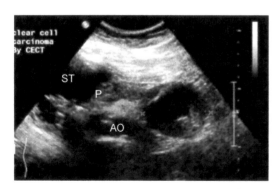

图 4-4-13 胰头及钩突部转移性淋巴瘤

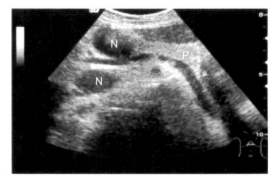

图 4-4-14 右肾细胞癌切除术后 5 年，胰尾区囊实性转移癌

常发生于 20 ～ 50 岁的患者，良性占大多数。约 80% 为单发，10% 为多发。肿瘤 99% 在胰内，多位于胰腺的体尾部，一种是常见由胰岛 β 细胞发生的可分泌过多胰岛素的肿瘤，即胰岛素瘤，也称功能性胰岛细胞瘤；另一种由 δ 细胞起源，不分泌胰岛素的

肿瘤，称为无功能性胰岛素瘤。胰岛素瘤体积很小，平均仅 1.5cm，却可引起发作性低血糖症。

（一）声像图表现

1. 功能性胰岛细胞瘤通常很小（90% 小于 2cm），经腹超声显示率很低。充盈胃（口服造影剂）有助于提高检出率。因此经腹壁超声显示"正常胰腺"时，并不能排除本病。注：采用内镜超声（EUS），肿瘤检出率可增至 80%；如果采用术中超声（IOUS），检出率几乎可达 100%。

2. 功能性胰岛细胞瘤大于 1cm 时，呈圆形结节，边界清晰规整、内部呈均匀低回声，或有散在稀疏的回声点。

3. 如果边界清晰、瘤体较大，可位于胰体尾部，又无明显症状，应考虑可能为无功能性胰岛细胞瘤。大的肿物可以回声增强，并可有线条样钙化，通常见于恶性无功能胰岛细胞瘤。

4. CDFI 功能性胰岛细胞瘤显示肿瘤内丰富的血流信号，故有助于本病的明确诊断（图 4-4-15，见彩图）。

（二）超声评价

1. 胰岛细胞瘤术前定位　迄今都很困难。经腹超声检出率仅 25% ～ 60%，螺旋 CT 扫描检出率（44% ～ 66%）和血管造影（29% ～ 90%）均有限。内镜超声检出率很高，但难以推广。多种影像检查联合是必要的。

2. 术中超声（IOUS）　最重要的意义在于术中检出胰岛细胞瘤，并可协助精确定位。临床医师在术中未能发现肿瘤占 10% ～ 27%。据报告，IOUS 的敏感度 61% ～ 84%；如果结合术中触诊检查，据报告检出胰岛细胞瘤几乎可高达 100%。

八、胰腺其他少见肿瘤

（一）胃泌素瘤（gastrinoma）

本病为胰岛 G 细胞肿瘤，发生率仅次于胰岛素瘤。肿瘤分泌大量胃泌素，引起大量胃酸分泌。临床表现为顽固的消化性溃疡。胃泌素瘤的瘤体更小，多数发生在胰腺，10% ～ 15% 在十二指肠，经腹检出率仅为 20%。超声检查如发现胰腺肿瘤，可协助定位。及早手术切除可以获得较好的效果。

（二）胰高血糖素瘤

本病罕见，发生于胰岛 α 细胞。临床主要症状为糖尿病、皮肤坏死呈多形性红斑、贫血、体重下降等。肿瘤常发生在胰体尾部，大多数为恶性，肝转移约占 70%。北京协和医院行超声检查曾发现两例肝转移瘤，呈囊性、实性多种形态，经手术切除胰尾部肿瘤，病理报告为胰高血糖素瘤，肝内呈多发转移灶。

（三）胰腺淋巴瘤

淋巴瘤原发于胰腺者较少见。张缙熙等曾发现一例经超声显示为胰头区不规则巨大低回声性肿物，与胰头癌十分相似，曾提示胰头癌可能性大。但胆管及胰管均无扩张，病理解剖证实为恶性淋巴瘤的胰腺浸润。

九、胰腺先天异常

（一）孤立性囊肿

少见，偶见于婴儿和儿童。

（二）多囊胰

胰腺先天多发囊肿甚为罕见。张缙熙等曾用超声诊断一例多囊胰，并由 CT 证实。超声显示为胰腺实质内多个大小不等的无回声区。患者无任何症状，系在普查中发现。

（三）环形胰腺

本病属先天性异常。超声检查可发现胰头部增大，十二指肠狭窄，降部包绕在中央。嘱患者饮水后观察，在胰头中可见液体流动征象。根据胰腺增大特征性声像图表现，结合患者有十二指肠梗阻现象，即可诊断。

（四）异位胰腺

本病又称迷路胰腺。据国内报道 95% 发生在胃（图 4-4-16），18% 在十二指肠，38% 在空肠，其余可见于脐、胆总管等处。由于异位胰腺同样可以发生胰腺炎、胰腺良恶性肿瘤等，给临床带来很大的困难，也给超声定位造成难题。

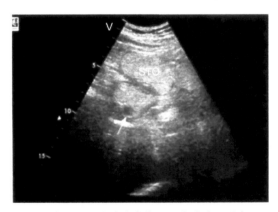

图 4-4-16 异位胰腺声像图（发生在胃窦部）

男性，55 岁，因胃痛口服超声造影剂检查，发现胃窦部胃壁局部增厚伴有隆起，黏膜完整，超声拟诊为间质细胞瘤，胃镜检查阴性；后经手术病理证实为异位胰腺（↑）；STO. 胃内造影剂

十、介入性超声在胰腺疾病中的应用

（一）胰腺细针穿刺组织学和细胞学检查

学者们普遍认为，由于伴有纤维组织和炎性反应经皮细针抽吸活检（FNAB）诊断胰腺癌的敏感性低，仅 50%～86%，远不及肝脏肿瘤 FNAB 的敏感性。超声引导自动活检（18G）可以显著改善达 92%～94%，而且并不增加穿刺并发症率。

注意事项：胰腺肿物穿刺组织学活检应在病变组织上取材，特别要避免损伤扩张的胰管和正常胰腺组织，以避免发生严重并发症。

（二）经皮胰管穿刺造影术

本方法目的在于诊断胰腺疾病；主要用于术前 ERCP 失败的主胰管扩张和超声、CT 未能证实肿物或阻塞原因患者。在超声引导下经皮胰管穿刺，注入 X 线造影剂，可显示胰管位置、管径、走行等，可协助进行诊断。也可穿刺抽液化验，了解胰液的生化和细胞成分等进行诊断。

（三）假性囊肿诊断性穿刺与治疗在超声引导下囊肿穿刺抽吸囊液

有助于淀粉酶测定和细菌学检查，并可进行治疗。

（四）内镜超声技术

内镜超声是应用内镜技术将高频（7.5～12MHz）探头置于内镜顶端，随内镜放入胃及十二指肠并观测胰腺病变的方法。可采用直接扫查，或通过充水球囊旋转并经胃后壁间接观察胰腺。它具有清晰度好、分辨力高等优点。本方法主要用于临床高度怀疑慢性胰腺炎而经腹超声和 CT 检查阴性者。内镜超声直接扫查法尚可引导胰腺肿物活检和胰周淋巴结活检，避免手术探查。内镜超声优点是无 ERCP 可能诱发急性胰腺炎的顾虑。然而，由于需要兼有超声和内镜专门技术，故临床实际应用有较大限制。

第 5 章

胃

第一节　胃超声解剖概要

胃是消化道中最膨大的脏器，位于食管末端和小肠首端之间，大部分位于腹中线左侧，容量约 1400ml，个体差异较大。胃形态和位置常随其充盈情况、体位和体形的不同，有很大变化。胃的入口为贲门，出口为幽门。胃可分为胃底部、胃体部和幽门部。贲门平面以上为胃底，以下为胃体，胃小弯最低点称角切迹。自角切迹对胃大弯侧划一直线，分为胃体及幽门部。幽门部胃大弯侧有一中间沟，将幽门部分为幽门窦和幽门管。胃底在贲门的左上方，贲门与腹段食管相接，位置较固定。胃体在胃底与幽门窦之间。幽门窦在胃的远端，胃切迹与幽门之间，以幽门与十二指肠相接，交界处呈环状狭窄称幽门环。贲门位于第 11 胸椎与第 6、7 肋软骨之间胸骨左缘的高度。幽门位于第 12 胸椎右侧，胃底部可向上凸到左侧第 5 肋骨的高度。胃上缘的凹面为小弯，略靠后，胃下缘的凸面为大弯，略靠前（图 5-1-1，见彩图）。

一、胃的毗邻关系

胃贲门部前方是肝脏左外叶脏面。小弯侧胃前壁的一部分与肝左肝脏面相邻，其余大部分胃前壁紧贴前腹壁。胃贲门部后方与腹主动脉和脊椎的左前缘相毗邻。胃底后外方与脾脏相邻。胃后壁隔小网膜囊与胰腺、膈肌脚、左肾上腺、左肾、腹膜后大血管及横结肠毗邻。胃大弯下方为横结肠及横结肠系膜。

二、胃的淋巴引流

胃淋巴引流范围较丰富，其淋巴结可分为 4 组。

1. **胃下及幽门下淋巴结**　沿胃网膜右动脉和胃十二指肠动脉排列，收纳胃体下部大弯侧和胃幽门窦部、十二指肠大弯侧淋巴液经淋巴管回流到胃下幽门下淋巴结。

2. **胰、脾组淋巴结**　沿脾动脉排列。胃底部及胃体上部大弯侧淋巴液流到胰、脾组淋巴结。胃大弯中部淋巴结稀少。

3. **胃上组淋巴结**　沿胃左动脉排列。胃贲门、胃底、胃体部小弯侧淋巴液回流到胃上组淋巴结。

4. **幽门上组淋巴结**　沿胃右动脉排列，胃窦部及十二指肠小弯侧淋巴液回流到幽门上

☆ ☆ ☆

组淋巴结。上述 4 组淋巴液均引流至腹腔动脉周围的腹腔淋巴结。

三、胃肠道超声解剖的特征

1.胃肠道的超声解剖与肝、胆、胰腺、肾、脾最明显的不同是其在腹腔内处于游离状态，因而脏器的定位诊断有很大困难。

2.食管下段、十二指肠（包括球部、降段和上升段）、升结肠、降结肠和直肠等部位是固定的，超声扫查进行定位诊断没有困难。沿着固定的肠管进行追踪扫查，对腹腔内游离的部分肠管，在一定程度上也可以判定其部位。

3.胃肠道的部位，可根据其周围邻近脏器的位置进行判断，例如胃小弯有肝左叶被覆，胃大弯邻接横结肠，胃前壁右侧有肝左叶和肝方叶，左侧有膈肌和前腹壁被覆。胃后壁与膈肌腰椎部或胰腺邻接。胃底部邻近肾上腺、胰腺、脾和左肾。通过探测肝、脾、胰腺和上腹部大血管，可以判定胃的位置；根据肾、脾的位置可以判断结肠的部位；根据前列腺、精囊、子宫、阴道等周围脏器，可认定直肠的部位（图 5-1-2）。

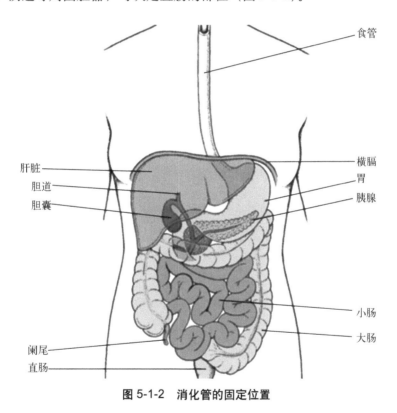

图 5-1-2　消化管的固定位置

第二节　胃超声检查技术

一、检查前准备

1.检查前日晚餐不宜过饱，忌食产气食品，夜间嘱患者服缓泻剂。

2. 检查当天禁食，早晨空腹检查。检查时嘱患者喝温开水 500 ～ 800ml，必要时可饮 1000ml，最好能充满胃腔，尽量排除胃内气体，造成胃内透声窗。

3. 胃内有大量潴留物时，可先进行洗胃。

4. 如患者已做胃肠钡剂造影时，须在 3d 后待钡剂完全排出，再进行超声检查。

二、探测方法

（一）体位

用仰卧位做上腹部超声扫查，可全面了解腹部各脏器的声像图表现。如超声扫查贲门和胃底部时可改用半坐位或右侧卧位。

（二）胃的扫查方法

1. **贲门扫查法**　探头纵置剑突部沿左侧肋缘探测，可观察食管下端、贲门和胃底部的病变。应注意探头偏向左外旋转（要避开肝尾叶），有时需深吸气即可得贲门区域声像图。必要时让患者含一口水，探头置好后嘱其咽下，可见水流通过该区。在肝左叶的后上方，腹主动脉前方可探得贲门部声像区。

探测范围：①贲门 - 胃底连接部长轴及短轴扫查，观测肿瘤大小、形态及沿胃壁侵犯和周围浸润情况；②贲门旁、胃左动脉旁及腹主动脉旁扫查，观察肿瘤淋巴结转移情况；③观察肝、胰腺、脾门区有无远处转移。

2. **胃体扫查方法**

（1）横向扫查：将探头放在剑突下，以肝左叶为透声窗，向下连续进行平行断层横向扫查，以观察胃角部、胃体、胃大弯的声像图（图 5-2-1，见彩图）。

（2）与胃长轴垂直扫查法：探头与胃长轴垂直，从贲门部向幽门侧移动扫查，可观察胃壁病变和沿大、小弯的淋巴结转移。

3. **幽门及十二指肠球部扫查法**　探头由右肋缘与右侧乳头线相交叉处斜向下内侧扫查，可观察到胃窦部长轴声像图，若旋转探头 90°向左右或上下连续扫查，可看到胃窦短轴声像图。观测横切面上下径、前后径和截面积，纵切面胃壁各层、壁厚、腔径、蠕动状况及癌肿回声等。

4. **超声内镜扫查法**　一般多采用 Olympus GF-UM3 型超声内镜，探头频率 7.5MHz 和 12MHz 两种，可调。用水囊直接接触法或水囊法与脱气水充盈法显示。超声内镜检查方法与胃镜检查方法基本相同。

5. **经内镜微型超声探头检查法**　微型超声探头(TEMP)一般多采用 Olympus UM-2R 型，有效长度 2050mm，探入部外径 2.5mm，探头频率 2 ～ 20MHz。微型超声探头可经胃镜活检钳孔插入，采用直接接触法或脱气水充盈法显示。

第三节　胃正常声像图

一、标准断面图

（一）食管下段及贲门切面

1. **长轴切面**　探头斜置左季肋下近剑突侧，略向左后方旋转扫查，可见肝左外叶脏面后方呈倒置漏斗状声像图，其中较规则的强回声为管腔的回声，外侧的强回声是浆膜面与周围结构的界面回声。此部位上端始于横膈食管裂孔，饮水时可见喷水征象。口服充盈剂时，可以清晰见到充盈剂在管腔通过的情况。

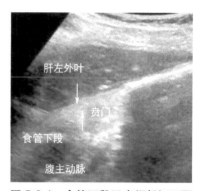

图 5-3-1 食管下段及贲门部切面图

2. **短轴切面** 探头置于剑突下，与长轴断面垂直，在肝左叶与腹主动脉间或略偏左侧可见一扁圆形结构（图5-3-1），中心的强回声是管腔黏膜与黏液组成的回声。周围较低的回声为管壁。其声像图特征类似"牛眼""靶环"。此扁圆形结构边缘规则，管壁厚度均匀对称，中心强回声居中。服充盈剂后，中心强回声可暂时消失，但其周围的管壁回声仍固定，与左横膈、心脏、肝左叶脏面及腹主动脉之间有明确界线，易于识别。

（二）胃底切面

服充盈剂后，其断面多为椭圆形，与肝左外叶脏面相邻处是小弯垂直部，小弯垂直部对侧是胃底脾面，两者间的上方是胃底膈面及贲门部（图5-3-2）。

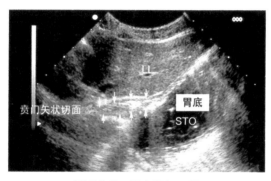

图 5-3-2 胃底部切面图

（三）胃体切面

1. **长轴切面** 上方是与胃底的连接部，下方是胃大弯下缘。胃后方是胰腺体尾部、左肾、腹主动脉纵切面及其血管分支。

2. **短轴切面** 显示一扁圆形胃体切面，其左侧为胃大弯，右侧为胃小弯。后方可清晰显示胰腺、左肾横切面及周围血管结构（图5-3-3）。

（四）胃角部切面

声像图显示"∞"形结构（图5-3-4），其连接处是胃角，左侧为胃体，右侧为胃窦。

（五）胃窦切面

1. **长轴切面** 其右侧方通过幽门与十二指肠球部相连，左方与胃体部相接。此切面主要显示胃窦

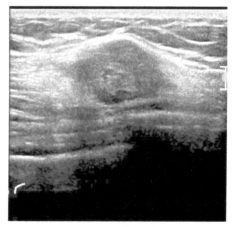

图 5-3-3 胃体短轴切面

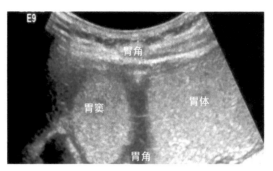

图 5-3-4　胃角部切面

部前后壁及幽门。

2. **短轴切面**　胃窦部短轴声像图呈扁圆形，腹侧是胃窦前壁，背侧是胃窦后壁，左上侧是胃窦部小弯，右下侧是胃窦大弯（图 5-3-4）。内腔大小可随探头位置或胃蠕动而变化。

（六）胃冠状斜切面

按声束经过顺序，声像图中首先显示胃大弯、小弯及胃角，然后显示胰腺、胃窦及十二指肠球（图 5-3-5）。此断面是观察胃小弯及胃整体形态的理想切面。

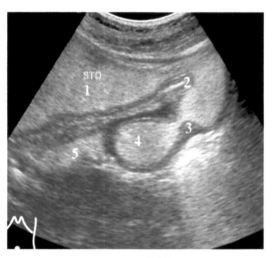

图 5-3-5　胃冠状斜切面图

二、正常声像图表现

（一）空腹时正常胃声像图

空腹胃的声像图随其滞留液多少、收缩状态及断面部位的不同而各异，可表现为"月牙形""马鞍形"及椭圆形，其中心部强回声为腔内气体、黏液及内容物的混合回声，若胃内有大量气体时，后方常伴有"不清洁"声影。中心强回声与周围强回声间的低回声带是正常胃壁回声（图 5-3-6）。

（二）饮水后正常胃声像图

饮水后胃腔充盈呈无回声区，内有散在微小气泡及黏液形成的强回声点，易浮动。胃腔周围可显示正常胃壁结构，多数超声诊断仪可显示胃壁五层结构。从黏膜面起，第一层

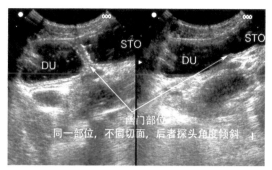

图 5-3-6　空腹正常胃声像图

呈强回声线为黏膜层，第二层呈低回声线是黏膜肌层，第三层强回声线是黏膜下层，第四层呈低回声线是肌层，第五层呈强回声线为浆膜层与周围组织界面回声。

正常胃壁结构的显示还受探头声束与胃壁的垂直程度、胃腔充盈程度及局部声束聚焦程度影响。比较之下胃窦部、胃体后壁易于显示，而胃底部及胃体前壁组织层次显示困难。

（三）服等回声充盈剂的正常胃声像图

饮胃充盈剂时，超声图像清楚地显示食管下段及贲门部的充盈剂持续通过，无滞留现象。局部管壁回声规则，表面光滑，管腔无狭窄。胃底部充盈佳，变换检查体位，可清晰显示胃壁的膈面及脾面，其界线清楚。

经胃体部长、短轴断面，可完整显示胃体前后壁及大小弯。胃壁结构清楚，厚度均匀。

胃角部壁光滑、自然，大部呈"∞"字，角型胃的胃角可不显示。经胃冠状斜断面扫查可显示完整的胃小弯以及清晰平滑的胃角。

（四）胃壁蠕动波

胃蠕动波是属于胃的自身运动，它起始于胃底部，常以约 1cm/s 的速度向幽门方向推进。其波形有节律性、对称性，无突然中断现象。正常人的声像图上可见到 1～3 个蠕动波。若蠕动波发生频繁，切迹深大，则为蠕动亢进。蠕动波反向推进时则为逆蠕动。

三、正常超声测量值

（一）贲门管外径

在长轴断面上贲门外径，一般不大于 15mm，管壁不大于 6mm。

（二）胃壁厚度

胃壁厚度可受胃腔充盈量影响，一般正常人胃腔充盈 500～600ml 内容物时，其厚度不大于 6mm。成人胃幽门厚度小于 6.0mm，小儿和新生儿幽门厚度小于 4mm。

第四节　胃　疾　病

一、胃癌

胃癌是最常见的胃部恶性肿瘤，其发病率在全部癌症中占第三位。

（一）病理

胃癌大多数为腺癌，较常见的还有黏液癌和低分化胃癌。

早期胃癌只侵及黏膜层和黏膜下层，也有学者称小胃癌（癌灶直径为 5～10mm）。早期胃癌一般可分为 3 种类型，即隆起型、平坦型和凹陷型；平坦型又分为广泛平坦型和局限平坦型两个亚型（图 5-4-1）。

中晚期胃癌又称进展期胃癌，癌瘤病变侵犯胃壁深度已超越黏膜下层，达到固有肌层和浆膜层。按照 Borrmann 分型如下。

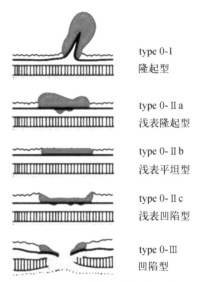

图 5-4-1　早期胃癌分型示意图

1. 肿块型　即 Borrmann Ⅰ 型：肿瘤呈息肉状或菜花样肿块，突入胃腔，肿瘤表面可有糜烂和小溃疡。病变较局限，肿瘤的基底直径常不超过 40mm，主要位于胃体或胃底部，一般为分化型腺癌。

2. 溃疡型　即 Borrmann Ⅱ 型：肿瘤局限，呈盘状，肿瘤中央坏死，有较大而深的溃疡，如"火山口"状，溃疡底部凹凸不平，边缘隆起、质硬，当病变隆起较明显时，形成环堤状的局限性溃疡向胃腔凸起。

3. 浸润型　即 Borrmann Ⅲ 型：胃壁受癌肿浸润增厚、变硬，皱襞消失，无明显溃疡和结节。

4. 弥漫浸润型　即 Borrmann Ⅳ 型：此型为癌瘤在黏膜下扩展，侵及各层，范围较广；胃壁厚而僵直如皮革状，故亦称"皮革胃"。此型胃癌分化程度最差，淋巴转移发生较早（图 5-4-2）。

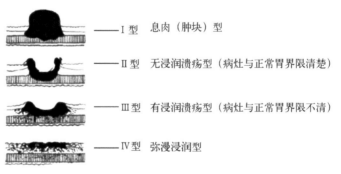

图 5-4-2　进展期胃癌分型示意图

（二）临床表现

早期胃癌往往无明显症状，常见症状有上腹部疼痛或不适，食欲减退、反酸、嗳气、恶心、呕吐、消瘦。呕血与黑粪提示胃癌伴出血。

胃癌早期可无任何体征，最常见的体征为中上腹压痛。晚期胃癌上腹部可扪及肿块，可有恶病质、腹水及锁骨上淋巴结肿大等体征。胃液分析约 2/3 病例空腹无胃酸，胃液中可有血，乳酸含量增高。粪便隐血试验多持续阳性。

（三）超声检查

1. 胃癌的声像图表现

（1）胃癌的基本回声改变

①胃壁增厚：可呈局限性或广泛性增厚，黏膜表面凸凹不平，胃壁厚度多在 1.0cm 以上。病变早期多呈局限性，晚期病变向外浸润时常呈弥漫性增厚，胃壁增厚以弥漫浸润型胃癌表现最明显（图 5-4-3）。

②胃腔狭窄、变形：因癌瘤肿块浸润，胃壁增厚，肿瘤不规整突向胃腔，使胃腔变形，并有不同程度的狭窄（图 5-4-4）。

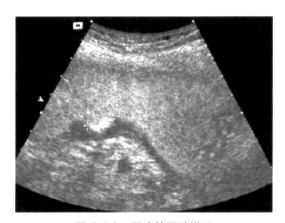

图 5-4-3　胃癌的胃壁增厚

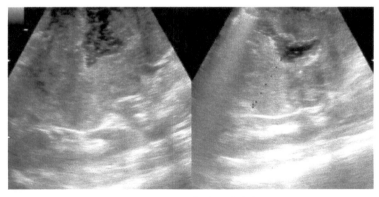

图 5-4-4　胃癌时胃腔狭窄

③胃癌瘤的内部回声：肿瘤内部多呈不均匀的低回声或弱回声，溃疡时可伴高回声。低分化型胃癌和胃黏液腺癌则内部回声呈较均匀的低回声。

④胃壁结构层次紊乱或破坏：如有胃癌浸润则正常胃壁五层回声结构被破坏。早期胃癌胃壁的黏膜下层（第 3 层高回声）连续性完整，癌瘤只侵及黏膜层（黏膜癌）；深度达黏膜下层，则为黏膜下层癌（sm 癌）。进展期胃癌（中晚期胃癌）则胃壁第 3 层以下遭到破坏和中断。

⑤胃幽门狭窄伴食物潴留：胃幽门窦部癌瘤不断增大，常引起幽门梗阻，导致胃食物潴留。超声探测时可看到胃内大量液体潴留。

⑥病变区胃壁硬，蠕动减缓或消失；实时超声探测胃部，正常人胃壁柔软，可看到胃蠕动。胃壁有癌细胞浸润，特别在弥漫浸润型胃癌（皮革胃），可看到胃壁僵硬，蠕动消失。

（2）胃癌的超声分型：根据胃癌的不同形态所呈现的不同声像图所见，可分为肿块型、溃疡型和浸润型。

①肿块型：肿瘤呈结节状或不规则蕈伞形，如息肉。向胃腔内生长，无明显的溃疡凹陷，胃壁可有局限性增厚。肿瘤部位胃壁可显著增厚，范围较局限，与正常胃壁界限清楚（图5-4-5）。如饮水后胃壁充盈，肿瘤呈局限性增长，呈"戒指"状；如癌瘤部位胃壁明显增厚，两侧逐渐变薄，呈弯月状称"半月"征；胃壁增厚明显，范围较广泛则呈马蹄状，称"马蹄"征。

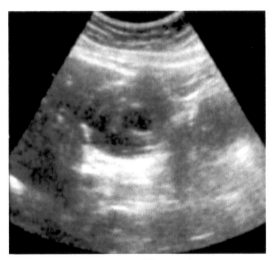

图 5-4-5　肿块型胃癌

②溃疡型：在隆起胃壁内膜面可有不规则凹陷区，凹底部不光滑、溃疡深大、边缘隆起不规则，厚度不均匀，呈"河堤"征改变，在低回声的中间可见不规则较高回声，凹陷口僵直，黏膜像中断、消失，与正常胃壁界限清晰，胃腔明显变形，胃蠕动波消失。整个病变区呈"火山口"状（图5-4-6）。

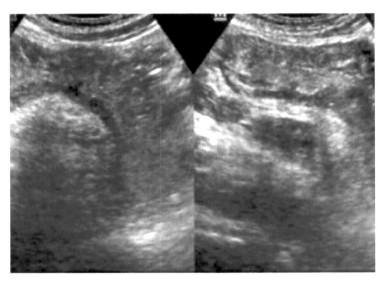

图 5-4-6　溃疡型胃癌

③浸润型：胃壁呈全周性增厚，胃壁僵硬、胃腔狭窄，如胃腔仍较大，可呈"面包圈"征；若胃腔显著狭窄，则呈"假肾"征或"靶环"征。

（3）胃各部位癌瘤的声像图

①贲门胃底癌：贲门管径明显增大，表现为环周增厚伴局部增厚，一般管径多大于

20mm。即靶环增大，靶心缩小、变形，圆形、假肾形、不规则形或分叶状，靶心有偏移；管壁低回声或回声增粗不整齐（图 5-4-7）。可向周围脏器转移，常有胃左动脉周围淋巴结增大，压迫胃左动脉使其血流发生改变。胃底癌在胃底部胃壁呈不规则增厚，向腔内突出，肿瘤内部回声多不均匀。

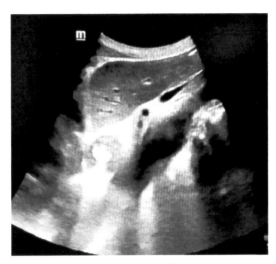

图 5-4-7　贲门部癌

　　②胃体癌：较大的胃体癌空腹检查时多呈"假肾"征，胃壁增厚，可伴溃疡，表面凸凹不平，胃腔变窄（图 5-4-8）。

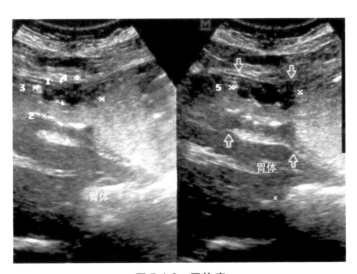

图 5-4-8　胃体癌

　　③胃窦癌：胃窦较胃体部腔隙较小，癌肿常侵犯幽门管全周。病变处胃壁增厚，癌瘤表面不平，呈不规则团块回声，亦可呈"假肾"征或"牛眼"征。胃壁僵硬无蠕动征。晚期癌瘤胃腔明显狭窄，如合并幽门狭窄、梗阻则有胃潴留。胃壁层次结构模糊，黏膜线不清。幽门管内间断出现线形液、气体回声。扩大的胃腔液性无回声区中有不规则的光团、光斑

呈旋转式冲击运动（图 5-4-9）。

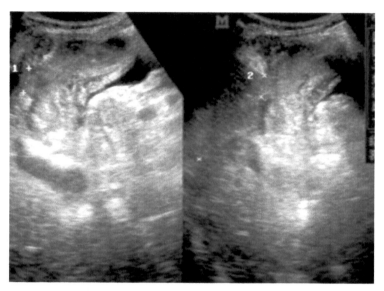

图 5-4-9　胃窦癌

2. **胃癌浸润深度的超声诊断**　一般从体表探测胃壁，虽然也可以观察到胃壁五层线状回声，但通常由于胃腔内气体和腹壁脂肪的干扰，层状回声常不清晰。超声内镜可在观察胃内病变的同时，从胃内用高频超声对病变进行探测，可消除干扰，清晰地观察胃癌的浸润深度。

在判断胃癌浸润深度时应特别注意观察第 3 层高回声的完整性、连续性。如第 3 层高回声层因胃癌浸润而断裂，则表明胃癌已侵入肌层，为进展期胃癌。如第 3 层高回声层虽受胃癌浸润变薄，但未断裂为黏膜下层癌，仍属早期胃癌。

（1）胃癌浸润深度的超声诊断标准

①胃癌浸润胃黏膜层（m 癌）的诊断标准：癌瘤浸润胃壁回声第 1 层高回声层已断裂，第 2 层弱回声层变薄或增厚，第 3 层高回声层无变化，表明癌瘤局限在胃黏膜层（m 癌）。如有广泛的Ⅱc 深度的 m 癌，当胃壁收缩时可引起第 3 层肥厚而易被误诊，可嘱患者饮水使胃壁伸展，或做深呼吸，细致观察胃壁回声表现。胃黏膜层无血管和淋巴管，胃黏膜癌（m 癌）无癌瘤转移，最适于进行胃黏膜切除术（EMR）治疗。

②黏膜下层癌（sm 癌）的诊断标准：第 3 层高回声层由于癌瘤浸润而变薄或增厚，但仍保持其连续性。

③胃癌浸润胃固有肌层（pm 癌）的诊断标准：超声内镜可看到第 3 层高回声层断裂，第 4 层弱回声层肥厚，但第 5 层无改变。

④胃浆膜下层癌（ss 癌）的诊断标准：第 3 层高回声层断裂，第 4 层弱回声层肥厚，第 5 层被癌瘤侵袭但未断裂，癌瘤向胃外有膨胀性生长发育，其浸润深度多为 ss 层。

⑤浸润深度 se 层（se 癌）的诊断标准：胃壁各层回声所见与 ss 层癌诊新标准相同，但第 5 层回声有断裂和不规则突出（图 5-4-10）。

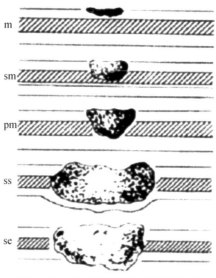

图 5-4-10 胃癌浸润深度的诊断标准

对胃癌浸润深度的判断,可以把浆膜下层癌(ss 癌)和浆膜层浸润(se 癌)混在一起诊断为 s 层浸润。

Borrmann Ⅳ型弥漫浸润型癌(皮革胃)是以第 3 层为中心呈弥漫性全层性胃壁肥厚为特征。

(2)超声内镜诊断胃癌浸润深度的确诊率:日本学者曾报告 641 例胃癌,经 EUS 诊断胃癌浸润深度的诊断确诊率见表 5-4-1。

表 5-4-1 EUS 诊断胃癌浸润深度的确诊率

组织学诊断	例数	EUS 诊断				确诊率(%)
		m	sm	pm	ss	
m	234	186*	35	9	4	79.5
sm	132	9	96*	13	14	72.7
pm	72	2	14	42*	14	58.3
ss	203		2	15	186*	91.6
总计	641					79.6(510)

注:国内邹氏用 EUS 检查早期胃癌 8 例,准确率 62.5%(5/8)。*.总确诊率 =(186+96+42+186)/641

(3)引起误诊的原因

①并发溃疡的胃癌:溃疡瘢痕的超声表现与胃癌浸润的回声很相似,两者很难鉴别。有的学者报告,胃癌浸润引起胃黏膜下层断裂的断端如穿凿样;而溃疡所致的断裂,其断端却逐渐变细,如鼠尾状。伴发溃疡的胃癌在诊断胃癌浸润深度时常易导致分期过深。隆起性胃癌超声扫查时,由于肿瘤或胃内黏液所致超声衰减,而不能准确判断胃癌浸润深度,

☆ ☆ ☆

尤其在使用 20MHz 的细轻超声探头扫查时产生的衰减更明显。

②活检的影响：胃癌肿块活检时，常使肿瘤产生局部缺损和出血，易误诊为溃疡型胃癌，影响对胃癌浸润深度的判断。

超声探测微小癌细胞浸润灶时，由于超声分辨力低而不能区分正常胃组织和癌细胞浸润灶而导致假阴性。

3.胃癌转移病灶的诊断

（1）胃癌直接蔓延，浸润邻近器官：于患者饮水后扫查，注意观察胃与胰腺间界面是否模糊，有无浸润，胰腺体积是否增大；如腹膜不光滑，有粟粒样改变，出现腹水则为腹膜受累。胃与肝、大网膜、横结肠的界面如被破坏，则其界面模糊不清或消失。

（2）血行播散：胃痛可通过血行播散转移到肝脏、脾脏、胰腺等器官，超声可探测到该器官占位性病变，如肝内可呈现单发或多个带有声晕的转移瘤结节。

（3）淋巴转移：胃癌可沿淋巴管转移，发生胃周淋巴结肿大（图 5-4-11，图 5-4-12）。胃周有些部位的淋巴结超声可以测出，有些部位较深或其上覆盖胃肠道的淋巴结因胃肠腔内气体干扰则测不出。位于实质性脏器或大血管周围的淋巴结，超声检查显示率较高；胃小弯侧、贲门、幽门部周围的淋巴结较胃大弯侧易显示；直径 10mm 以上或相互融合呈边界不规整的淋巴结易于显示。肿大淋巴结内部回声多不均匀。

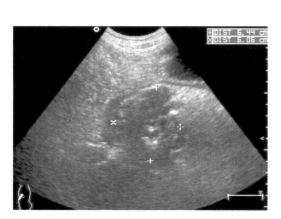

图 5-4-11　胃癌淋巴结转移

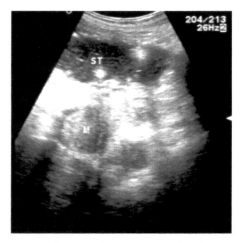

图 5-4-12　胃癌肝门淋巴结肿大

二、胃平滑肌肉瘤

胃平滑肌瘤是比较常见的非上皮性肿瘤，多为良性。胃平滑肌肉瘤则较少见，其发病率约占胃肉瘤的 20%。因缺乏特异性检查手段，术前确诊率不高。

（一）病理

胃平滑肌肉瘤起源于黏膜下的平滑肌组织，多呈膨胀性生长，多数为原发性肿瘤，但部分病例由良性平滑肌瘤恶变而来。其发病部位多在胃的近侧部位，呈球形或半球形，质地坚韧。有的可呈分叶状或结节状，单发或多发，包膜较完整。瘤体多较大，血液供给丰富，瘤内常有大小不等的出血、坏死和囊性变，肿瘤表面可形成溃疡。按肿瘤生长方式的不同，

☆ ☆ ☆

可分为三型。

1. **胃内型**　肿瘤位于黏膜下层，多起源于黏膜肌层。

2. **哑铃型**　起源于肌层的肿瘤可向胃腔内外生长，部分肿瘤位于黏膜下，部分肿瘤位于浆膜下。

3. **胃外型**　肿瘤向胃外生长，位于浆膜下。

播散途径：以血行为主，转移至肝脏最多见，其次为肺，有的可发生肠系膜和胰腺转移。淋巴结转转移较少见。

（二）临床表现

胃平滑肌肉瘤的临床表现主要有上腹部疼痛或不适、呕吐、腹部肿块、上消化道出血及肠梗阻。胃平滑肌肉瘤的出血量常较多，可伴有贫血，一般症状多无特异性。临床症状出现的早晚和轻重取决于肿瘤生长部位、大小、生长速度、有无溃疡及出血等。体征：上腹部可扪及肿块。

（三）超声检查

胃平滑肌肉瘤声像图表现有如下几点。

（1）胃平滑肌肉瘤多在胃壁第 4 层呈现弱回声肿瘤，内部回声不均质，内有高回声光点和分隔样回声。

（2）肿瘤边缘不整齐，呈高回声，包膜完整者占 50%，周缘回声略毛糙。

（3）肿瘤内部呈不均匀回声，中心呈规则无回声区，多为肿瘤出血、坏死、液化所致（图 5-4-13，见彩图）。

（4）黏膜面常有较深的大溃疡，其溃疡凹陷的形态不规则，可与液化区贯通，使肿瘤内部形成假腔，其所在胃壁多有"断裂"征。

（5）肝内常可找到转移灶，可类似肝内囊性病变，为多房性病变。但肉瘤形成的坏死液化区，其周围囊壁不规则、不光滑、厚薄不均。周围淋巴结可出现转移灶。

（四）鉴别诊断

胃平滑肌肉瘤应和良性平滑肌瘤相鉴别，一般认为，如肿瘤直径大于 9.0cm，并有直径 1cm 以上多发囊肿者应考虑平滑肌肉瘤；如肿瘤直径为 3 ～ 8.9cm，肿瘤形态不规整，边缘不齐，内部回声不均匀，有直径大于 1cm 囊肿者多为平滑肌肉瘤。如仅见肌层明显增厚，黏膜、浆膜层光滑完整，肌层反射稍高，有的呈放射状改变者为平滑肌瘤（图 5-4-14）。但两者鉴别有时较困难，有的作者主张肿瘤较大时，即使病理诊断为生长活跃的平滑肌瘤，临床上仍需按平滑肌肉瘤进行治疗。

（五）临床价值

胃平滑肌瘤常在 X 线钡剂造影检查被发现，但不能确定肿瘤性质。胃镜检查也不易诊断黏膜下肿瘤。超声检查，尤其用内镜超声可以发现小于 1.0cm 的肿瘤。根据肿瘤发生在胃壁的层次结构，可以诊断平滑肌肿瘤，还可根据肿瘤轮廓、形态、内部回声是否伴发囊肿及肿瘤的大小鉴别肿瘤的良性或恶性。

三、胃恶性淋巴瘤

胃恶性淋巴瘤是由胃壁内淋巴滤泡发生的恶性肿瘤，在胃肉瘤中发病率最高，占

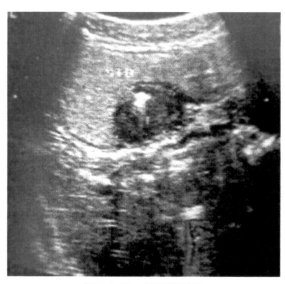

图 5-4-14 胃平滑肌瘤

70%～80%，消化道原发性淋巴瘤的 1/3，以恶性淋巴肉瘤最多，约占 50%，其次为网状细胞瘤与霍奇金病。

（一）病理

胃恶性淋巴瘤起源于黏膜下层的淋巴组织，大小不等，一般肿瘤直径在 4.0cm 左右。肿瘤多发生在胃体部中部小弯侧和后壁，逐渐向周围扩展，并侵犯胃壁全层，黏膜和浆膜常被肿瘤顶起，外观完整。在纤维胃镜检查时显示为黏膜下肿瘤，但有时黏膜层受累形成溃疡，甚至穿透胃壁形成穿孔。病变常为多发性病灶。根据国内文献，胃恶性淋巴瘤的病理形态学改变可分为 4 种类型：溃疡型、肿块型、浸润型及结节型。但大多沿用习惯的组织学分类，即淋巴肉瘤、网织细胞肉瘤、霍奇金病等。国内统计材料，淋巴肉瘤占全部胃肉瘤的 48%，网织细胞肉瘤约占 22%，霍奇金病仅占 5% 左右。

转移途径：主要转移途径是直接蔓延和经淋巴转移，局部浸润很少越过贲门和幽门。

（二）临床表现

胃恶性淋巴瘤临床症状不显著，早期病例无明显症状，晚期症状与溃疡病相似，常有上腹痛、上腹不适、食欲缺乏、恶心、嗳气、消瘦，约 30% 的病例上腹部可扪及肿块。

胃液检查：50% 以上患者胃液中无游离酸。有些症状与胃癌相似，但幽门梗阻和贫血较胃癌少见。晚期肿瘤可出现全身转移和恶病质。

（三）超声检查

1. *超声扫查方法*　不需要做检查前准备，按常规扫查胃的各部位，如能扪及肿块则应注意扫查肿块与邻近各脏器的关系。必要时可饮无气水 500～600ml 或服胃超声造影剂，以描出胃腔的轮廓及胃壁的边界，有利于观察胃部肿瘤。超声内镜检查使用高频探头，可提高分辨力，消除腹壁的影响，可以更清晰地显示胃壁的分层结构。

2. *胃淋巴瘤的声像图表现*

（1）肿瘤的边界不清或不规整，瘤体较大，呈均匀弱回声，可伴不规则的光点或分隔样回声。

☆ ☆ ☆

(2) 胃壁弥漫性增厚或局部形成肿块，有弱回声或近无回声，透声性好，后方回声略增强，胃的分层结构消失。

(3) 瘤组织的外形：较小的（直径 3.0cm 以下）病变呈结节状，圆形或椭圆形；排列不规则或成堆排列如葡萄串状；有的融合，其边缘呈分叶状，也有的融合成大块状。

(4) 胃壁呈弱回声增厚，胃腔内气体可呈强回声，显示为"靶环"状或"假肾"征声像图。

(5) 肿物质地较软，尽管胃壁明显增厚，但导致胃腔狭窄的程度并不严重。

(6) 肿物黏膜可显示溃疡凹陷，以及不规则的增强回声斑。瘤体较小未累及黏膜和黏膜下层的，超声内镜探测时可看到有完整的黏膜层回声层。

（四）鉴别诊断

胃恶性淋巴瘤应与胃癌相鉴别，淋巴瘤质地较软，探头加压能使肿瘤变形，与胃癌所见明显不同。胃癌先侵犯胃黏膜层和黏膜下层，在声像图上仔细观察病变部位，对鉴别诊断有一定帮助。

胃恶性淋巴瘤和胃平滑肌肉瘤均为黏膜下肿瘤，声像图所见均为弱回声型肿块，两者不易鉴别。

（五）临床价值

胃恶性淋巴瘤无特异性临床表现，其黏膜表面多数正常。X 线钡剂造影中 90% ～ 95% 的患者可发现异常，但缺乏特异性改变，检查中常发现胃黏膜皱襞明显增粗，范围广泛，以胃窦部多见。胃镜检查显示为黏膜皱襞显著增厚，胃脱落细胞检查和胃镜活检阳性率都很低，如有溃疡性改变依靠活组织病理检查可以准确诊断。本病术前正确诊断率仅占 10% 左右。

超声扫查可以显示胃壁的分层，如有黏膜下肿物可在相应部位出现病变，有较高的诊断价值。

四、胃息肉

胃息肉在消化道息肉中最为常见，其病因有先天性或炎症，发病率随着年龄增长而增加。

（一）病因

胃息肉分为真性息肉和假性息肉。假性息肉是黏膜炎性增生形成的；真性息肉，又称息肉样腺瘤，由增生的黏膜腺上皮构成，属于腺瘤性增生，多为单发，表面呈结节状，多数有蒂。息肉样腺瘤属于癌前期病变。关于胃息肉分类，有的学者提出如下观点。

1. **增生性息肉** 由腺体组织增生形成，占 27%。

2. **腺瘤性息肉** 又称真性腺瘤，低分化型息肉，占 11%。

3. **炎症性假息肉** 又称炎症性假瘤及纤维炎性息肉，以胃窦部最多，占 58%。其基本病理改变是以成纤维细胞及血管组成，其间有大量淋巴细胞、嗜酸性粒细胞浸润。

形态学分类常用山田分类法。

Ⅰ型：起始部圆滑，与周围组织无明显分界。

Ⅱ型：起始部较钝，但无明显颈圈改变。

Ⅲ型：起始部形成颈圈，但无蒂。

Ⅳ型：有蒂息肉（图5-4-15）。

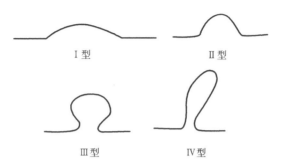

Ⅰ型 Ⅱ型

Ⅲ型 Ⅳ型

图5-4-15 胃息肉的山田分类法

（二）临床表现

胃息肉发病年龄较大，男性较多见，多伴胃酸缺乏或胃酸低下。病变早期无明显症状。如息肉表面糜烂、溃疡，可有上腹不适、胃痛、胀满、厌食、恶心、呕吐、心慌等症状。息肉表面糜烂、溃疡时，可发生间歇性或持续性上消化道出血。幽门部较大的带蒂息肉可堵塞幽门引起间断性梗阻。80%～90%的胃息肉患者胃游离酸缺乏。

（三）超声检查

胃息肉的声像图表现为从胃黏膜层向胃腔内突出，呈低回声或中等度回声，呈圆形或椭圆状团块，直径大小为1～2cm。有的息肉基底部狭窄，呈蒂状。多为单发，但也有呈多发。胃壁各层次结构连续正常。改变体位时胃息肉多不能与胃壁分离。胃息肉多伴发胆囊息肉（图5-4-16）。

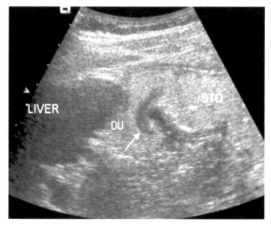

图5-4-16 胃腺瘤息肉

（四）鉴别诊断

胃息肉有1%～3%恶化率，息肉存在时间长且小者多为良性。直径大于2cm者，特别是进行性增大、形态异常、广基底，腺瘤性异型上皮、黏膜色泽改变者、附近黏膜与息肉黏膜界限不清者，恶变的可能性较大。另外，息肉型胃癌生长较快，直径多大于2cm，基底较宽，浸润胃壁，息肉附着处可见黏膜中断。

（五）临床价值

胃息肉行 X 线钡剂检查时可显示胃腔内小充盈缺损，间接提示胃息肉，但不确切。纤维胃镜检查可直接观察胃息肉大小、位置、形态及是否有蒂，并可发现胃息肉表面是否粗糙、破溃或有黏液存留，可提示炎症或息肉恶变可能，为诊断胃息肉的首选方法。

超声检查由于胃息肉较小，胃内气体及胃内容物的干扰，容易漏诊，但对已经发现胃息肉病变者，用超声检查随访其变化，对早期发现息肉癌变有重要价值。

五、胃溃疡

胃溃疡是一种常见的慢性疾病，发生部位在胃和十二指肠球部，分别称为胃溃疡和十二指肠球部溃疡，因溃疡的形成与酸性胃液的消化作用密切相关，所以又称为消化性溃疡。约占人口 10% 的人在其一生中患过此病。

（一）病理

胃溃疡多位于与分泌胃酸区毗邻的胃窦小弯侧，有时见于大弯，亦可位于幽门管，胃的前后壁较少见，胃底部十分罕见。胃溃疡多伴有胃炎。胃溃疡多单发，但也可多发。溃疡呈圆形或椭圆形，直径一般小于 25mm，深达黏膜肌层，边缘整齐，可有炎症水肿、细胞浸润和纤维组织增生等病变，底部洁净，覆有灰白色纤维样渗出物。溃疡常可穿越黏膜下层，深达肌层甚至浆膜层，可使黏膜下层至肌层完全被侵蚀破坏，代之以肉芽组织及瘢痕组织。有时可穿透浆膜而引起穿孔，前壁穿孔可引起急性腹膜炎；后壁穿孔多和邻近器官如肝、胰腺、横结肠等附着，称穿透性溃疡。当溃疡基底的血管，特别是动脉受到侵蚀时，可导致大量出血。溃疡愈合一般需要 4 ～ 8 周，愈合后多留瘢痕。反复活动与修复的慢性巨大溃疡易产生大量瘢痕组织，有的形成胼胝，导致胃形态改变或发生幽门梗阻。

（二）临床表现

胃溃疡多慢性发病，表现为发作期与缓解期相互交替的节律性上腹疼痛或不适。疼痛多位于剑突下正中或偏左，可有局限的疼痛点。其他胃部症状有嗳气、反酸及呕血、黑粪。

（三）超声检查

1. 有溃疡的胃壁局限性增厚，增厚的胃壁顶端最小凹陷型改变，其基底部及周围增厚，胃壁回声减低；凹陷表面回声增高，有的凹陷区略隆起呈小的火山口状（图 5-4-17）。

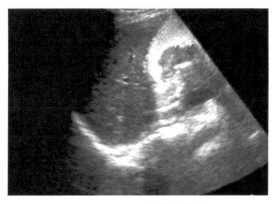

图 5-4-17　胃窦前壁溃疡

2. 增厚的胃壁内以略低回声为主，内部光点分布均质，部分可见少量瘢痕回声。增厚的胃壁最大径一般小于 50mm，局部壁厚一般小于 15mm。

3. 溃疡凹陷部胃壁结构模糊，边缘对称，凹陷底部尚光滑，多数凹陷部的表面可显示高回声的点状或片状斑。

4. 巨大溃疡凹陷一般呈腔外型，有的病例可看到"黏膜纠集"征、"桥"征及"狭颈"征。

5. 溃疡直径大于 10mm 者，常伴发胃蠕动减弱，直径小于 10mm 的胃溃疡一般无明显的胃蠕动变化。

6. 多发性溃疡可显示互不相连的多处溃疡。

（四）鉴别诊断

胃溃疡主要应与溃疡型胃癌相鉴别，两者的超声鉴别诊断可参见表 5-4-2。

但良性溃疡所致炎症纤维增生与癌细胞浸润的回声图像非常相似，很难区分，两者的鉴别诊断困难。

表 5-4-2　胃良、恶性溃疡的鉴别

	良性溃疡	溃疡型胃癌
溃疡	光滑，口底大小一致，底部浅平滑，回声高，边界清晰	不规则，口小底大，潜行性深回声低，边界模糊，不平整
周缘隆起	坡度大，呈城墙状，均称	坡度小，呈堤坡状，不匀称
基底	与胃壁隆起一致	明显大于胃壁隆起范围
周缘壁厚	一般小于 15mm	多数大于 15mm
隆起壁回声	较高，均质	较低，不均质
黏膜纠集征	有	无
桥征	有	无
蠕动跳越	一般没有	有
边界	清楚、规则	不规则，潜行低回声
周围浸润	少见	多见
远处转移	无	有

（五）临床价值

胃溃疡最直观、有效的首选诊断方法是纤维胃镜检查和胃镜直视下胃黏膜活检。X 线检查阴性的胃溃疡有 5% ~ 20% 在胃镜检查中可看到溃疡。其次是 X 线钡剂检查，绝大多数慢性胃溃疡可得到确诊，阳性率为 85% ~ 90%。

超声检查虽可显示胃壁五层结构及溃疡大小、深度等征象，但敏感性较低。尤其在体表腹部探测时，由于受体表脂肪及胃内容物的干扰，可使超声检查导致假阴性或假阳性。另外，由于超声对胃溃疡的炎性浸润与癌细胞的浸润在声像图上没有明显的区别，对良性溃疡和恶性溃疡的鉴别，目前还存在一定困难。因此，超声诊断胃溃疡的临床价值受到限制。

☆ ☆ ☆

六、先天性肥厚性幽门狭窄

先天性肥厚性幽门狭窄由于幽门环肌肥厚、增生和幽门管腔狭窄,引起机械性幽门梗阻。本病主要发生在婴儿,为婴儿的常见疾病。

(一) 病理

先天性肥厚性幽门狭窄主要病理改变是幽门壁各层组织均肥厚、增大,而以环肌为主。幽门比正常者明显增大,一般长 2 ~ 3.5cm,直径 1 ~ 1.5cm,肌层厚 0.4 ~ 0.6cm,病史越久肿块越大。肿块呈橄榄形,表面光滑,色泽粉红,质硬有弹性;有的肿块略有弯曲,色苍白,质坚硬如软骨。将幽门沿横断面切开后,可见肥厚部分向幽门腔推进。幽门黏膜有很深的皱襞,充满已狭窄的幽门腔,使其更加狭窄,有的只能通过细探针。组织学检查可见幽门壁各层均肥厚、增生,而以环肌最为显著;可见肌间神经丛缺如,或显著减少。幽门黏膜呈不同程度的水肿及充血。

(二) 临床表现

呕吐是本病早期而重要的症状,多于出生后 2 ~ 3 周出现。呕吐呈典型的、有规律的进行性加重,几乎每次喂奶后数分钟即呕吐。逐渐由一般性呕吐变为喷射性呕吐,剧烈时可喷至数尺外。呕吐时吐出量多,可将前两次食入的奶一并吐出。呕吐物无胆汁但可呈咖啡色。患儿明显消瘦,皮肤松弛、有皱纹,皮下脂肪减少。

腹部检查:上腹部膨胀并可见胃蠕动波。在右上腹部可触到橄榄样肿块。

(三) 超声检查

先天性肥厚性幽门狭窄的声像图表现

(1) 上腹部可测及幽门肌层厚度≥ 0.4cm。

(2) 幽门肌层增厚呈透声环状,环中央卷曲压缩的黏膜呈回声增强。

(3) 沿幽门做长轴斜切时,见增厚的肌层与胃壁相连,其回声强度略低于胃壁,其肌层厚度之 0.4cm,直径≥ 1.5cm (图 5-4-18)。

(4) 幽门短轴切面由于幽门肌层增厚可显示环状低回声区,周边光滑 (图 5-4-19)。

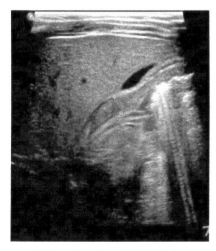

图 5-4-18 肥厚性幽门狭窄

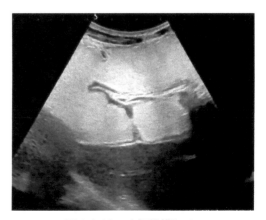

图 5-4-19 幽门管横切面

（5）幽门管中间为狭窄的幽门管腔，呈条形气体强回声像，宽度一般为3mm，幽门开放受限，管腔内径变化小。

（6）上腹部可显示大量的胃液无回声区，其中含中等回声斑点。

（四）鉴别诊断

先天性肥厚性幽门狭窄呕吐物中不含胆汁，可除外各种原因引起的高位不完全肠梗阻。但和幽门痉挛和胃扭转发生的呕吐易于混淆，应认真加以鉴别。

（五）临床价值

超声检查不仅可显示胃内大量潴留液，还能探测到肥厚的幽门及其肥厚程度，比X线透视只能看到胃扩张更为全面。

七、幽门梗阻

（一）病理

胃幽门梗阻是由胃、十二指肠溃疡、胃癌、胃黏膜脱垂症等疾病所引起。幽门梗阻有两种类型。

1. 溃疡周围组织炎性水肿、充血或反射性幽门痉挛妨碍幽门的通畅而导致幽门梗阻。此类梗阻为一时性，可随溃疡好转而消失，内科治疗有效，可称为功能性或内科性幽门梗阻。

2. 溃疡在愈合过程中，由于瘢痕组织收缩而阻塞幽门通道所致的幽门梗阻。这种梗阻为持久性，不能自行缓解，必须行手术治疗，称器质性或外科性幽门梗阻。

（二）临床表现

患者有长时期溃疡病史，多次反复胃痛发作。幽门梗阻发生后，胃痛的性质和节律性逐渐发生改变。

胃内大量内容物潴留时，患者感到上腹部饱胀不适，并伴食欲减退、嗳气、反酸等症状。呕吐是幽门梗阻的主要症状，每隔1～2 d呕吐一次，一次呕吐量可多达1000ml以上，内含发酵的隔宿食物。患者常自己诱发呕吐以缓解症状。患者体重明显下降，有低钾、低氯性碱中毒。

体检：可见上腹部膨胀，有胃型、胃蠕动波和击水声，皮肤丧失弹性。

（三）超声检查

胃幽门梗阻的声像图表现如下：

（1）幽门管阻塞，无开放征象，多数病例加压胃区后可见细小液流通过。

（2）胃腔内大量潴留物，空腹胃腔内可见液性无回声区，有斑片状物漂浮其中，可随体位变动而移位。

（3）部分病例胃壁蠕动亢进，亦有胃蠕动消失者，并常可见到胃窦部的逆蠕动。

（4）胃窦部癌瘤引起的幽门梗阻，可见局部胃壁隆起的实质性低回声肿物，使幽门管狭窄变形（图5-4-20）。

（四）临床价值

幽门梗阻时X线钡剂检查可显示胃形扩大、胃排空时间延长、胃蠕动加强，钡剂可在胃内滞留达6h以上。X线检查还能估计其阻塞的性质，进一步推测幽门有无器质性病变。

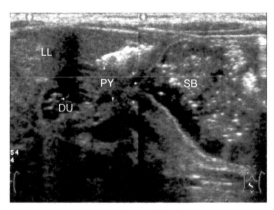

图 5-4-20　胃幽门梗阻

超声检查可诊断幽门梗阻,同时,可了解幽门梗阻后胃腔的大小、形态和内部回声变化,并可显示幽门的通过情况。有的病例可以发现引起梗阻的原因,但对轻度不完全梗阻,难以作出确切诊断。

八、胃穿孔

(一)病理

胃、十二指肠溃疡急性穿孔是溃疡病的并发症之一,伤寒、肿瘤、急性胃扩张、外伤等原因也可导致胃肠道急性穿孔。胃穿孔表现为严重急腹症,有致命危险,需要紧急处理。胃溃疡急性穿孔大多发生在近幽门的胃前壁偏小弯侧。胃溃疡穿孔一般较十二指肠穿孔略大。溃疡穿孔后,胃肠内容物流入游离腹腔,引起急性腹腔炎症状。

(二)临床表现

急性胃穿孔的临床表现为突发腹痛,如刀割或烧灼样,为持续性腹痛,也可伴阵发加剧。疼痛初起部位多在上腹部或心窝部,迅即延及全腹部。腹后壁及膈肌腹膜受刺激时,可引起肩部或肩胛部牵涉性疼痛。可有恶心及反射性呕吐。患者仰卧拒动,全腹明显压痛,腹肌呈板样强直。肠鸣音消失。如腹腔内有较多游离气体,则叩诊时肝浊音界消失。

(三)超声检查

1.腹腔内游离气体:患者仰卧位,于脐下双侧腹直肌下方、腹膜腔浅方或膀胱前上方(头低臀高位)测及气体强回声,呈等距多次反射,形成强回声带,左右对称,可随体位移动,其后方脏器被气体遮盖而显示不清。坐位检查时,通过肝脏声窗探测,可在膈肌顶部与肝脏之间显示气体回声。

2.腹膜腔积液:根据穿孔部位和积液多少可在肝下腔、肝肾间隙、脾肾间隙、升结肠旁沟、骨盆腔等部位测及异常的不规则的无回声区,其中可见中等回声斑点。

3.胃肠蠕动减弱或消失:以十二指肠蠕动减弱为明显,并有肠腔积气等声像图表现。

4.穿孔初期腹肌高度紧张,肠蠕动减弱或消失,腹胀不显著。于穿孔后期病情进入弥漫性腹膜炎阶段时,则出现麻痹性肠梗阻。

5.对穿孔较大者,如详细进行超声检查时,可直接显示穿孔的部位和大小,以及胃内容物向腹腔流动的声像图。

6. 穿孔被局限时,可形成脓肿或可见边缘模糊、回声不均的炎性包块(图 5-4-21)。

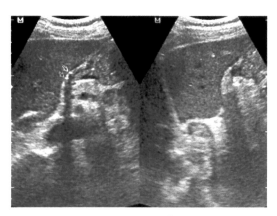

图 5-4-21　胃穿孔

(四)鉴别诊断

急性胃肠穿孔应与急性胃扩张、急性坏死性胰腺炎、急性胆囊炎穿孔并发腹膜炎和急性阑尾炎等进行鉴别。

(五)临床价值

超声检查对诊断急性胃肠道穿孔有一定临床价值。B 超对腹内游离气体的显示率为85%,对腹腔内积液的显示率为92.5%。但对穿孔部位尚不易显示,对单纯穿孔及合并出血、癌变的穿孔声像图难以区别,穿孔后期患者腹内大量胀气会干扰超声探测。

对临床或 X 线检查已确诊的病例,通常不再做超声检查,但超声有时能显示 X 线检查不能发现的局限于肝上前间隙的气体。另外,超声探测腹腔内积液则比 X 线检查敏感,而且其诊断也比较确切。

九、胃石症

(一)病理

胃石症一般有两种,一种是植物纤维团块,多为一次过多地吃生柿、黑枣后发生。柿和黑枣均含有鞣酸,成熟后含量不及 1%,未成熟时可达 25%。鞣酸和胃酸可与蛋白质结合成为不溶于水的鞣酸蛋白而沉淀于胃内。柿内尚含有树胶和果胶,遇酸则凝集,可沉淀黏合成块,更可与食物残渣聚积,越积越大,形成巨大团块。另外一种是毛发团块,见于儿童和精神不正常的成年人,吞服大量毛发,在胃内与胃内容物结合成团块。

(二)临床表现

胃石症可无任何症状,仅在钡剂检查或超声检查时偶然发现。如其症状多为上腹部疼痛、不适或沉坠、胀满感,有时可恶心、呕吐,吐出物为少量清液或黏液。胃黏膜可糜烂、溃疡,此时则有类似溃疡病的症状,如夜间腹痛加重及呕血、黑粪等。儿童腹部常可扪到边缘清楚、质硬、能移动并下缘可托起的肿物,一般无压痛或仅有轻度压痛。毛发石的患者可感到难闻的口臭,间歇性腹泻也较多见,病期久的患者多有体重减轻和体力下降。

(三)超声检查

1. 胃壁完整,层次清晰,胃腔内测及一个或多个前缘呈弧形或带状的强回声团块,其后方伴明显声影（图 5-4-22）。

2. 饮水充盈胃腔后可见强回声团块随体位改变而移动，并显示结石内部的不均质增强回声。

3. 如伴发胃溃疡时，可显示增厚胃壁内膜缘呈小凹陷型改变。

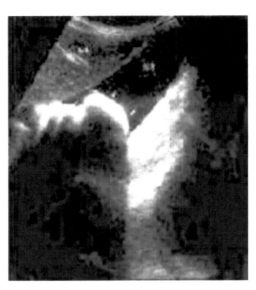

图 5-4-22　胃石症

（四）鉴别诊断

胃石症应与巨块型胃癌或胃内气体相鉴别。

（五）临床价值

胃的超声检查可清晰地显示胃石的大小、数目、形态和内部回声结构，其敏感性和诊断准确性均较高。

十、急性胃扩张

急性胃扩张的临床表现为胃和十二指肠极度急性膨胀，腔内有大量液体潴留。

（一）病理

有的学者认为，急性胃扩张是由于肠系膜上动脉和小肠系膜将十二指肠横部压迫于脊柱和主动脉上所致；另有学者则认为，急性胃扩张是由于胃、肠壁原发性麻痹所致。实际上，两个因素可能均存在。

胃和十二指肠高度扩张，可占据几乎整个腹腔，胃壁可变薄或因炎性水肿而增厚。大多数患者可发现十二指肠横部受肠系膜上动脉压迫。在晚期，胃黏膜上有小糜烂和出血点。

（二）临床表现

急性胃扩张病变初期仅感觉无食欲，上腹部膨胀和恶心，很少腹痛。呕吐为本病的主要症状，无干呕现象。呕出液开始为深棕绿色浑浊液体，以后呈咖啡渣样，呈碱性或中性，隐血试验强阳性。但不含血块。呕吐后腹胀、不适并不减轻。腹部呈不对称膨胀，以左上腹和中腹部较明显。有水震荡声。全腹弥漫性轻度触痛，肠鸣音减弱。

（三）超声检查

急性胃扩张的声像图表现：

1. 上腹部超声检查可显示大量的无回声区，内含中等回声斑点。

2. 可探测到扩张的幽门及十二指肠球部，内含大量液体及中等回声斑点。

3. 详细探测可显示十二指肠第二段受压梗阻。

（四）鉴别诊断

急性胃扩张应与弥漫性腹膜炎、高位机械性肠梗阻相鉴别。弥漫性腹膜炎可有体温升高。腹膜刺激征明显，腹腔呈普遍性胀气，超声检查时可看到肠腔气体多次反射波，无急性胃扩张的大量无回声区。机械性高位肠梗阻常有较明显的腹痛，肠鸣音增强，呕吐物含小肠内容物。超声探测上腹部无大量无回声区。

（五）临床价值

急性胃扩张一般依靠临床可以诊断。超声发现胃内有大量液体，幽门扩张，则有助于临床诊断。

十一、胃术后输入袢梗阻

（一）病理

胃输入袢梗阻是胃 Billroth Ⅱ 式或 Roux-en-Y 式术后非常严重的并发症，一旦发生必须手术矫治，由于缺乏特异的辅助检查方法，常致误诊而造成严重后果。发生输入袢梗阻时，大量的胆汁、胰液和十二指肠液聚积于输入袢肠管内，使之高度扩张。组成输入袢的十二指肠段亦有扩张。

（二）临床表现

胃术后输入袢梗阻的临床表现为手术后时间不等的急性腹痛、恶心、呕吐，呕吐物不含胆汁，进食后加重，上腹部可有压痛或可触及包块，可出现黄疸或有胰淀粉酶升高。

（三）超声检查

胃术后输入袢梗阻的声像图表现如下：

1. 中上腹部（十二指肠床处）有横置长管状暗区，在肝下方、胰头右侧起始走向胰腺下方。横置的长管状液性无回声区越过腹主动脉至脊柱左侧。改变探头扫查方向。可见横置长管状液性无回声区与另一管状无回声区相连续，两者接连处相对狭小，长管状液性无回声区内见皱襞样回声。

2. 低位胆管梗阻的表现：胆管呈不同程度扩张，最宽达 1.2cm，胆囊增大，肝内胆管扩张。

3. 胰管扩张，最宽达 0.4cm。梗阻以上肠管扩张、胆管扩张及胰管扩张为本病典型的声像图表现的三联征。

4. 脐周及左侧腹显示多个弯曲的"香蕉"状无回声区，为疝入的小肠非受压部分肠管积液扩张产生的图像。

（四）诊断与鉴别诊断

具备下列条件即可诊断为输入袢梗阻：

1. 有 Billroth Ⅱ式或 Roux-en-Y 式胃手术史。

2. 有输入袢梗阻的临床表现：手术后急性腹痛、恶心、呕吐、上腹部压痛或触及包块，可出现黄疸或胰淀粉酶升高。

3. 超声探测发现十二指肠床区横置长管状暗无回声区。

4. 有低位胆管阻塞的声像图所见。

本病应当与术后急性胃扩张及高位性肠梗阻进行鉴别。

（五）临床价值

胃输入袢梗阻在临床上可表现为急性和慢性两种类型。急性梗阻者多为完全性梗阻，病程发展迅速，临床表现复杂，诊断比较困难，如无及时、可靠的检查方法，容易延误手术时间，死亡率在 50% 以上，而非手术治疗死亡率可达 100%。超声检查简便迅速，能为本病诊断提供依据，可以有效地减少或避免误诊，对争取手术时间、挽救患者生命有着极其重要的价值。

第6章

肾　脏

第一节　肾脏超声解剖概要

肾脏是一对实性腹膜后器官，位于脊柱和腹部大血管两旁，并且紧贴两侧腰大肌。后方紧邻后腹壁，与腰方肌相邻。双肾位于横膈之下，右肾相当于第12胸椎至第3腰椎水平，较左肾约低半个椎体。肾的平均长度10～12cm，宽6～7cm，厚3～5cm（图6-1-1A，见彩图）。

肾脏和其内上方相邻的肾上腺由肾脂肪囊包绕，位居腹膜后间隙之中。肾脂肪囊表面的筋膜称肾周筋膜（Gerota筋膜）。左、右肾周筋膜又将腹膜后间隙分成潜在的肾旁前间隙和肾旁后间隙，但它们彼此不相通连（图6-1-1B、C，见彩图）。

右肾与肝脏、十二指肠和结肠的肝曲相邻；左肾与脾、胰尾和结肠脾曲、腹膜腔中的胃体部相邻（图6-1-1C，见彩图）。熟悉双肾和肾周围毗邻器官图像如包括大血管的关系，尤其是了解它们的纵断面、横断面、冠状断面与不同脏器和大血管彼此的关系，对于超声扫查是很重要的（图6-1-1C、D，见彩图）。如果从背面观，双肾上极距正中线4～5cm，双肾下极距正中线5～6cm，两肾长轴大致呈"八"字排开，加上肾的中上极部分被第12肋骨遮挡，故需注意超声扫查技巧。

肾脏是人体重要的泌尿器官。肾脏的组织学结构，包括肾包膜（肾纤维囊）、肾实质（肾皮质和肾锥体）、集合系统及其与肾脏内外动静脉血管的诸多结构，它们之间的相互关系，详见肾脏冠状断面示意图（图6-1-1E、F，见彩图）。上述这些解剖组织学结构，是现代肾脏超声诊断检查的重要基础。

第二节　肾脏超声检查技术

一、仪器条件

宜采用中高档实时超声诊断仪，常规应用凸阵、线阵。由于肾上极有时受肋骨遮挡显示不清，用凸阵、扇扫式或小型凸阵探头扫查更好。探头频率选用3.5～5MHz，婴幼儿和瘦小成人可用5～7MHz。

仪器调节：大致按肝脏超声检查中规定的仪器调节方法进行。

二、检查前准备

一般无须特殊准备。但若同时检查膀胱、输尿管、前列腺或盆腔其他结构，可让被检查者在检查前保持膀胱充盈（注：饮水后如果过度充盈膀胱，可能使肾盂、肾盏显示格外清晰，勿误认为"肾盂扩张"或"肾积水"。）

三、体位和扫查途径

1. 侧卧位经侧腰部扫查

（1）左侧卧位检查右肾：被检查者右手抬举至头部，在右腰部利用肝脏为声窗对右肾纵断面和冠状断面检查，即右肾长轴断面（图6-2-1A、B）。

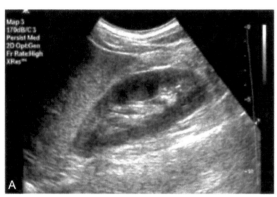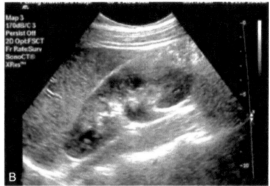

图6-2-1 右肾纵断面（A）和冠状断面（B）声像图

（2）右侧卧位检查左肾：被检者左手上举至头部，在左腰部利用脾脏为声窗对左肾进行纵断面和冠状断面扫查，即左肾长轴断面（图6-2-2A、B）。

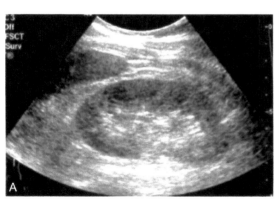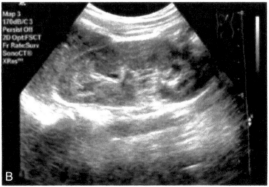

图6-2-2 左肾冠状断面声像图（A）和前倾冠状断面（B），后者显示肾门与主动脉关系

注意：肾的冠状断面扫查以肾门为主要标志。它是全面观察肾脏细微结构（包括包膜、皮髓质、肾盂、肾盏和肾血管）极为重要的长轴断面；可用来显示肾与腰大肌-脊柱等结构相邻关系；有利于肾脏长宽径的准确测量，还便于和X线肾盂造影、MRI等影像做比较观察。此外，在左肾还可以显示肾门血管，特别有利于检测左肾动脉血流有无异常（图

☆☆☆☆

6-2-3A、B，见彩图）。

（3）侧卧位常规肾脏横断扫查——短轴断面：应自上而下或自下而上进行一系列肾脏横断面，常需呼吸配合，其图像质量常较背部扫查为好。

2. 仰卧位前腹壁扫查　被检者仰卧于诊断床上，双臂置于枕旁。此体位适合于右上腹经肝右肾扫查（纵断和横断，需深吸气屏气配合）。左上腹部因有胃气干扰，此途径观察左肾存在困难，需饮水使胃充盈，坐起来再查。这种扫查技术，对于观察左肾及其邻近器官，如胰尾、脾脏及血管等非常有利，值得重视。

3. 俯卧位背部扫查　用于经腹扫查困难者。俯卧位由于第 12 肋骨遮挡，扫查时需要深吸气，肾脏纵断扫查不易充分显示肾上极（图 6-2-4A）。也可垂直于长轴进行肾脏自上而下的横断扫查（图 6-2-4B）。

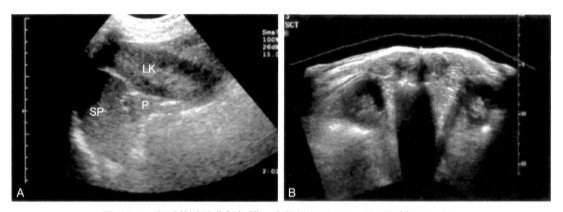

图 6-2-4　肾脏俯卧位背部扫描：左肾纵断面（A）和双肾横断面（B）

四、扫查方法

1. 肾的长轴扫查：包括肾脏纵断面和冠状断面扫查。观察肾脏长轴系列断层图像及其与邻近器官的关系。还可在被检查者深呼吸或屏气时扫查，根据需要停帧摄影或录像记录。

2. 肾的横断扫查：将探头沿肾脏长轴转 90°。嘱被检者深吸气进行肾的系列横断面观察。自肾上极开始经肾门至肾下极来回进行。在肾门水平检查时需注意肾血管及附近有无肿物和淋巴结肿大。

3. 重点进行实时灰阶超声检查，然后，根据需要进行 CDFI 和频谱多普勒超声检查和必要的记录。

第三节　肾脏正常声像图

一、肾脏纵断面

呈椭圆形或扁卵圆形，肾的包膜清晰、光滑。肾皮质呈均匀的中低水平回声。肾锥体呈圆形或三角形弱回声区（图 6-3-1A，见彩图）；小儿肾锥体回声更弱，勿误认为小囊肿。

肾中央部分为肾窦区，包括收集系统（肾盂、肾盏）、血管和脂肪，呈不规则的高水平回声。肾皮质和肾锥体之间短线或点状较强回声代表弓形血管。高分辨力仪器常能清楚地显示肾盏、肾盂轮廓，甚至包括其中无回声的含液部分。彩色超声能够清晰显示肾动静脉及其肾内分布（图 6-3-1B，见彩图）。

二、肾脏横断面

在肾门部呈"马蹄铁"形。靠近肾的上极或下极则呈卵圆形或圆形。同样，肾的周缘部分为均匀低水平回声，中心部分为不规则的强回声。在肾门部常见肾血管的图像（图 6-3-2，见彩图）。

三、肾脏冠状断面

肾脏的冠状断面是与纵断面不同的而又非常重要的长轴断面。它能够显示肾脏和肾周全貌，包括肾包膜、实质（皮质、髓质）、肾盏和肾盂，以及肾动静脉（图 6-2-2，图 6-2-3）。

正常肾脏超声测量

1.测量技术方法　应寻找肾的最大冠状断面测出其长径和宽径。最好在肾门水平横断面上测量厚径。最大纵断面也适合于肾脏长径测量。注意尽可能选择整个肾脏包膜显示最清晰时"冻结"图像并加以测量。

体外试验超声测量研究说明，若不重视上述正规测量技术，肾脏长径测量值容易过小，厚径测量值可能偏大。

2.正常值　根据北京大学第三医院 143 例（年龄 17 ～ 65 岁）286 只正常肾超声测量研究资料，2 ～ 3 倍标准差和标准误（0.04 ～ 0.05）均在合理水平。以下正常值可供参考（北京医学 1989，11：123）。

男组：平均肾长径（10.6±0.6）cm，宽径（5.6±0.5）cm，厚径（4.2±0.4）cm。

女组：平均肾长径（10.4±0.6）cm，宽径（5.4±0.4）cm，厚径（4.0±0.5）cm。

第四节　肾脏疾病

一、肾囊肿

肾囊肿有以下多种类型：肾皮质囊肿（单纯性肾囊肿，包括孤立性和多发性肾囊肿）、多囊肾、肾髓质囊性变（海绵肾）、多囊性肾发育异常等。这里重点讨论单纯性肾囊肿。

1.单纯性肾囊肿（simple renal cyst）　病因未明，发生率随年龄增长而增加。尸检研究发现，50 岁以上者 50% 有之。囊肿的壁菲薄，其中充满澄清液体。小的囊肿直径仅几毫米或几厘米，一般无临床症状，大的囊肿可以形成腹部肿物。

这种囊肿常单发，也称孤立性囊肿；多发性肾囊肿：部分患者有 2 个以至数个，故称多发性肾囊肿，也可双肾皆有囊肿。本病预后良好，即使双肾多发性囊肿也呈良性经过，与先天性多囊肾不同。

2.复杂性肾囊肿（complex renal cyst）　和单纯性肾囊肿的区别在于后者囊壁稍厚或钙化，囊内可以有分隔、钙乳沉淀，或因合并出血、感染出现囊内回声增多。

（一）声像图表现

一般呈圆形或椭圆形；囊壁菲薄（几乎难以辨认）、光滑整齐；囊内无回声；囊肿后方回声增强。以上为典型单纯囊肿声像图标准，囊肿的大小不等（图6-4-1）。有的囊肿两旁尚可见到由于边缘回声失落引起的侧方声影。此外，囊肿在肾内常造成肾皮质和肾窦弧形压迹，外生性囊肿也可向外隆起使肾包膜产生局部隆起。CDFI检查：囊内无血流信号，或许在囊壁偶见少许绕行的血流信号。

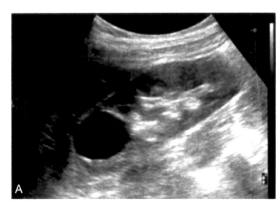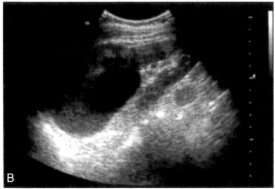

图 6-4-1　单纯性肾脏囊肿声像图

（二）诊断和鉴别诊断

1. **单纯性肾囊肿**　一般容易诊断。然而，超声表现并不都是典型的。例如：直径＜1cm或更小的囊肿内部常出现低水平回声（部分容积效应伪像所致，采用谐波成像或改变扫查位置有助于改善图像质量）；位置很深的单纯性囊肿其壁回声可以显得不够锐利和清晰。

2. **多发性肾囊肿**　即多发性单纯囊肿患者。对于双侧性多发性肾囊肿，尚应与多囊肾作仔细鉴别。

3. **复杂性肾囊肿**　少部分肾囊肿呈分叶或多房状，内有细线样分隔回声，极少数肾囊肿壁出现"彗星尾征"，斑点状或弧形强回声（代表钙化），或伴有钙乳沉淀引起的分层回声（图6-4-2A、B）。囊肿内合并出血或感染时，可出现弥漫性低回声或沉渣状回声；有外伤史者，囊壁可增厚，囊内甚至出现实性团块状回声（图6-4-2C、D）。复杂性肾囊肿也称不典型肾囊肿，特点是CDFI显示囊内无血流信号。此型肾囊肿需要与囊性肾癌进行鉴别，可进一步检查如增强CT或超声造影。

4. **肾盂旁肾囊肿**　起源于淋巴管，其囊肿位置特殊，在肾窦区出现圆形或椭圆形无回声结构。可呈单房性（图6-4-3A），部分呈多房性。后者呈细线样分隔，极易与肾积水混淆。其特点是囊肿只占据一部分或大部分肾中央区，不完全具有肾积水的特征——肾小盏扩张，囊肿与肾锥体之间或多或少存在肾窦脂肪强回声（图6-4-3A、B）。

（三）临床意义

1. 超声诊断肾囊肿的敏感性超过X线肾盂造影和放射性核素扫描，可靠性高达95%以上。多数体积不大（＞5cm）的无症状而具有典型单纯囊肿表现者，由于预后良好，经超声诊断可免除穿刺、肾动脉造影等损伤性检查或手术探查。

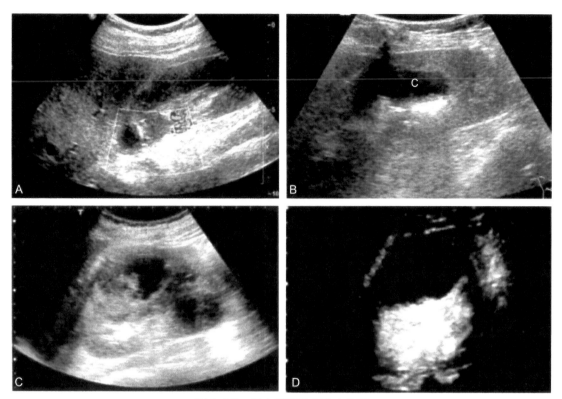

图 6-4-2 复杂性肾脏囊肿声像图

A. 肾上极囊肿,囊壁轻度增厚,部分囊壁钙化,CDFI 显示囊壁无血流信号。B. 囊肿(C)底部细点状强回声分层平面,代表钙乳沉淀。C. 肾囊肿内显示不规则实性成分,部分囊壁似增厚,酷似囊性肾肿瘤;本例 CDFI 显示囊内无血流信号。D. 此例超声造影显示囊壁大致平滑,囊内实性成分无增强,可除外肿瘤

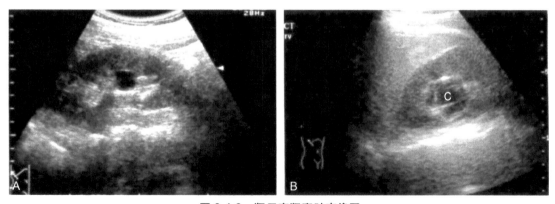

图 6-4-3 肾盂旁肾囊肿声像图

A. 肾中央区典型肾盂旁囊肿;B. 肾盂旁囊肿(C)较大,内有细线样分隔

2. 对于不符合典型单纯囊肿的患者,即复杂性肾囊肿需要进一步明确囊肿性质。尤其对于囊壁较厚和分隔较厚,伴有实性成分和钙化的囊肿,应特别注意 CDFI 检查有无丰富血流信号以除外肿瘤,必要时进一步做超声造影、增强 CT 扫查或超声引导下穿刺活检。

3. 超声引导穿刺引流和无水酒精硬化治疗适合于体积超过 5 ~ 6cm 有症状的肾囊肿和

合并出血、感染的肾囊肿。业已公认，这种微创技术几乎可以完全替代有创手术和比较痛苦的腹腔镜微创手术治疗。

二、多囊肾

多囊肾为先天性遗传性双肾发育异常，分常染色体显性遗传多囊肾（autosomal dominant polycystic kidney disease，ADPKD）和常染色体隐性遗传多囊肾（autosomal recessive polycystic kidney disease，ARPKD）两类。前者也称成人型，比较多见，发病年龄一般在 40～60 岁，多以腹部肿物、高血压、血尿、腰痛等来诊。后者，以往称"婴儿型"，其实可发生在围生期、新生儿期、婴儿期和少年期各年龄段，婴幼儿易因肾衰竭夭折，少年期以合并肝纤维化和门静脉高压更突出，所幸均比较少见。

（一）声像图表现

1. 成人型多囊肾（图6-4-4）　典型进展期患者一般多见于中年以上女性，双肾显著增大，表面不规则，肾皮质、髓质内许多大小不等囊泡样无回声和低回声结构（注：低回声通常代表囊内陈旧性出血，少数合并囊内感染），囊壁清晰、整齐。肾窦区被多数囊泡压迫变形，甚至显示不清（图6-4-4A）。

早期病情轻者（多见于患者子女超声筛查），声像图表现可不典型，囊肿数目较少，有时酷似多发性肾囊肿（图6-4-4B）应注意鉴别。

2. 婴儿型多囊肾　本病少见，发病年龄包括围生期和儿童，特点是双肾肿大，弥漫性回声增强。请参见表6-4-1和产科胎儿异常（图6-4-5，见彩图）。

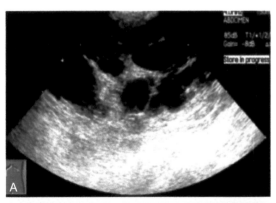

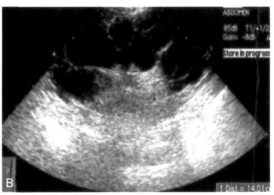

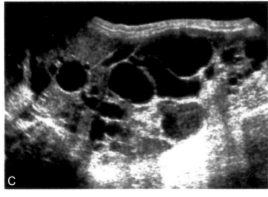

图 6-4-4　多囊肾声像图表现

A. 例一，女 54 岁，多囊肾声像图（双肾长轴断面）。B. 例二，多囊肾声像图（轻型）。此系陪同患者的直系家属，24 岁，无症状，经免费筛查，偶然发现双肾多发囊肿。声像图提示早期多囊肾，显然与家族遗传有关；此例多囊肾患者并未累及肝脏。C. 例三，多囊肾合并多囊肝（右侧肝肾长轴断面）

表 6-4-1 成人型和婴儿型多囊肾比较

	成人型	婴儿型
发生率	1/1000 ～ 1/500	1/14 000 ～ 1/6 000
遗传类型	显性	隐性
发病年龄	40 ～ 60 岁	婴儿期（围生期）
超声特点		
肾大小	增大，早期不明显	增大
表面形态	不平，可轮廓不清	轮廓清楚
肾内回声	无数圆形囊肿大小不一（0.1 ～ 10cm），彼此孤立	肾实质回声增强显示不出无数微小囊肿
肾窦回声	早期可见受压征象，晚期肾窦显示不清	皮髓质分界不清
伴随症	30% ～ 60% 有多囊肿	可伴有肝囊肿和肝脏门静脉周围纤维化—门静脉高压
并发症	肾性高血压、肾功能不全	肾功能不全

（二）诊断和鉴别诊断

根据前述超声征象诊断多囊肾一般没有困难。需要注意鉴别的疾病有以下几种：

1. 多发性单纯肾囊肿 部分患者单侧或双肾有多数性囊肿，故与多囊肾有相似之处。但肾囊肿数量较少，发生在肾皮质，肾窦回声比较完整，且无家族史，故比较容易区别（表 6-4-2）。

Bear 提出多囊肾的诊断标准与年龄有关：有家族史的患者，30 岁以下至少有 2 个囊肿，单侧或双侧皆有；30 ～ 59 岁至少有 2 个，而且双肾受累；60 岁以上至少有 4 个，而且双肾受累。

表 6-4-2 单纯性多发性肾囊肿与多囊肾的鉴别

	单纯性多发性肾囊肿	多囊肾
囊肿分布	单侧或双侧	双侧
囊肿数目	少	多或无数
肾脏大小	局部为主，可能稍大	普遍性增大
肾轮廓	光滑，边缘清楚	很不规则，边缘不清
肾中央区	正常或局部压迫变形	常变形或难以分辨
家族遗传史	无	常有

2. 重度肾积水 某些断面可似多囊或多房囊状，因而可能与多囊肾混淆。利用肾冠状断面扫查，特别注意寻找有无残存肾实质（残存肾实质很像较厚而不太整齐的囊壁）以及

☆☆☆☆

肾的"囊腔"是否与其他囊腔甚至和扩张的肾盂相通。此为鉴别的要点（图 6-4-6）。多囊肾为双侧性，多数囊肿大小相差悬殊，每个囊壁清晰，彼此不相通。此外，多囊肾的表面常高低不平，致使肾轮廓和肝肾间界限不清。与肾积水边界清楚的肾包膜轮廓（有时尚见残存的薄层肾实质）形成了鲜明对比。根据这些超声特点可以对两者进行鉴别。

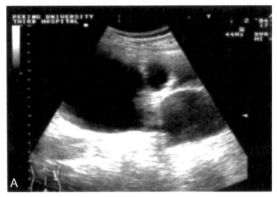
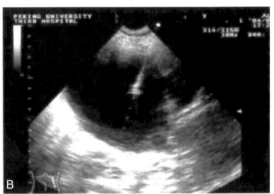
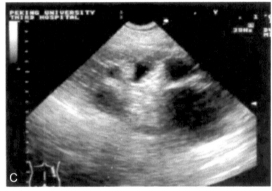

图 6-4-6　A、B. 一例典型病例男性，右上腹部肿物酷似多囊肾，超声引导穿刺抽吸大量液体后立即证实重度肾积水；C. 穿刺抽液治疗后

3. 多囊性发育不良肾（multicystic dysplastic kidney，MCDK）　本病属先天性非遗传性发育异常，通常为单侧肾累及并丧失肾功能。若为双侧性肾脏受累，其结局通常是胎死宫内，不可能存活。本病好发于围生期胎儿、新生儿和 2 岁以内的婴幼儿，多因腹部包块来诊（图 6-4-7，见彩图），成年人非常少见，即使见到，患肾和囊肿均已萎缩，趋于消失。

超声表现：①一侧肾区多囊性肿物，囊肿大小不等，常失去肾脏外形，以致容易与成人型多囊肾混淆；肾实质和肾窦、肾门血管一般显示不清。②对侧肾通常代偿性肥大，通常是胎死宫内，不可能存活。③对侧肾通常代偿性肥大，回声正常。这些与多囊肾双肾受累表现全然不同。本病预后良好，囊性肿物随年龄增长渐趋萎缩以至消失，因此未必需要手术治疗。

（三）临床意义

超声是多囊肾最好的影像学诊断方法。超声诊断多囊肾具有高度准确性（97%）。超声不仅适用于多囊肾的诊断和鉴别诊断，还可作为有效的筛选检查手段对患者的家庭成员进行检查，对于家族中早期无症状患者的职业选择、劳动力安排具有重要意义。有学者主张，超声引导囊肿穿刺抽液减压，对于多囊肾患者可以暂时性缓解症状或改善其肾功能。

三、肾肿瘤

（一）肾脏原发性肿瘤

可分良性和恶性，但以恶性占大多数。肾肿瘤又分肾实质肿瘤和肾盂肿瘤两类。肾实质肿瘤在成人多数是肾细胞癌（透明细胞癌为主），在儿童多为肾母细胞瘤（Wilms 瘤）。血管平滑肌脂肪瘤（错构瘤）是比较常见的一种良性肿瘤，腹部常规超声或在体检超声检查时偶尔发现。至于脂肪瘤和血管瘤则较为少见。肾盂肿瘤较肾实质肿瘤相对少见，约占肾肿瘤的 15%。肾盂肿瘤 80% 左右是尿路上皮细胞癌，少数是鳞状上皮细胞癌。肾盂良性（尿路上皮性）乳头状瘤属常见肾盂肿瘤，但因易于复发和恶变，临床上习惯按低度恶性予以积极处理。

（二）肾脏转移性肿瘤

一般见于其他器官恶性肿瘤的晚期。其中，进展期的淋巴瘤和白血病侵犯肾脏的机会较多，分别占尸检比例的 1/2 和 2/3（双侧和单侧侵犯可呈弥漫性或局灶性浸润）。

（三）肾细胞癌

肾细胞癌（renal cell carcinoma，RCC）是成人最为多见的肾实质肿瘤，男女之比约 3∶1。好发年龄在 50 岁以上。肿瘤可发生在左右肾实质的上、中、下各部。局部实性肿物居多数，多为透明细胞癌，体积可大可小；囊性肾癌占 5%～7%，弥漫浸润型也较少见，但是均值得重视。RCC 有沿肾静脉 - 下腔静脉转移并形成瘤栓倾向。

本病早期 60% 无明显症状。患者一旦出现典型症状——腰痛、血尿、腹痛三联征，已属肾癌晚期，往往肿瘤大、预后差，而且肾癌三联征的发生率尚不足 10%。早年外科手术发现的 RCC 平均直径达 7～8cm，手术切除率和 5 年生存率均低（20 世纪 80 年代仅为56%）。自从 CT 和超声广泛应用于临床以来，RCC 的早期诊断、治疗和预后已大为改观，小肾癌发现率大幅提高（9%～38%）。业已证明，超声的普及应用，对于发现早期无症状性肾癌，包括小肾癌的人群普查，具有十分重要的意义。

1. **声像图表现**　肾细胞癌声像图特点取决于肿瘤的大小及其侵犯范围。

（1）肾外形改变：较大的肿物常引起，包括局部肿大、隆起，包膜不规则。多呈圆形和椭圆形实性肿物，边界可清晰或不清晰。偶见肿物外向性生长，甚至带蒂，易误为肾外肿物或漏诊（注意：采用肾脏长轴和短轴多平面扫查，可以避免误诊、漏诊）。

（2）回声类型：有低回声型（10%）、等回声型（86%）和极少数的高回声型（图 6-4-8A～D）。此外，较大肿物往往内部回声不均匀，中央还可出现钙化斑块强回声及小片低回声和无回声区，可称为混合型或囊性变型，代表肿瘤内液化坏死和出血。

（3）具有明显的占位特点：除包膜局部隆起外，常引起正常肾实质和肾中央区（肾盂肾盏）明显压迹和浸润。

（4）CDFI：血流信号增多型较多见（如"抱球"状或点、线状散在分布的高速血流），或肿物局部的肾血管分布紊乱（图 6-4-9，见彩图）；然而，少血流信号和无血流信号型可见于不少体积较大的 RCC。CDFI 显示肿瘤滋养血管的敏感度较差，故未见血流信号增多不能排除 RCC 诊断。

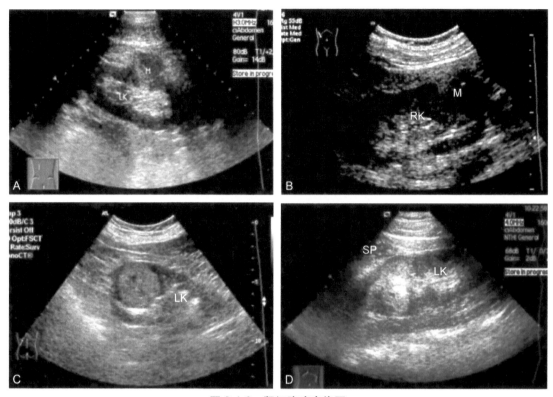

图 6-4-8 肾细胞癌声像图

2. 超声造影 新型微泡超声造影可以显著提高 RCC 的肿瘤血管显示率，表现为动脉期快速增强和廓清，帮助进一步明确肿瘤的范围，提高 RCC 超声诊断的敏感性和准确性。

(1) 小肾癌：体积 ≤ 3cm³ 的小 RCC，在影像学称为小肾癌。通常分化良好，生长缓慢（平均每年生长 0.45cm），无转移，手术治疗效果极好，据报告 8 年治愈率可达 98.4%。

声像图特点：①边界清晰，多数回声增多，可伴有斑点状小钙化；②可有假包膜，有明显的占位效应如向包膜表面隆起；③或呈"不典型囊肿"表现，即囊内有回声，多房性或蜂窝状，囊壁或间隔增厚，有乳头状实性成分；④ CDFI 常显示肿物内、囊壁或间隔血流信号增多。

(2) 囊肿型肾癌：囊肿型肾癌是比较少见的特殊类型 RCC（5% ～ 7%），但值得重视。

声像图特点：①囊肿可小（≤ 3cm）、可大（≥ 5cm）；②单房或多房，壁较厚而不规则，内部回声增多，可有斑点状钙化或多数厚的分隔；③单纯囊肿内出现实性回声；④实性肿物内出现不规则以囊为主的混合性回声，透声较差；⑤ CDFI 往往有助于发现囊壁、瘤内间隔和实性成分中的血流信号，包括囊性小肾癌。超声造影和增强 CT 有助于进一步确定此型 RCC 的血流特征（图 6-4-10，见彩图）。

3. RCC 的转移征象 肾细胞癌常沿肾静脉扩散，引起肾静脉、下腔静脉瘤栓和阻塞，用 CDFI 可以进一步证实静脉瘤栓及其范围（图 6-4-11，见彩图）。有时可见肾门淋巴结和腹膜后淋巴结肿大导致肾静脉和下腔静脉移位、受压，笔者曾遇 1 例晚期左侧肾癌患者，肾门淋巴结肿大并压迫左肾静脉引起继发性精索静脉曲张。

4.鉴别诊断

(1) 肾脏假肿瘤：最常见为正常肾柱。肾柱是肾皮质伸向肾窦的组织块，其回声比肾窦低，可似肾肿瘤。但肾柱回声通常和正常皮质相同（注意：左肾柱受肋软骨声衰减影响，回声减低，更似肿瘤）。该"肿物"不伴有肾盂肾盏畸形等占位征象。通常用彩色多普勒超声可以作鉴别诊断（图6-4-12，见彩图），超声造影、增强CT扫描、MRI均有助于识别。

(2) 肾表面分叶现象：正常肾可保留胎儿期的分叶残迹，常为双侧性。

有时由于分叶较大而叶间沟较深，被误认为肿瘤结节。但此"结节"的回声与正常肾实质其余部分相同，无占位特点，其CDFI表现正常。

(3) 黄色肉芽肿性肾盂肾炎和肾结核等非肿瘤病变：本病也容易和肾肿瘤混淆，需结合病史和其他临床资料如感染症状综合分析。超声造影、增强CT均难以鉴别，组织学穿刺活检可以明确诊断。

(4) 良性肾肿瘤：常见的血管平滑肌脂肪瘤，应与回声增多性小肾癌鉴别。增强CT是可靠的鉴别方法。

5.临床意义和局限性　超声有助于早期发现肾癌尤其是早期无症状性肾癌。超声发现肾癌往往先于CT、MRI，尤其早期无症状RCC。超声普查肾肿瘤具有重要地位，它有助于早期发现直径≤3cm的小肾癌，发现率为0.025%。小肾癌早期手术治疗预后极好。

彩色多普勒可进一步增加RCC的诊断信息，但存在血流信号减少型。超声造影可以显著提高CDFI显示肿瘤血管的敏感性，从而更有助于肿瘤的大小、范围的评估。

CDFI显示肾静脉、下腔静脉转移性瘤栓非常有用，其准确性分别高达87%和100%。

增强CT有助于进一步诊断RCC和分期，并能够与其他肿物特别是血管平滑肌脂肪瘤等进行鉴别。

小RCC回声增强者占50%以上，故应与良性血管平滑肌脂肪瘤鉴别，最好进一步做增强CT检查以明确诊断（注：应该承认，螺旋CT比常规超声更敏感，可能发现1.5～2cm的"微小RCC"。超声对于2cm以内的RCC不敏感，假阴性率很高）。

超声检查肾脏应注意识别假肿瘤，避免假阳性。如"肥大"的肾柱、(胚胎性) 分叶肾、肾结核等，CDFI常有帮助，必要时借助于超声造影或其他影像学检查。

(四) 肾母细胞瘤

肾母细胞瘤也称Wilms瘤，是儿童最常见的腹部恶性肿瘤之一。少数病例为双侧性。

声像图特点 (图6-4-13)

(1) 体积大，可超过肾脏本身。

(2) 内部回声改变依肿瘤血管多少、出血坏死及液化程度等而不同。间质较少者常为均质性；在实性成分中常有多个含液无回声区，代表肿瘤组织崩解和液体积聚。少数肿瘤出现钙化引起的强回声和声影。

(3) 腹水或腹膜后积液征象：提示肿瘤迅速生长使肾 (肿瘤) 包膜失去了完整性。

(4) 可有肾静脉和下腔静脉及局部淋巴结侵犯。

(5) CDFI表现：瘤体内可见较丰富的血流信号。

(五) 恶性淋巴瘤

淋巴瘤可以侵犯肾脏，但并不多见。有两种类型。

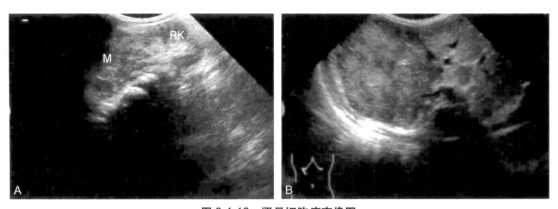

图 6-4-13　肾母细胞瘤声像图
A.右上腹部纵断面；RK.右肾；M.肿瘤。B.右上腹部横/斜断面

1. *局限型*　呈结节状或团块状低回声性肿物。

2. *弥漫浸润型*　淋巴瘤的肾脏侵犯通常是本病的晚期表现。超声检查应当注意有无肾门区及腹膜后淋巴结肿大，这对疾病的临床分期有帮助。

（六）肾尿路上皮癌（urothelial carcinoma，UC）

覆盖于肾盂、输尿管和膀胱表面尿路上皮发生的肿瘤，统称为尿路上皮肿瘤（以往称"移行细胞肿瘤"）。肾脏尿路上皮肿瘤主要是指肾盂尿路上皮乳头状瘤和尿路上皮癌（占90%），其他类型少见。肾脏尿路上皮癌占肾脏肿瘤的 5% ～ 13.5%，病理分乳头型（附着在黏膜上，有蒂，高分化）和浸润型（结节状、黏膜增厚，低分化）两类。本病可由尿路上皮乳头状瘤恶性变而来。患者以老年居多，男女之比为 4 ∶ 1。常以无痛血尿、腰痛来诊。超声检查小的肾盂肿瘤比较困难。肾盂尿路上皮癌声像图表现容易受肾窦回声的影响，其形态、大小、部位以及是否合并肾盏、肾盂阻塞（积液）又很不相同，故其超声表现复杂多变。

1. **主要声像图表现**

（1）无尿路阻塞的小肿瘤，由于肾窦区回声较强，超声检查容易漏诊或显示不清。因此，必要时需要进行 MRCP 或 CT 等其他影像学检查。

（2）肾盂尿路上皮癌在肾窦内多表现为低回声型的肿物，可部分或全部占据肾窦，使肾窦区呈均匀的低回声，边界清晰，提示较大的乳头状肿瘤，有时酷似"肾积水"，但无后方回声增强表现。

如果采用 CDFI 检查，肿瘤内显示很少的血流信号。采用超声造影，可见肾窦内的肿物以低灌注、血流信号缓慢增强为主要特征（图 6-4-14，见彩图）。

（3）阻塞型肾盂尿路上皮癌：肿物阻塞可继发肾盏或肾盂扩张。此时，声像图容易显示该实性肿物的形态、大小和范围。CDFI：肿瘤内很少显示血流信号。超声造影可见肾窦内肿物以低灌注、缓慢增强为主要特征。

（4）弥漫型肾盂尿路上皮癌：肿瘤细胞由肾盂、肾盏向肾实质破坏性弥漫性浸润生长，有其特殊声像图表现：患肾弥漫性普遍肿大，可基本保持正常肾外形；但肾实质显著增厚，皮髓质界限不清；肾盂、肾盏似"轻度积水"，却充满实性低回声；可伴有肿瘤血管转移

☆ ☆ ☆

等其他表现。此型肾盂癌需要与内科弥漫性肾病相鉴别（图 6-4-15，见彩图）。

2. 诊断和鉴别诊断

（1）常规超声检查肾盂肿瘤敏感性虽然较差，但不失为首选无损害影像学检查法。无痛性血尿患者，如超声未显示肿物或显示不满意，可建议进一步 X 线尿路造影，或做增强 CT、MRI 检查。

（2）肾窦内低回声型肿物应与肾积水、肾窦脂肪增生相鉴别。肾盂尿路上皮癌有时酷似肾积水（或肾积水合并感染），肾窦区出现低回声，边界清晰，但其透声性较差。肾窦脂肪增生（renal sinus lipomatosis）肾窦也出现较宽的低回声区，见于部分老年人和肥胖者，无任何症状，采用 CDFI 和超声造影可以鉴别。

（3）超声造影可见肾窦内肿物以低灌注、缓慢增强，对于明确 UC 的大小、范围很有帮助。

（七）血管平滑肌脂肪瘤（错构瘤）

为肾脏最常见的良性肿瘤，由不同比例的脂肪、血管和平滑肌组织构成。可单发、多发或者双侧发生。4cm 以下通常无症状，如果长大可能因瘤体出血产生腰痛、血尿。

声像图具有一定的特征性。呈圆形结节或肿物，边界清晰，无声晕，多数呈密集而均匀的高水平回声。瘤体较大的错构瘤声衰减显著，后方还可伴有模糊声影。CDFI 未能提供更多诊断信息。由于瘤内含有脂肪，CT 扫描有助于证实本病并与 RCC 鉴别（图 6-4-16，见彩图）。

四、肾结石

肾结石是常见疾病，男性 20 ～ 40 岁居多数。肾结石主要分布在肾的收集系统内，位于肾盂者居多，肾盏次之，可为双侧性。约 80% 的肾结石含钙（草酸钙、磷酸钙），X 线平片易于显示，尿酸结石和胱氨酸结石 X 线显影较淡或不易显影，称"X 线阴性结石"或"透 X 线结石"。超声检查均有助于本病诊断。

单纯无梗阻性肾结石一般不产生疼痛。结石下行如果引起尿路阻塞，肾盂、输尿管平滑肌强烈收缩则产生剧烈肾绞痛。血尿或镜下血尿比较多见。症状性肾结石常与肾盏或肾盂扩张（肾积水）合并存在，并可继发尿路感染。输尿管结石常引起近端输尿管扩张，疼痛急性发作时输尿管扩张者更多见，而且有利于超声显示。

（一）超声诊断要点

1. 肾窦区内出现点状、团块状或弧形强回声，伴有声影（图 6-4-17，见彩图）。一般含钙结石超声穿透性差，声影显著；非含钙结石（鹿角状结石）穿透性较好，声影欠显著。可单发或多发。鹿角状结石有不规则分支或呈数个分散的强回声，实时超声缓慢扫查可见这些强回声相互联结在一起。

2. 多数结石 CDFI 或 PDI 检查可见快闪伪像（twinkling artifact），出现率为 80% 左右。即在结石及其声影部位出现彩色镶嵌现象（图 6-4-17D，见彩图）。

3. 肾结石继发肾积水时，出现结石梗阻引起的扩张的肾盂肾盏图形。

（二）诊断注意事项

肾和输尿管结石若无合并肾盏、肾盂及输尿管扩张，灰阶超声显示结石有时比较困难，肥胖患者尤其如此。以下方法有助于识别可疑结石：

1. CDFI 或 PDI 检查一旦发现快闪伪像，有助于结石诊断，但阴性不能完全除外。

2. 利用组织谐波成像技术和适当聚焦方法，可能使结石和声影显示得更清晰。如有仪器设备条件，还可采用较高频率，缩小凸阵探头扫描角度扫查。

3. 在超声检查阴性而临床高度怀疑泌尿系结石的情况下，应想到结石位于输尿管，仍需向下追踪扫查或做腹部 X 线片、静脉尿路造影。

（三）鉴别诊断

与肾实质内钙化灶（呈点状、斑块状强回声并伴有声影）、老年人肾动脉管壁钙化相鉴别。

（四）临床意义

超声可能发现 0.3 ~ 0.5cm 或以上的肾结石，敏感性高达 96%。超过 5mm 的肾结石敏感性可达 100%。利用彩色多普勒超声快闪伪像有助于不典型小结石的超声显示。对于肾结石，超声通常能够满足临床诊断，一般很少需要再做 MRI 或 CT 检查，除非肾结石声像图不典型，怀疑肿瘤或合并肾盂、输尿管梗阻原因不明。

五、肾积水

一侧尿路梗阻引起单侧性肾积水；下尿路梗阻常造成双侧性肾积水。上尿路梗阻较早引起肾盏杵状扩张；下尿路梗阻时肾盂、输尿管扩张更明显。少量肾积水仅有 10 余毫升液体积聚；严重肾积水可达上千毫升之多。

肾积水是许多原因引起的尿路梗阻的一种表现。超声发现肾积水征象，有助于进一步查明尿路梗阻的病因，如结石、肿瘤、结核，以及多种先天异常。

（一）声像图表现

1. 肾中央区（肾窦）强回声部分或全部被增宽的无回声区所取代，无回声区的边界清晰，后方回声增强。

2. 在横断面上，无回声区呈椭圆形或圆形，至肾门附近常更宽大、更突出；在冠状断面上呈椭圆形或烟斗形，其形态与肾盂扩张的 X 线征象相符合。

3. 注意事项：肾冠状扫查更为重要，能够清楚显示扩张的肾盂、肾盏，以及上段输尿管及其病变（如结石、肿瘤、狭窄等），肾乳头可以变平。

4. 肾积水的严重程度

（1）轻度肾积水：肾外形和肾实质无改变；肾窦部出现窄带状或扁卵圆形无回声区，宽度超过 1 ~ 1.5cm；冠状扫查可见肾盂形态饱满，大盏扩张，小盏或有轻度分离；此外，常伴有肾锥体顶端穹窿变浅（图 6-4-18A）。

（2）中度肾积水：冠状扫查显示肾窦区典型的"手套"状或"烟斗"状无回声区，提示肾盂、肾大小盏皆有显著扩张；肾锥体似变平、消失；肾体积轻度增大，但超声测量变化未必显著（图 6-4-18B）。

（3）重度肾积水：肾窦区强回声被显著扩张囊状无回声区所代替，其周边呈"花边"状或椭圆形，有的断面呈多房囊状呈"调色碟"状；肾实质因明显受挤压，不同程度地变薄；肾体积明显增大，可伴有肾外形异常（图 6-4-18C、D）。

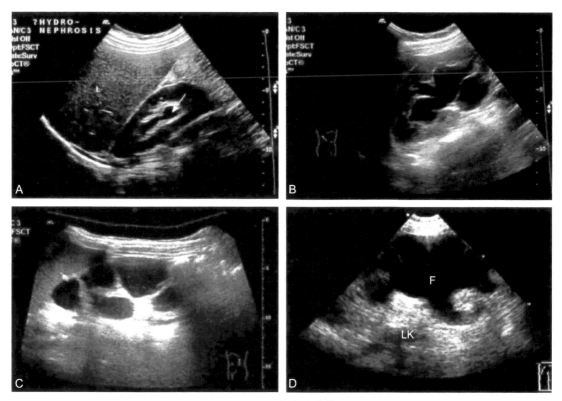

图 6-4-18 肾积水声像图

（二）诊断和鉴别诊断

1. 肾盂的正常变异，尤其是肾外肾盂（壶腹型肾盂）。目前高分辨力实时超声常能清楚显示正常含尿液的无回声肾盂（图 6-4-19A ～ D）。因此，"肾盂分离征"未必一定代表肾积水。

2. 诊断轻度肾积水应特别注意避免超声假阳性。被检者在大量饮水后及膀胱过度胀满时，可因暂时性肾盏肾盂过度充盈产生较宽的无回声区。肾积水往往伴有肾乳头变平和肾小盏扩张征象，这与正常肾盂过度充盈有区别。对于可疑者宜排尿后超声复查。

3. 肾盂旁囊肿，尤其多房性肾盂旁囊肿。

鉴别要点：①无肾小盏扩张征象；②肾盂旁囊肿周围或多或少可见肾窦区脂肪回声。

4. 重度肾积水时，某些肾的断面图呈调色碟状，有时酷似多囊肾和巨大的肾囊肿。

鉴别要点：①利用冠状扫查能够发现这些"囊肿"与扩张的肾盂相通（图 6-4-18C、D）。②重度肾积水或多或少地可以发现残存的肾实质。残存的肾实质好似厚薄不均匀的"囊肿壁"，此为重度肾积水的重要特征，而严重得多囊肾无此征象，此为二者鉴别的要点。

5. 妊娠肾盂肾盏扩张征（maternal pyelocaliectasis）多见于右肾，左肾也可能同时受累，但肾盂扩张程度较右侧为轻。据统计，中度和重度右侧肾盂扩张者占 17%，预后良好，一般无泌尿系统感染，产后 4 周恢复到正常。但若左肾积水程度超过右肾，应高度怀疑左侧有其他原因尿路梗阻。

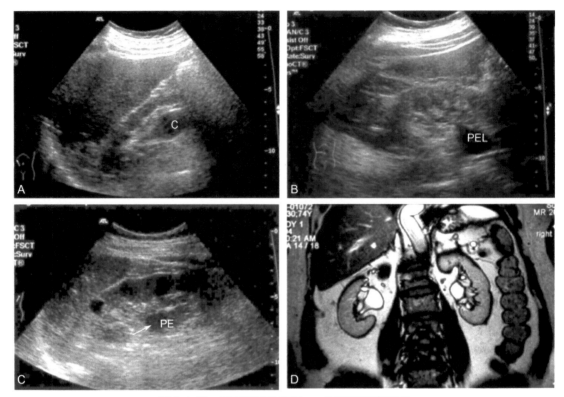

图 6-4-19　肾盂的正常变异——肾外肾盂声像图

（三）临床意义

1. 超声诊断肾积水高度敏感，临床符合率为 98.9%。静脉肾盂造影不显影的患者其最常见的原因是肾积水，超声不仅可以用于诊断，而且对于鉴别诊断极有帮助。

轻度肾积水可能产生假阳性，早年报告高达 18% ～ 20%。严格掌握轻度肾积水的诊断标准，注意正常肾盂解剖学变异，做好鉴别诊断，一般可避免超声假阳性。必要时 X 线静脉肾盂造影和 CT、MRI 等有助于进一步鉴别。

2. 超声对肾积水的病因诊断也可能提供一定的帮助。必要时，需要结合其他影像学检查。

3. 超声引导经皮穿刺造影、置管引流，有助于尿路梗阻病因的进一步诊断和治疗。

六、肾外伤

闭合性肾损伤可分肾挫伤、肾实质裂伤（包膜破裂）、肾盏（肾盂）撕裂、肾广泛撕裂（全层裂伤，甚至肾蒂断裂）。肾挫伤可发生在肾实质内，也可引起包膜下血肿；肾包膜破裂引起肾周围积血和积液；肾外筋膜破裂引起腹膜后血肿。肾外伤可合并其他脏器损伤如肝脾破裂并伴有腹腔出血，肾蒂撕裂者常引起严重的出血性休克。

肾外伤分级标准（美国创伤外科协会，1989）：

Ⅰ级：肾挫伤 / 非扩展性包膜下血肿（无肾实质裂伤）。

Ⅱ级：非扩展性肾周血肿或肾实质裂伤，深度 < 1cm。

Ⅲ级：肾实质裂伤＞1cm，但无尿液外渗。

Ⅳ级：肾实质裂伤累及集合系统（尿液外渗），节段性肾动脉或静脉损伤，或主干肾动脉或静脉损伤伴局限性血肿。

Ⅴ级：肾碎裂、肾蒂撕裂伤或主干肾动脉栓塞。

肾外伤的实用分类还有以下方法（Kawashima等，2001）：

Ⅰ.轻度（肾实质挫伤，包膜下小血肿，小的肾皮质撕裂），占大多数（75%～85%），并且适合非手术治疗。

Ⅱ.重度（撕裂伤延伸至收集系统，有肾节段性坏死/梗死），仅占10%，可以保守或外科处理，具体取决于严重程度。

Ⅲ.灾难性损伤（血管蒂和粉碎性损伤）。

Ⅳ.肾盂输尿管结合部撕裂伤。

其中Ⅲ、Ⅳ伤势严重，共占5%，需紧急手术治疗。总体来说，闭合性钝性损伤大多数病情相对较轻，可以采用保守疗法。因此，肾外伤程度的分级诊断是很重要的。

（一）声像图表现

1.肾实质挫伤

（1）肾包膜完整。局部肾实质回声不规则增强，其中可有小片回声减低区。

（2）包膜下少量出血。在包膜与肾实质之间，可能出现新月形或梭形低回声区或高回声区，代表包膜下出血（新鲜出血易被忽略），提示肾实质可能有轻微裂伤，但超声未能显示（声像图假阴性）。

（3）CDFI无明显异常。

2.肾实质裂伤（伴包膜破裂）

（1）肾周围积液（积血）征象显著。即肾包膜外有无回声或低回声区包绕。多量出血时，肾的大部分被无回声区包绕。

（2）肾破裂处包膜中断现象，局部肾实质内可有血肿引起的局部低回声和裂隙。破裂处可位于肾中部，或肾脏上、下极，但常规超声检查可能不易找到，除非裂伤范围较大（图6-4-20A、B）。

3.肾盏撕裂伤（通常与实质病变并存）

（1）肾实质回声异常增多，或有小片低回声区，包膜完整。

（2）肾中央区扩大伴有不规则回声，它与肾实质的边界模糊不清。

（3）肾盂扩张征象，集合系统因血块堵塞时发生。扩张的肾盂肾盏中常有不规则低水平回声。

4.肾广泛性撕裂伤 同时伴有上述两型表现，其中肾周大量积液征象十分突出（积血、尿液），断裂、损伤的肾脏结构模糊不清（图6-4-20C、D）。CDFI有助于显示肾血管及其分布异常，肾梗死区内缺乏血流信号。

超声造影与肾外伤的类型和分级诊断：

Ⅰ级：肾包膜完整，包膜下见新月形无增强区，肾实质内未见异常的无增强灶（图6-4-21，见彩图）。

☆ ☆ ☆

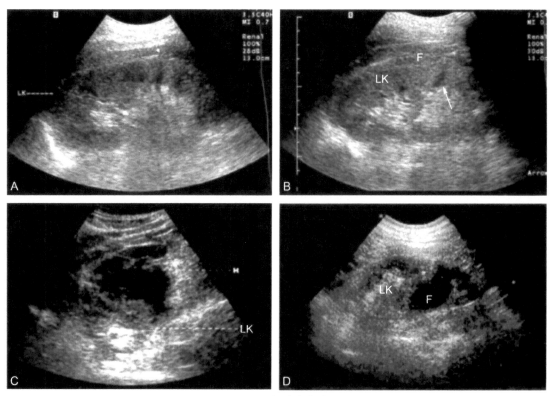

图 6-4-20　肾外伤声像图

A、B. 轻度肾裂伤；LK. 左肾；箭头指裂伤部位和肾周围血肿；F. 积血。C. 重度肾裂伤。LK. 左肾，M. 血肿。D. 与 C 图同一患者，4 周后血肿部分吸收；F. 积液区

Ⅱ级：肾包膜可连续或不连续，包膜下或肾周可见带状或半月形无增强区，实质内见不规则无增强区，范围 < 1cm，肾窦局部可因受压迫而变形（图 6-4-22，见彩图）。

Ⅲ级：实质内见斑片状无增强区（范围 > 1cm），但未达集合系统。

Ⅳ级：肾实质内大片状无增强区，并与肾盂相通，可见肾盂分离现象。

Ⅴ级：肾碎裂，组织碎成 2 块以上，可有造影剂外溢或肾实质完全不增强（图 6-4-23，见彩图）。

（二）临床意义

1. 常规超声方便易行，非常适合多数闭合性肾损伤患者的诊断和初步筛查，初步了解肾损伤的类型和严重程度，也适合于保守观察治疗患者于肾脏外伤的影像随诊检查。然而，常规超声敏感性、特异性均较差，存在着假阴性，CDFI 的敏感性也较差，不足以解决肾外伤的临床分型。对于病情危重的"灾难性肾外伤"以及临床怀疑多脏器损伤的患者，宜首选增强 CT 扫描并采取其他应急措施。

2. 传统认为增强 CT 是肾外伤的分级诊断的金标准。研究证明，超声造影 / 对比增强超声（CEUS）新技术通过显示肾实质的血流灌注情况，进一步查明肾损伤的范围、破裂部位、有无节段性梗死以及有无活动性出血，从而做出精确的分级诊断，准确率接近增强 CT 检查。超声造影简便易行，比较经济，对于指导临床治疗具有重要实用价值。

3. 增强 CT 不仅能够全面地评价肾外伤，明确损伤类型及范围，了解肾的血流灌注和

☆ ☆ ☆

肾脏的功能，CT还具有诊断肝、脾、肾等多脏器损伤（有报道高达60%～80%）的优势，故多年来发达国家常以增强CT作为肾及其他实质脏器外伤的首选影像诊断方法。

七、肾脏感染性疾病

（一）急性化脓性肾脏疾病

1. 急性肾盂肾炎（弥漫性，局灶性）　本病属于急性细菌性泌尿系统感染，多为逆行性，以大肠埃希菌感染为主（85%），其次为血源性金黄色葡萄球菌引起。成年女性多见。常有发热、腰痛、泌尿系症状。根据局部叩痛、压痛，白细胞增多及尿常规检验，临床一般不难做出诊断。但是遇到抗菌治疗反应不佳甚至病情恶化时，有必要明确诊断并除外并发症（如肾脓肿和肾周围脓肿），需要进一步影像学检查。

急性肾盂肾炎超声检查多数表现"正常"，尽管敏感性不及CT、MRI，但对于孕妇患者宜首选超声。CDFI可能提高超声检查的敏感性。重度急性肾盂肾炎可以出现以下声像图征象（图6-4-24A，见彩图）：

（1）通常一侧肾脏弥漫性肿大，或者肾脏局灶性病变，即肿胀、局部肾实质形态饱满、隆起。

（2）肾实质回声减弱，透声性增加，提示炎性水肿。

（3）局灶性病变可对肾窦区产生压迹。

（4）有效充分的抗菌治疗，上述征象有迅速恢复趋势。

以肾盂肾炎为主的患者，超声表现肾盏肾盂壁回声增多、增厚，边界模糊，肾盂内回声增多，可合并肾盏、肾盂轻度扩张。结合病史，提示符合肾盂炎症（图6-4-24B，见彩图）。

2. 肾脓肿（肾痈）　本病是急性肾盂肾炎未经治疗或治疗不当引起。糖尿病、尿路梗阻、肾结石是严重泌尿系感染难以控制的因素。声像图表现：患肾肿大，肾实质局部肿胀畸形，肾实质回声异常减低并出现不规则无回声区，边界清楚。有时可见脓腔内细点状回声浮动现象。结合临床病史有助于诊断。

3. 肾周围脓肿　断面图像主要表现为环绕肾脏周围的"新月"状或"条带"状无回声区或低回声区；带区的宽度和形态依积脓的量而不同（图6-4-24C，见彩图）。

4. 脓肾　系指肾积水合并化脓性感染产生的肾盂积脓。本病可导致菌血症和脓毒败血症，据报道病死率可高达25%。因此及早诊断和处理极为重要。超声表现：①具有肾积水的典型声像图特点；②在积液区内出现迷雾般细点状低水平回声或伴有絮状细线及沉渣样分层平面（图6-4-24D，见彩图）。

【临床意义】

急性化脓性肾脏疾病有时很难做出临床诊断，特别在泌尿系统症状不明显和尿常规阴性时更是如此。急性化脓性肾脏疾病的临床鉴别诊断，区别急性肾盂肾炎、肾脓肿、脓肾和肾周围脓肿十分重要。由于此时X线检查的作用有限，超声检查比较实用，必要时才做CT、MRI检查。超声引导穿刺术对于肾脓肿、肾周围脓肿的病因诊断和进一步治疗可以提供很大的帮助。

（二）慢性肾盂肾炎

合并肾盂出口狭窄者肾盏、肾盂回声增厚，内有低水平回声，晚期肾功能不全时可出现明显的声像图表现，如肾体积减小，实质变薄、回声增强、皮髓质分界不清。

八、肾结核

肾结核声像图具有多样性和复杂性，它取决于肾脏的病理改变。

最早期肾结核多为 5～15mm 局灶性的小病变，绝大多数自愈，超声表现可能完全正常。部分肾结核病变继续发展，经过数年后产生以下多种声像图表现。

1. *结节型*　肾实质局部肿胀，多呈单发或多发性低回声结节，边界模糊，可似肾肿瘤，代表早期干酪样结核结节伴有坏死（图 6-4-25A、B）。但是此型病变 CDFI 很少出现血流信号。

2. *空洞型*　干酪样结核结节进一步坏死液化，肾乳头和肾盏进一步破坏，形成结核空洞，与肾盏相通。常伴有纤维化、钙化时，出现多样性和复杂的回声异常。看不到肾乳头，皮质变薄或消失，结核性空洞似囊肿，呈无回声或低回声，但与扩张的肾盏相通以上病变区内可出现强回声团块，可伴有声影（图 6-4-25C）。

3. *肾积水型*　轻者局部肾盂肾盏显著扩张，重者可以酷似中度或重度肾积水，体积增大，外形不规则，断面呈多房囊性改变，囊液呈云雾状低回声。此型与肾积水不同之处在于，肾盂肾盏壁不均匀增厚，肾盂输尿管结合部管壁不规则增厚甚至管腔狭窄，代表结核性肾积脓或脓肾（图 6-4-25D）。

4. *纤维硬化型和钙化型*　纤维硬化型结核的肾外形不规则，包膜不规则增厚或呈结节状，肾内回声增强、结构不清，其中可见团块状或弧形强回声，伴有大片声影，也称"似结节型"。此型代表"油灰肾"或自截肾（图 6-4-25E）。

【临床意义】

超声检查对肾结核的早期诊断未必有很大帮助，一般可根据 X 线静脉或逆行尿路造影和尿的抗酸杆菌检验，以及血清酶联免疫吸附试验等做出诊断。但是超声对于中至重度肾结核和 X 线不显影的重型肾结核颇有诊断价值，还可协助探测对侧肾有无受累或合并肾积水、肾积脓。对于年轻血尿患者声像图发现肾实质低回声性肿物时，应更多考虑肾结核的可能性。根据周永昌的经验，对于既不像典型的肾肿瘤和肾积水，又不像典型的肾结石和肾囊肿，即所谓"四不像"的声像图，应多想到肾结核的可能性。

九、弥漫性肾脏疾病

1. *急性肾小球性肾炎*　双肾对称型体积增大，横断面形态饱满可呈圆形。纵断面上肾实质增厚，皮质回声稍增强、正常或偏低，肾锥体回声正常。肾窦区相对变窄。肾动脉阻力指数可增高。经过治疗，肾脏大小和回声等恢复正常。

2. *慢性肾病和慢性肾小球性肾炎*　早期双肾体积大致正常，肾实质回声正常或稍增强。诊断和分型主要依靠超声引导肾脏组织学活检。晚期肾脏体积缩小，肾皮质萎缩，回声明显增强。至晚期，皮、髓质以至与肾窦回声间的分界不清（图 6-4-26A）。肾动脉硬化症（高血压病）晚期产生双肾萎缩，其声像图与上述晚期慢性肾小球肾炎相似。

3. *慢性肾炎肾功能不全合并获得性肾囊肿*　多年慢性肾炎肾功能不全肾透析患者，易患"获得性肾囊肿"，透析 5 年以上这 90% 有之。声像图特点：囊肿小，0.5～3cm，双侧

☆ ☆ ☆

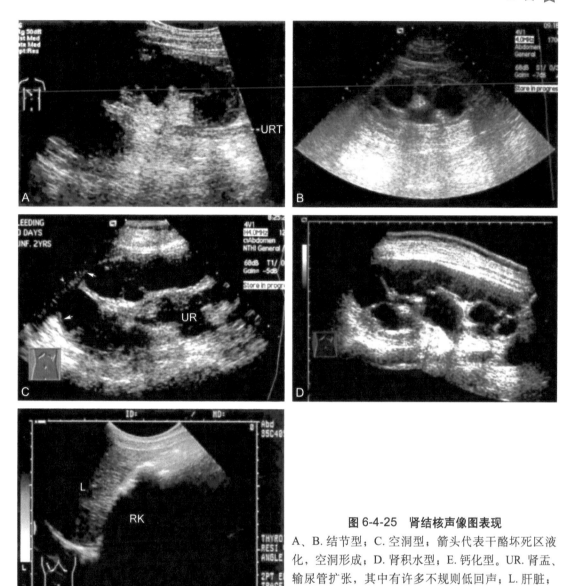

图 6-4-25　肾结核声像图表现

A、B.结节型；C.空洞型；箭头代表干酪坏死区液化，空洞形成；D.肾积水型；E.钙化型。UR.肾盂、输尿管扩张，其中有许多不规则低回声；L.肝脏；RK.右肾；URT.输尿管道

性、多发性，囊壁细胞增生倾向，有 4% ～ 10% 的癌变率（图 6-4-26B）。

4.**糖尿病性肾病（弥漫性毛细血管间肾小球硬化）**　本病是慢性肾衰竭常见病因之一，其早、晚期声像图与慢性肾小球性肾炎相似。

5.**急性肾小管坏死**　本病主要由缺血如低血压、脱水和毒素（药物、重金属、有机溶剂）引起。声像图表现与重度急性肾小球性肾炎相似，肾实质增厚，毒素引起者肾锥体回声增强，肾动脉阻力指数增高。

【**临床意义**】

1.弥漫性肾脏疾病声像图诊断敏感性较差，临床诊断通常较少需要做影像学检查。

2.超声引导自动肾活检：多用于内科慢性肾病的确诊和分型。采用自动活检装置和相对细的活检针（18G、16G），安全、准确、快捷，取材质量高，并发症少，可替代手动粗

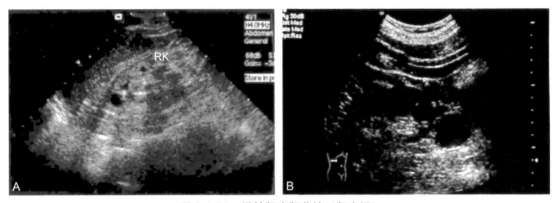

图 6-4-26　慢性肾炎肾萎缩（肾衰竭）

A. 获得性肾囊肿；B. 获得性肾囊肿合并不典型增生。RK. 右肾

针活检。

3. 超声诊断多种原因引起的肾萎缩是准确的。超声一旦发现弥漫性肾实质回声显著增强或肾萎缩，表明患者已有明显的肾功能不全，也有助于提示诊断。

第 7 章
腹膜、腹膜腔及腹膜后间隙

腹膜腔指横膈以下到盆缘以上的区域，包括腹壁，但不包括盆腔。由于腹膜反折是具有连续性的，腹膜腔内的间隙与盆腔也是相交通的，因此，从超声解剖学的观点看，腹腔与盆腔应该是一个整体。近年来，不少临床解剖学家也习惯于将这两部分综合起来进行描述，因此，横膈以下，盆腔以上，腹膜包绕范围内，由腹膜反折所形成的韧带、系膜、网膜及由它们所分隔形成的间隙、隐窝、陷凹，是本章讨论的主要内容。

第一节　腹膜及腹膜腔超声解剖概要

腹膜为一薄层浆膜，分为壁层和脏层，壁层衬于腹腔和盆腔壁的内面，脏层覆盖腹腔内诸脏器表面，两层腹膜间的潜在裂隙即腹膜腔。正常时，腔内仅有少量浆液湿润脏器表面，利于滑动。

一、腹膜与内脏的关系

腹内脏器按腹膜覆盖的程度可分为 3 类。

1. 腹膜内脏器　脏器表面几乎完全有腹膜覆盖，在声像图上构成脏器的轮廓，如脾脏、卵巢、输卵管、胃、十二指肠上部（球部）、空肠和回肠、盲肠、阑尾、横结肠、乙状结肠及直肠上段等。

2. 腹膜间脏器　脏器三面或大部分有腹膜包裹，在声像图上也构成脏器的轮廓，如升结肠、降结肠、直肠中段、肝脏、胆囊、膀胱、子宫等。

3. 腹膜外脏器　位于腹膜后方，仅脏器前面有腹膜覆盖，如胰腺、肾上腺、肾脏和输尿管、十二指肠的降部和下部、直肠下部等。

二、腹膜形成的结构

腹膜从腹壁和盆壁移行于脏器，或从某一脏器移行于另一脏器，形成各种腹膜结构和间隙，如韧带、网膜、系膜、皱襞和隐窝等，现就目前超声仪器扫查可能显示者简述如下：

1. 肝圆韧带　位于肝镰状韧带内，系两层腹膜形成的皱襞。自肝脏面左矢状沟前部的脐静脉索沿前腹壁的内面延伸至脐部（图 7-1-1），超声扫查有可能显示其游离缘内的肝圆韧带。

2. 小网膜　是肝的脏面与胃小弯和十二指肠间的双层腹膜皱襞。右侧的游离缘称为肝

☆☆☆☆

十二指肠韧带，较厚，由十二指肠上部（球部）抵达肝门，构成网膜孔的前壁，其中含有门静脉、胆总管和肝固有动脉等（图7-1-2）。小网膜的其余部分又名肝胃韧带，较为薄弱并有许多小孔，上部附着于肝的脏面静脉导管窝底部与静脉韧带相延续；下部起始于胃小弯（图7-1-3）。

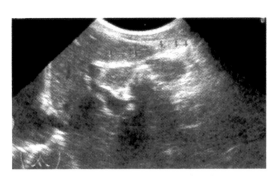

图 7-1-1　上腹部纵向扫查断面

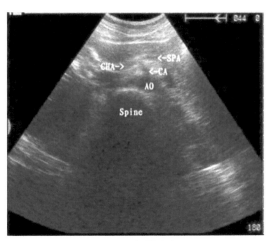

图 7-1-2　上腹部横向扫面断面

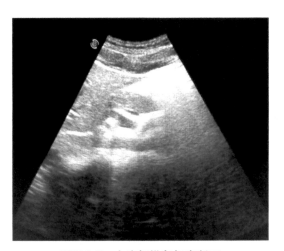

图 7-1-3　上腹部纵向扫查断面

3.**大网膜**　为腹腔最大的腹膜皱襞，由四层腹膜构成，呈围裙状，自胃大弯和横结肠向下悬垂，左缘移行为胃脾韧带，右缘系于十二指肠起始部。上缘常与横结肠连着。构成胃结肠韧带。附着于胃大变与横结肠的前面之间（图7-1-4）。大网膜是体内储存脂肪的主要部位，所含脂肪数量因人而异，肥胖者的大网膜脂肪组织尤为发达。正常人的大网膜在声像图上易识别。若有占位性或增生性病变，如癌肿大网膜转移合并腹水，则可显示增厚的大网膜漂浮于腹壁与小肠之间的腹水中。

4.**肠系膜**　由两层腹膜组成，起固定作用。将游离的肠管系于腹后壁，内含血管、神经、淋巴管和淋巴结等。主要有小肠系膜、横结肠系膜（图7-1-5，见彩图）和乙状结肠系膜。

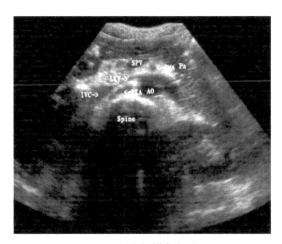

图 7-1-4　上腹部横向扫查断面

三、腹膜间隙

腹膜间隙系腹膜反折形成的潜在腔隙，位于腹盆腔脏器与壁腹膜之间，是腹膜腔的一部分。主要的间隙如下所述。

1. 横结肠上间隙　位于腹腔上部，横结肠及其系膜以上，膈肌以下，分为两个膈下间隙和三个肝下间隙，统称为膈下间隙（图 7-1-6，见彩图）。

（1）右膈下前间隙：即右肝上前间隙，位于膈肌与肝右叶的膈面之间，左界为肝镰状韧带。后界是肝冠状韧带的上叶。

（2）左膈下间隙：即左肝上间隙，位于膈肌与肝左叶膈面之间，包括胃的前面和脾脏与膈肌间的间隙，右界为肝镰状韧带，后界是肝脏左三角韧带的前叶。

（3）右肝下间隙，又名肝肾隐窝。为脓肿的好发部位。上界为肝右叶脏面及胆囊。下界由右肾上腺、右肾、十二指肠降部和胰头的后腹膜和结肠肝曲与横结肠及其系膜构成，上后界是膈肌，肝冠状韧带的下叶和右三角韧带的后叶，左界为肝镰状韧带。位于肝冠状韧带下叶和右三角韧带后叶后方的"右肝上后间隙"与右肝下间隙相通，被视为肝肾隐窝向上的延伸部分。

（4）左肝下间隙：此间隙又被小网膜和胃分为前后两个部分，即左肝下前间隙和左肝下后间隙（小网膜囊）；左肝下前间隙位于肝左叶脏面与小网膜和胃的前上面之间，与左膈下间隙相通，右界为肝镰状韧带，向左延伸至脾的脏面脾胃韧带前方。

左肝下后间隙即小网膜囊，为一不规则的大隐窝（图 7-1-5），其前壁是胃后壁及小网膜，覆盖左肾上腺、左肾和胰腺前面的后腹膜构成后壁，上界是肝尾状叶、膈肌的腹膜面和左三角韧带的后叶，下界是胃结肠韧带和横结肠及其系膜（图 7-1-6），左界为脾脏，脾胃韧带和脾结肠韧带。网膜囊向右经网膜孔通向腹膜腔的右肝下间隙，网膜孔前后壁贴近，上下径 3cm 左右，前界是小网膜的游离缘（即肝十二指肠韧带），后界是下腔静脉（其前面有腹膜覆盖），上界是肝的尾状叶，下界是十二指肠球部的上缘。

此外，膈下区还有一个腹膜外间隙（图 7-1-6，见彩图），位于肝裸区、膈肌和冠状韧带的两叶之间。此间隙可发生局限性炎症，有时肝内癌肿经肝裸区浸润转移至胸腔引起大

☆ ☆ ☆ ☆

量胸腔积液，却未累及腹膜产生腹水。

2. **横结肠下间隙** 位于横结肠及其系膜以下，大网膜后方，由小肠系膜根部和升结肠、降结肠分隔，盆腔则由子宫分隔，主要有以下几个间隙（图 7-1-7，见彩图）。

（1）右结肠旁外侧沟：位于升结肠外侧与腹膜腔右侧壁之间，上通右肝下间隙，下达盲肠后隐窝，并经右髂窝向下抵达盆腔间隙。

（2）左结肠旁外侧沟：位于升降结肠外侧与腹膜腔左侧壁之间，上端有发育良好的左膈结肠韧带，因此左结肠旁外侧沟一般不与左膈下间隙和左肝下前间隙直接通连，左结肠旁外侧沟向下经左髂窝通向盆腔。

（3）右肠系膜窦：又名右结肠下间隙，位于小肠系膜根部与升结肠之间，上宽下窄，上界为横结肠及其系膜的右半部，下方是回肠末端，后面为覆盖腹后壁的后腹膜，前面有小肠祥与大网膜，阑尾通常位于此间隙的下部。

（4）左肠系膜窦：又称左结肠下间隙，位于小肠系膜根部与降结肠之间，上窄下宽，上界为横结肠及其系膜左半部，下界为乙状结肠及其系膜，向下与盆腔间隙相通。左、右肠系膜窦借十二指肠空肠曲与横结肠系膜间狭窄的间隙互相交通。

（5）盆腔间隙：有性别差异。在男性，主要有膀胱直肠陷凹。位于膀胱与直肠之间；在女性。因有子宫存在、形成子宫膀胱陷凹和直肠子宫陷凹，后者即 Douglas 窝，底部深达阴道后壁。

第二节　腹膜及腹膜腔超声扫查技术

一、装置

可以使用线阵式探头检查，频率 3.5MHz。为避开骨骼阻挡或肠道气体的干扰，可选用凸型探头或扇形探头。

二、检查前准备

通常应在空腹进行，若患者病情严重或为急性疾病，如急性腹膜炎、膈下脓肿等，则无须任何准备。做盆腔探查应适当充盈膀胱。

三、检查体位

一般取仰卧位，改变患者的体位进行观察比较，有助于确定声像图所见的占位性改变是否与肠道有关。

四、声像图观察内容

1. 呈线状的腹膜回声是否光滑、整齐、连续。

2. 壁腹膜、脏腹膜和腹膜形成的结构有无占位性病变，移动性大小，声学特性如何，与周围脏器和组织的邻接关系。

3. 腹膜间隙有无积液、积气，是否随体位改变而移动。

第三节　正常腹膜及腹膜腔声像图

　　腹膜腔为一潜在腔隙，正常状态下超声扫查不能显示，只能依据解剖标志定位。前腹壁和侧腹壁的壁腹膜在声像图上表现为连续、平滑的高回声细线（图7-1-3），其深部的肠道在深呼吸时可上下移动，不难显示和识别。脏器表面的高回声细线是脏腹膜的界面回声，在声像图上构成脏器的轮廓边界。

　　主要的腹膜间隙可以通过如下几个部位的典型超声断层图像予以识别。

　　1. 上腹纵向扫查断面图　以经过腹主动脉长轴及其前面分支的声像图为例，断面位于肝圆韧带左侧，在膈肌和前腹是腹膜与肝脏左外叶轮廓之间是左膈下间隙。介于胃小弯与肝内静脉韧带之间的连线相当于小网膜，在胃和小网膜与肝脏左外叶脏面之间是左肝下前间隙。在胃和小网膜后方与覆盖胰腺前面的后腹膜之间是小网膜囊，即左肝下后间隙（图7-1-3）。

　　2. 左肋间扫查断面图　在显示脾静脉、胰尾、结肠脾曲和脾脏的断面上，胰尾与结肠脾曲之间相当于左肝下后间隙，即小网膜囊（图7-3-1）。膈肌与脾的膈面之间是左膈下间隙，其上部常因肺内气体阻挡而不能显示。

　　胰尾与结肠脾曲之间相当于小网膜囊所在，脾与膈肌腹面之间是左膈下间隙的一部分。

　　3. 右肋间扫查断面图　在显示胆囊，门脉及胆总管，下腔静脉，胃窦部和肝脏的断面上，前腹壁腹膜壁层与肝脏之间是右膈下前间隙，胆囊与胃之间是右肝下间隙，门静脉后壁与下腔静脉直接贴近的部分相当于小网膜孔的所在（图7-3-2）。

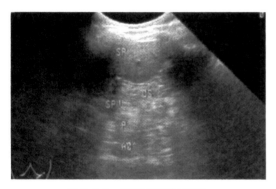
　　　　图 7-3-1　左肋间横向扫查

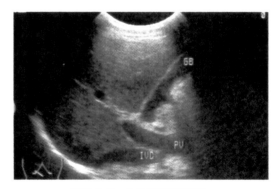
　　　　图 7-3-2　右肋间横向扫描

　　在显示肝脏、右肾和结肠的断面上，肝肾之间是右肝下间隙的一部分，向上延伸为右膈下后间隙，向下延伸为右结肠外侧沟与盆腔相通（图7-3-3）。

　　4. 上腹横向扫查断面图　在显示肝脏，胆囊，肝蒂（肝十二指肠韧带）和下腔静脉的断面上，肝脏和胆囊轮廓线与深面后的腹膜之间是右肝下间隙，门静脉后壁与下腔静脉前壁紧贴处，相当于网膜孔的位置。

　　在显示胰腺长轴的断面上（图7-3-4），可能也显示胆囊、胃或小网膜、十二指肠和右

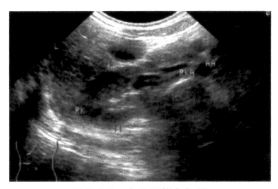

图 7-3-3　右肋间横向扫描

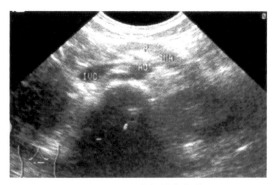

图 7-3-4　上腹部横向扫描

肾。在肝与胃前壁（或小网膜）之间是左肝下前间隙，在胃后壁（或小网膜）与胰被膜（即后腹膜）之间是左肝下后间隙，即小网膜囊。在肝和胆囊与右肾和十二指肠之间是右肝下间隙，如同时显示结肠肝曲，在结肠右侧肝肾之间是右结肠外侧沟的上部。

　　5. 右侧腹横向扫查断面图　在显示前侧腹壁和升结肠的断面上，侧腹壁与升结肠之间是右结肠外侧沟、在升结肠的内侧（左侧）是右肠系膜窦。

　　6. 左侧腹横向扫查断面图　在显示侧和前腹及降结肠的断面上，侧腹壁腹膜壁层与降结肠之间是左结肠外侧沟，降结肠内侧是左肠系膜窦。

　　7. 下腹部纵向扫查断面图　适当充盈膀胱作下腹中线纵向扫描，在男性，在膀胱后方如能识别直肠，直肠与膀胱后壁之间是盆腔的盲肠膀胱陷窝。在女性，因直肠与膀胱之间有子宫存在。子宫与膀胱后壁之间的子宫膀胱陷凹较浅，不易确定。子宫直肠陷凹向下深达阴道后穹隆，位于宫颈下端的后方。

　　8. 耻骨上横向扫查断面图　在男性，直肠前壁与膀胱后壁之间相当于膀胱直肠陷凹。在女性，显示子宫与直肠的断面上，子宫与直肠之间是直肠子宫陷凹；子宫膀胱陷凹甚浅，往往不能显示。

　　以上各断面声像图上所显示潜在腔隙如有腹水存在，则见构成间隙的两层腹膜分离，聚集在该间隙内的腹水呈无回声区（图 7-3-5 ～图 7-3-7）。

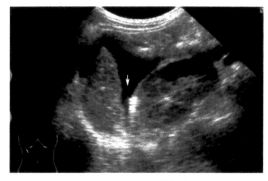

图 7-3-5　右肋间横向扫描

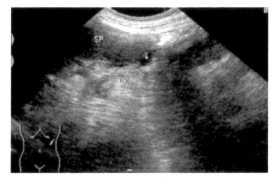

图 7-3-6　左肋间横向扫描

☆ ☆ ☆

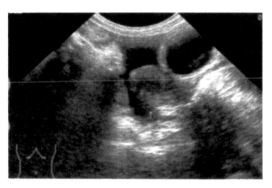

图 7-3-7　耻骨联合上纵切面扫查

第四节　腹膜及腹膜腔疾病超声诊断

一、腹膜炎症

（一）急性化脓性腹膜炎

1. *病理和临床表现*　腹膜炎（peritonitis）分为原发性与继发性两类。前者仅占 2%，大部分继发于腹内脏器的炎症、有系膜的胃肠道扭转、空腔脏器穿孔或实质脏器损伤破裂后，继发感染。腹膜炎可以被局限，趋向于自愈或形成局限性脓肿，也可因细菌繁殖和消化液的刺激而加重，腹膜充血水肿，产生大量渗出液，扩散发展为弥漫性腹膜炎。

急性腹膜炎的主要临床表现有腹痛，腹部压痛，腹肌紧张，以及全身感染症状如发热、白细胞计数升高等。弥漫性腹膜炎晚期，可发生感染性休克，危及生命。

2. *声像图表现*

（1）腹膜腔积液：为腹膜炎的间接征象。腹膜腔内显示游离无回声区。早期多聚在炎症病灶或穿孔部位附近或局限形成腹腔脓肿，大量渗出则弥漫分布于肠间及脏器周围。腹膜腔内炎性渗液的流动有一定规律，并与腹膜炎扩散途径及随后形成脓肿的部位有关（图 7-1-7，图 7-3-5 ～图 7-3-7）。右肝下间隙的炎性渗出液可沿肝肾间隙向上累及膈下间隙（右肝上后间隙），或经有结肠旁外侧沟向下流入盆腔，也可经网膜孔与小网膜囊相通。在左侧因有膈结肠韧带限制，聚集在左膈下和脾周围的脓液通常不能经左结肠旁外侧沟通向盆腔，因此，左结肠旁外侧沟脓肿比较少见。有不少早期病例临床已见典型的急性腹膜炎体征，超声扫查却不能显示腹膜腔内液体回声。

（2）原发病灶的超声表现：98% 的急性腹膜炎为继发性，超声扫查应注意寻找可能存在的原发病变的声像图表现，较常见的原发病变有：胃或十二指肠溃疡穿孔、急性出血性坏死性胰腺炎、绞窄性肠梗阻（多见于小肠扭转）、急性阑尾炎、急性胆囊炎、急性输卵管炎和脓肿破裂等。这些疾病都有各自的声像图特点。

（3）其他继发性改变：如因阑尾粪石梗阻而穿孔者。粪石可能落入腹膜腔。所形成的脓肿腔内可显示有声影的强回声团块；胃肠或阑尾穿孔者，腹膜腔内可能显示游离的气体回声；严重的腹膜炎病例合并肠麻痹，则肠蠕动减弱或消失，肠管大量积气。

（4）在声窗条件好的患者，使用高频探头可能显示增厚的腹膜。表现为肠间距离增宽，肠间可见低回声带。

（5）超声引导下穿刺抽吸腹膜腔液体呈脓性。

3. 诊断与鉴别诊断　急性化脓性腹膜炎的诊断依据为：有急性感染的临床表现，声像图显示腹腔液体回声，腹腔穿刺抽出液为脓性。但需排除其他原因所致腹水。结合病史分析，不难鉴别。

4. 其他检查　怀疑急性胰腺炎的病例应查血、尿淀粉酶，考虑为消化道穿孔的患者需透视或拍片证实腹膜腔内是否有游离气体存在。CT 检查在腹腔内及脏器周可见水样低密度区（图 7-4-1）。

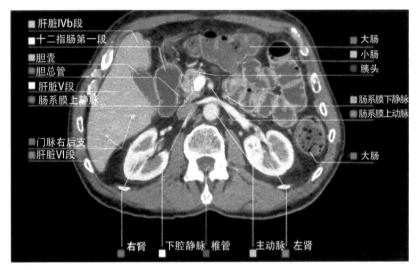

图 7-4-1　CT 上腹部横断面

5. 临床价值　急性化脓性腹膜炎有典型的症状和体征，临床多能正确诊断，但要找出病因，有时较困难。超声检查的目的在于帮助临床诊断腹膜炎的病因和估计腹腔渗液量。原因不明的急性腹膜炎是外科剖腹探查适应证，术前如能正确诊断，可避免不必要的探查手术。或在有准备的条件下施行手术治疗。

（二）腹腔脓肿

1. 病理和临床表现　在急性腹膜炎发展过程中，脓液可积聚或被包裹而形成脓肿，多位于原发病灶附近，也可发生在腹腔内的任何部位。临床常见者有膈下脓肿、盆腔脓肿和肠间隙脓肿等。

脓肿位于膈下和横结肠及其系膜以上者统称为膈下脓肿，大多数继发于腹内器官化脓性感染或空腔脏器穿孔，少数属于腹部手术后的并发症。膈下脓肿常为逐渐形成，初起时往往被原发病的临床症状所掩盖，直至脓肿增大，原发病症状消退后仍有感染中毒症状始引起注意，因缺乏特征性表现，临床误诊时有发生。

盆腔脓肿常继发于因急性阑尾炎穿孔或其他原因引起的弥漫性或局限性腹膜炎，炎性渗液因重力作用下行，积聚于盆腔的盲肠膀胱陷凹或直肠子宫陷凹形成脓肿。由于盆腔腹膜吸收毒素的能力低于上部腹腔的腹膜，全身中毒症状往往较轻，但常有直肠或膀胱刺激症状，如里急后重，黏液便次数增多，尿频，甚至排尿困难等。

弥漫性腹膜炎积留在肠袢之间的脓液可能形成单发或多发性肠间隙脓肿，与周围肠管发生较广泛的粘连，临床表现有感染症状和不全性肠梗阻。

2. **声像图表现**　成熟的腹腔脓肿呈有张力的圆形或椭圆形无回声区，脓腔壁较厚，后壁及后方组织回声增强。若脓液稠厚或含有较多组织坏死残屑，脓腔内可见浮动的细点状回声，加压扫查时有移动。如有腹膜围成脓肿轮廓，边界常较清晰。由于脓肿所在部位不同，声像图表现也有差别。

（1）膈下脓肿：位于肝上间隙者因有膈肌和肝脏限制，脓肿常呈扁圆形、前后径较小、而上下径和左右径较大。小网膜囊脓肿可膨胀如球，因有腹膜包裹，故边界清晰、整齐。约 25% 的膈下脓肿合并另一个腹腔脓肿，应注意扫查右肝下、肝上、结肠外侧沟和盆腔。右肝下间隙炎性渗液常经升结肠旁外侧沟流向右髂窝、甚至盆腔形成脓肿，而右肝下有时并无明显的脓肿或积液。

（2）盆腔脓肿：多位于盆底，脓肿的前、后、侧壁和底部都以腹膜为界，体积不大者常呈圆形。在女性患者，声像图表现有可能与卵巢囊肿相混淆。

（3）肠间脓肿：形状常不规则，多发性者脓肿大小不一，因常合并肠粘连及不全性肠梗阻，故较小的脓肿不易发现（图 7-4-2）。

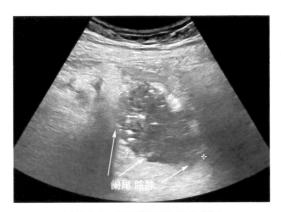

阑尾　脓肿

图 7-4-2　阑尾周围脓肿声像图

3. **诊断与鉴别诊断**　超声诊断腹腔脓肿既敏感又准确，但不能区别积液和脓肿，有时也可与囊肿、血肿及皮样囊肿混淆。需结合临床资料分析，必要时进行诊断性穿刺。

4. **其他检查**　膈下脓肿 X 线透视常见膈肌抬高，活动受限。腹部平片膈上可有胸腔积液和肺下叶部分萎陷。盆腔脓肿直肠指检往往发现有触痛的肿块，凸向直肠腔，有囊性感。CT 扫描能精确地识别超声不能显示或显示不清的脓肿，尤其是诊断较小的肠间脓肿，CT 扫描优于超声显像。

5. **临床价值**　超声诊断腹腔内胀肿相当准确，定位也颇为牢靠。以往难以发现的膈下脓肿，超声诊断的正确率达 85% ～ 95%，是一种迅速、简便的无损伤诊断方法，对重病患者尤为适用，应列为首选的诊断方法。在超声引导下穿刺引流，既能肯定诊断，也是良好的治疗手段。但因肠道气体回声干扰、患者过于肥胖，或腹壁有开放伤口（有引流胶管或填塞纱条）、结肠造瘘口等均可妨碍超声扫查的结果，容易遗漏较小的脓肿或出现假阳性诊断。

（三）结核性腹膜炎

1.病理和临床表现 结核性腹膜炎多继发于肠结核、盆腔结核或肠系膜淋巴结核，病理改变主要有以下3种类型。

（1）渗出型：多见于急性病例，腹膜满布粟粒性结节并刺激腹膜引起充血渗出，产生大量腹水。在亚急性及慢性病例可有腹膜增厚，结节增大及纤维化。

（2）粘连型：常见于腹水吸收以后，由于大量纤维蛋白沉着，继而纤维化，以致大网膜，肠系膜，肠道与壁腹膜之间，壁层与脏层系膜之间，均可被一层很厚的结核性肉芽组织或纤维层黏附，肠管互相粘连形成包块。

（3）包裹型：腹腔内有局限性积液或积脓，或由腹水转变而成，脓液往往呈干酪状，或为多房性，也可侵蚀肠道形成内瘘。

结核性腹膜炎临床分为急性和慢性两型，后者多见。急性结核性腹膜炎多因粟粒性结核血行播散所致，或为腹内结核病灶如肠系膜淋巴结核突然破裂引起，临床表现有急性腹痛、低热和腹胀，但全身中毒症状及腹膜刺激征均不如细菌性急性腹膜炎明显。

慢性结核性腹膜炎患者有一般结核病的全身表现，如低热、疲乏、贫血、消瘦、食欲缺乏等症状。渗出型者往往有腹胀和腹部轻压痛，不少粘连型患者可触及不规则肿块，包裹型积脓的肿块压痛较明显，粘连型和包裹型都可合并慢性不完全性肠梗阻症状。

2.声像图表现 结核性腹膜炎的声像图表现复杂，与其病理类型有关。常见的慢性腹膜炎病例，可能同时有渗出和腹膜增厚（图7-4-3），粘连增厚的实质性回声与包裹积脓并存。以渗出为主的病例，腹水游离无回声区可弥漫全腹或局限包裹，常见细小的点状低回声及分隔回声漂浮其中（图7-4-4）。如形成包裹演变为局限性脓肿时，可有假包膜形成，呈现类圆形或不规则形的单个或多房性低回声或无回声区，与腹内脏器无关，但可有肠管粘连。肠袢粘连与腹膜增厚为主者形成边界不清、回声杂乱的团块。

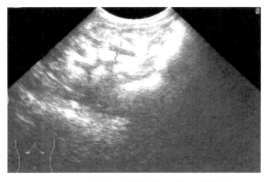 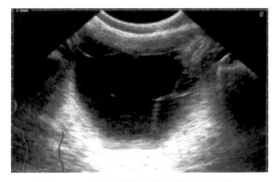

图 7-4-3　粘连型结核性腹膜炎声像图　　　　图 7-4-4　粘连型结核性腹膜炎声像图

3.诊断与鉴别诊断 超声检查有腹膜渗出的病例，特别是有其他结核病灶存在时，应考虑结核性腹膜炎的可能。引起腹腔积液的病因甚多，其中肝性、肾性和心源性腹水等比较容易认识，需要进行鉴别诊断的疾病主要有：腹膜转移癌、肠系膜原发性肿瘤、腹膜间皮瘤和腹膜假黏液瘤等。

腹内肿块合并腹水的病例，首先应排除腹膜转移癌；癌种植转移结节最多见于盆腔，原发病通常是卵巢癌、胃癌或结肠癌，可能显示相关的征象及肝脏和腹膜后淋巴转移结节，腹水量多者，还可见含气的肠粘连团块。

腹膜假黏液瘤病例的腹水弥漫全腹，可见分隔和大小不等的囊腔，腹腔穿刺可以抽出胶状黏液，有助于鉴别。

结核性包裹性肿块与肠系膜原发性肿瘤的鉴别较为困难。赵玉亭等报告 8 例单纯性肠系膜淋巴结结核，其中 4 例超声检查提示肿瘤。细针穿刺活检是有效的鉴别诊断方法。

4. 其他检查　CT 检查腹、盆腔有否肿大淋巴结较超声敏感。

怀疑为结核性腹膜炎的病例，应注意检查身体其他部位有无结核病灶，尤其是腹内脏器结核。在适当的病例腹腔镜检查有助于发现输卵管结核、盆腔结核和进行腹膜活检。

5. 临床价值　常见的慢性结核性腹膜炎多继发于腹腔脏部结核，发病缓慢，症状模糊，早期诊断困难。超声检查虽不能直接诊断结核性腹膜炎，但可以发现腹水、肠管粘连、包裹性寒性脓肿、盆腔病变和肠系膜淋巴结肿大，为临床诊断提供有价值的影像学依据，并可在超声引导下穿刺腹水检验，协助临床做出正确诊断。

二、腹膜原发性肿瘤

(一) 腹膜间皮瘤

1. 病理和临床表现　良性腹膜间皮瘤罕见，恶性腹膜间皮瘤常呈弥漫性生长，瘤组织沿腹膜匍匐蔓延，形成厚度不等胼胝改变，伴发大小不一的肿块，往往合并腹内肠道及实性脏器粘连，部分患者有腹水，并可为血性。此瘤很少发生远处转移，也极少侵入内脏的深部。

本病早期可无症状，诊断困难。肿瘤增大产生压迫症状，可有腹胀和隐痛，主要体征是腹部肿块和腹水引起的移动性浊音等。

2. 声像图表现　腹膜间皮瘤超声表现主要是腹膜增厚和腹水。受累腹膜局限性增厚，腹膜线宽窄不均或见断裂，也可形成肿块，多呈实性或混合性回声，轮廓不规则，边缘粗糙、模糊，病变与脏腹膜或壁腹膜粘连。腹水呈无回声区，腹水量多者，可见肠管粘连团块。

3. 诊断与鉴别诊断　超声检查发现腹膜局限性增厚或不规则肿块合并腹水，应怀疑腹膜间皮瘤，但声像图无特异性，相似的征象也见于恶性肿瘤腹腔内转移和结核性腹膜炎，应予以排除。

4. 其他检查　X 线检查是诊断腹膜间皮瘤的重要手段，钡剂造影可见小肠的肠袢变形，活动性差而固定，肠管有外压征象，甚至不全性梗阻，常合并肠袢排列和分布异常，但肠道黏膜无明显破坏，也无消化道内占位性病变。

腹腔镜检查有助于本病诊断，除了能直接观察腹膜肿块外，还可取肿瘤组织做活检。

5. 临床价值　超声扫查可以显示腹水，发现腹膜增厚或肿块，确定肿块是实质性、囊性或混合性。但声像图表现缺乏特异性，与 X 线检查所见一样，不能明确诊断为腹膜间皮瘤，CT 扫描也无帮助。唯有在超声引导下穿刺腹水脱落细胞学检查或穿刺吸取瘤组织活检，或腹腔镜检取瘤组织病理检查，如能发现恶性间皮细胞即可确定诊断。

（二）肠系膜原发性肿瘤

1. **病理和临床表现**　肠系膜肿瘤少见，但恶性居多。任何肠系膜组织成分，如淋巴组织、平滑肌、纤维组织和脂肪组织、神经、血管等均可发生肿瘤。肠系膜继发性肿瘤比原发性肿瘤常见。原发性肿瘤多为单发，多发性较少。囊性肿瘤多数为良性，恶性肿瘤几乎为实质性；部分良性肠系膜肿瘤可能恶变。肠系膜肿瘤无论性质如何均以小肠系膜居多。

良性肿瘤较小者多无症状，通常长成较大肿块始被发现。肠系膜囊肿（mesenteric cyst）多见于儿童，初起时无明显症状，待囊肿增大，发生囊内出血或继发感染，则有隐痛或胀痛，肿块增大并有压痛。恶性肿瘤除有隐痛、胀痛和腹部肿块之外，常有食欲缺乏、消瘦乏力、发热、贫血等症状。

2. **声像图表现**　肠系膜肿瘤可为囊性、实性或混合性，肿块具有相当大的移动性是肠系膜肿瘤的特点。有别于腹膜后病变。其移动性虽大，但通常不能降入盆腔，有别于卵巢肿瘤。

囊性淋巴管瘤（cystic lymphangioma）声像图上呈单房或多房性薄壁囊肿，可有分叶状轮廓。肠源性囊肿，即囊性肠重复（duplication of the gut），多见于婴幼儿，70% 以上发生在回肠系膜。声像图上呈与肠管并行的长形管状或带状无回声区，与肠管相通或不相通。

浆液性囊肿一般发生在横结肠和乙状结肠系膜，多为单发件单房囊肿。

肠系膜实性肿瘤的声像图表现与腹膜后间隙和其他部位软组织肿瘤所见者相似。生长迅速的较大肿瘤因供血不足可发生中心性坏死或有出血，纤维化，钙化或囊性变，使声像图表现复杂化。依据声像图不能诊断肿瘤的组织学来源。

CDFI 表现为囊性肿瘤腔内无血流信号，实性肿瘤周边和肿块内见有斑片状或点状血流信号。

3. **诊断与鉴别诊断**　声像图显示腹腔内囊性、实质性或混合性肿物，并有较大的移动性，但不能进入盆腔者，应首先考虑肠系膜肿瘤。恶性肿瘤多生长于肠系膜根部，常侵犯周围组织或与邻近脏器粘连，位置固定；较大的良性肿瘤因继发感染与邻近脏器粘连，移动性也小，常造成定位困难，因此，肠系膜较大的肿块多诊断为腹膜后占位性病变。

肠系膜和大网膜肿瘤的声像图表现相似，并都有较大的移动性，声像图上很难区别。

4. **其他检查**　X 线钡剂造影可显示肠袢受压移位，如有肠壁僵硬、钡剂通过困难或缓慢，提示肿瘤可能为恶性 CT 扫描能够提供肿瘤的确切位置，但有时仍不易与大网膜肿瘤相鉴别。

5. **临床价值**　据报道超声扫查能发现最小的腹膜腔内的实质性肿瘤直径为 2.0~2.3cm，发现较大的肿瘤应无困难。肠系膜肿瘤有较大的移动性，有别于腹膜后肿瘤，虽不能确定是来源于大网膜还是肠系膜，但大网膜肿瘤更为少见。声像图所见也不能诊断肿瘤的病理类型，需在超声引导下穿刺活检才能做出组织学诊断。

三、腹膜继发性肿瘤

（一）腹膜转移癌

1. **病理和临床表现**　腹膜继发性肿瘤（secondary tumors of peritoneum）主要的病理特征是肿瘤结节和癌性腹水。腹腔脏器的癌肿累及浆膜后形成转移性结节，结节的数量不定，大小不一，由于重力向下的缘故，癌种植多见于盆腔，其次是小肠的肠系膜附着缘。腹膜广泛癌转移引起癌性腹膜炎，常导致大量腹水和腹腔内脏器相互粘连，大网膜往往严重受累，卷曲增厚呈饼状，即所谓"网膜饼"。腹水为浆液性或血性，至晚期，转移性癌结节可遍及腹膜各处。继发性腹膜肿瘤来源于浆膜下淋巴丛癌转移者为数极少。

常见有腹膜转移的癌症，如胃癌、结肠癌、卵巢癌等已是晚期，患者多已有恶病质和腹水，或可扪及原发肿瘤、肿大的淋巴结、肝脏转移结节、网膜肿块等。

2. 声像图表现

（1）癌性腹膜炎（cancerous peritonitis）：大多数合并腹水，声像图上表现为肠间和脏器周围游离无回声区，并可见腹腔内脏器粘连，肠粘连尤为明显，在腹水衬托下显示为含气的不均质团块。

（2）癌肿转移结节：多见于盆腔内腹膜，其次为小肠的肠系膜附着缘，大网膜严重受累时于腹水中显示为增厚和僵硬的"网膜饼"。但多数患者转移结节体积较小，声像图上不能显示，只有少数前或侧腹壁腹膜的较大癌结节在腹水的衬托下显示为等回声或高回声结节，才有可能被发现。

（3）原发肿瘤：主要是胃癌、结肠癌和卵巢癌，有时超声扫查可以显示相关的图像特征；子宫癌、膀胱癌、肾癌、胰腺癌和前列腺癌等极少发生腹膜转移。

（4）其他远处转移：腹部超声检查可能发现肝脏和腹膜后淋巴结转移的征象。

3. 诊断与鉴别诊断　如有明确的胃癌、结肠癌或卵巢癌病史，或超声检查发现这些原发肿瘤的声像图表现，同时显示有腹水征象者，即可提示诊断腹膜转移癌，多数患者不能发现腹膜转移结节。注意勿将肠粘连误认为肿瘤，肠粘连团块中可见蠕动或气体回声。如有怀疑，可在超声引导下腹腔穿刺，将抽出的血性腹水离心沉淀染色涂片做细胞学检查，如能找到癌细胞即可确诊。癌性腹膜炎患者腹水癌细胞的检出率各家报告相差较大，为48%～85%。

4. 其他检查　有腹膜转移的患者多是癌症晚期，临床早已明确诊断，通常无须再做其他检查。除非是原发疾病尚不明确的初诊患者，超声检查显示腹水和腹块，未能发现盆腔肿瘤，怀疑癌性腹膜炎者，应做内镜检查、消化道造影及钡灌肠等检查以排除胃肠肿瘤。

5. 临床价值　早期的腹膜转移癌并无特殊症状，往往是因原发肿瘤做超声检查时被发现，有助于临床估计患者的预后。发现腹膜种植转移者已经失去手术根治的机会，如同时发现肝转移和腹膜后淋巴结转移更是晚期表现。

（二）腹膜假性黏液瘤

1. 病理和临床表现　腹膜假黏液瘤以腹膜有多发性胶冻样肿瘤种植及合并大量黏液性腹水为特征，多因卵巢或阑尾黏液囊肿破裂引起，也可以视为腹膜继发性肿瘤的一个特殊类型。黏液囊肿破裂后，腔内的黏液连同被覆囊壁的上皮细胞进入腹膜腔，广泛种植于腹膜并不断产生黏液。粘贴于脏腹膜或壁腹膜及大网膜上的黏液物质，可能被腹膜增生的结缔组织纤维包裹，并形成直径 1～2cm 大小的囊泡（假黏液瘤），也可能自腹膜脱落，漂浮于腹水中。黏液和上皮细胞刺激腹膜可引起黏液性腹膜炎和粘连。

主要症状为进行性腹部胀痛，腹部膨大，病程较长。早期全身状况尚好，晚期可出现食欲缺乏、无力、消瘦呈恶病质表现，部分患者因肠梗阻而就诊。

2. **声像图表现**　典型的超声征象是腹膜腔显示多量游离无回声区，腹水可分隔如蜂窝状，并见大量成堆分布的点状回声随体位改变而缓慢移动，肝脏表面可见小囊附着。因卵巢黏液瘤破裂起病者，在盆腔内可能探及残存的多房性肿块。

3. **诊断与鉴别诊断**　腹膜假黏液瘤的图像应与化脓性腹膜炎和腹膜转移癌相鉴别。声像图所见结合临床病史可提示本病在超声引导下使用粗针穿刺，若抽出具有特征性的黄色胶冻样黏液性腹水，有助于确定诊断。

4. **其他检查**　怀疑腹膜假黏液瘤的女性患者应做妇科检查，因卵巢假黏液瘤破裂起病者，通常可发现子宫附件包块或直肠子宫陷凹肿物。

5. **临床价值**　腹膜假黏液瘤少见，临床症状缺乏特异性，除非有明确的卵巢和阑尾黏液性囊肿破裂的病史，声像图所见一般很难明确诊断腹膜假黏液瘤。超声扫查如见腹水样的渗出物中有分隔或在肝表面形成包裹，应怀疑本病，最后确诊需穿刺腹水检验。

第五节　腹膜后间隙超声解剖概要

腹膜后间隙位于腹后壁前方，介于壁腹膜与腹内筋膜之间，上到膈肌，下到骶骨及髂嵴，向下与盆腔腹膜外间隙相通。在此间隙内含有大量疏松结缔组织。并经腰肋间隙三角与结缔组织相连。间隙内的感染可向上蔓延至纵隔。该间隙内有肾、肾上腺、胰腺、大部分十二指肠、输尿管、腹主动脉、下腔静脉、腹腔神经、交感神经及交感神经干淋巴等重要结构。肾脏贴在腹后壁，位于脊柱两侧，在两肾上方有肾上腺附着。左侧肾上腺的前方邻接胃，内侧为腹腔神经节。右肾上腺的前方邻接肝，内侧邻接下腔静脉。与两肾上腺之间，有三支来源不同的肾上腺动脉和一支管径较大的肾上腺静脉，并有腹腔神经节发出的纤维所形成的网丛与肾上腺紧密连接，此丛即肾上腺丛。

在两肾的下方，有输尿管腹部，于脊柱两侧垂直向下走行，并越过髂外血管进入小骨盆腔输尿管的腹段，后方邻接腰大肌及其筋膜，前方与精索内血管交叉。在腰大肌和腰椎下部之间的三角内，其浅层可见髂总血管、髂淋巴结，其深而可见腰交感干、腰骶干。

在肾的内侧、脊柱的前方，有腹主动脉、下腔静脉、肾血管和肾丛、精索内血管等。在腹主动脉的前侧，有腹主动脉丛，此丛与腹腔神经结、腰交感神经结、腹下丛等相连。于腹主动脉的外侧，有左交感干，在下腔静脉的后侧，有右腰交感干，两干间亦有连接。

在两肾的后方，可见第 12 胸椎、腰大肌、腰方肌。在第 12 胸椎下缘，有肋下神经。腰方肌表面有髂腹下神经和髂腹股沟神经。

腹膜后间隙上部由前至后分为三层结构：第一层为肾前间隙，是后腹膜与肾前筋膜之间的间隙，胰腺和十二指肠的降部和横部在此间隙内，此外还有腹腔动脉及其分支，肠系膜上动、静脉，脾静脉及其周围的脂肪；第二层为肾周间隙，由肾前后筋膜围成，左右两侧肾周间隙互不相通，各自包含肾脏、输尿管、肾上腺、部分肾血管及肾周脂肪组织；第三层为肾后间隙，位于肾后筋膜和髂腰筋膜之间，其中含有交感神经干、乳糜池、淋巴结和脂肪。这三层结构于髂窝相通连，病变通常只发生于一个解剖区，影响同区域内的脏器，很少扩散到其他区域（图 7-5-1，图 7-5-2，见彩图）。

腹膜后间隙的淋巴结和淋巴管主要位于大血管旁，主要收集来自下肢、盆腔、腹腔及腹膜后脏器的淋巴，根据其部位分为三群；髂淋巴结位于髂总动、静脉的周围。主要收纳髂内、外淋巴结的输出管，即来自下肢和会阴部的淋巴，髂淋巴结的输出管向上注入腰淋巴结；腰淋巴结位于腹主动脉和下腔静脉的两侧，主要收集来自髂淋巴结、性腺、输卵管、子宫体以及两侧肾脏和肾上腺等处的淋巴，腰淋巴结的输出管集合成为左右腰干；腹腔淋巴结位于腹腔动脉的周围，与肠系膜上、下淋巴结的输出管共同组成 1～4 条肠干。左右腰干和肠干向上注入乳糜池（图 7-5-3）。

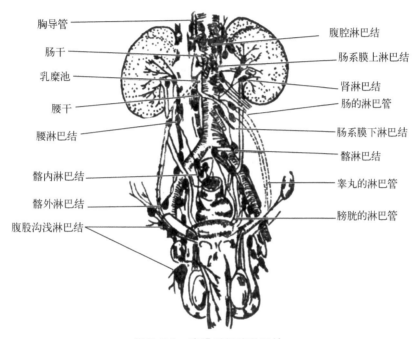

图 7-5-3　腹膜后间隙淋巴结

第六节　腹膜后间隙超声扫查技术

一、装置

随着超声仪器装置的不断改进，目前使用的探头往往为宽频带或可变频探头，鉴于腹膜后结构位置较深，可选择中心频率为 3.5MHz 凸阵或线阵探头，但对于小儿和瘦弱体形者可选用 5.0MHz。临床工作中一般采用凸阵探头以避开骨骼阻挡和胃肠气体的干扰。

二、检查前准备

检查宜在空腹条件下进行。必要时可先行肠道准备如排便、清洁灌肠等，以减少胃肠气体干扰，或大量饮水后检查。如病变位于盆腔，充盈膀胱后检查效果更佳。

三、检查体位

常规采取仰卧位,必要时为避开肠气干扰,以及观察病变的可移动性及与肠道的关系时,也可按需要采取侧卧位、半卧位、俯卧位、立位或胸膝卧位等。

四、检查方法

腹膜后间隙为一潜在的腔隙，超声无法直接显示，只能依靠腹膜后脏器和血管定位。常先采用纵切面显示下腔静脉和腹主动脉长轴切面，在不同水平再进行横断面和纵断面及多角度扫查，显示腹主动脉分支、下腔静脉各属支血管与腹膜后脏器断面解剖关系，观察有无异常肿物或肿大淋巴结。对于临床已发现的腹膜后肿物，超声重点观察肿物的性质，累及的范围，与周围血管、脏器等的关系，以及在血管及其主要分支旁有无肿大淋巴结。

腹膜后病变处在腹后壁与后腹膜之间，位置较固定，可通过结合呼吸运动和体位变化，如采用胸膝卧位与仰卧位比较，用探头或配合另一手加压推挤肿物，同时进行多切面扫查，观察肿物位置的变化与否，与腹腔肿物相鉴别。

五、检查注意事项

腹膜后肿物位置深在，检查时常需加压，但超声发现腹膜后肿物还应考虑到异位嗜铬细胞瘤的可能，即对临床疑为嗜铬细胞瘤的患者检查时，要注意不能过度用力，以免诱发高血压危象。

六、声像图观察内容

腹膜后间隙解剖范围极其广泛，肿物组织来源庞杂，超声显像在对腹膜后肿物的定位、良恶性判断、治疗方案的确定及疗效的判断等方面具有独特的临床价值，声像图观察应注意以下特征。

1. *肿物的位置* 腹膜后肿物位置深在，瘤体前壁距前腹壁较远，肿块与前腹壁之间可见含气的肠管及肠蠕动，后缘常直接贴近后腹壁(如腰大肌、腰方肌、脊柱、脊柱前大血管等)，较大者向前压迫腹腔器官(如肝脏、胃、小肠等)，巨大肿物甚至可抵达前腹壁。

2. *肿物的活动度* 腹膜后肿物位置固定，与腹腔器官比较，随呼吸的移动性小得多，深呼吸时二者的相对位置变化明显。当嘱患者深吸气并用力鼓腹时，可见腹膜后肿物似"山峰"向前突起但不活动，而含气肠管犹似"云雾"在深吸气时飞越"山峰"，呼气时肠管又恢复原位。

3. *肿物的形态与边界* 发生在腹膜后的肿物由于受到腹膜后间隙的限制，形态上常呈多形性。而肿瘤的边界则取决于其病理性质，良性者多呈膨胀性生长，与周围组织分界清楚，边界光滑整齐，包膜光滑清晰；而恶性者则常呈浸润性生长，边界模糊不规则。

4. *肿物的内部结构* 随肿物的组织来源、病理类型、有无坏死等的不同而有不同的结构，声像图也随之表现为无回声、低回声、高回声、混合性回声等。恶性肿瘤由于生长速度快血供不足，易发生坏死，内部回声不均质更常见。良性肿瘤生长速度慢，内部回声常较均质。

5. *肿物与周围组织器官的关系* 通过显示腹膜后器官(胰腺，双侧肾及肾上腺等)，腹膜后大血管(腹主动脉、下腔静脉、髂总动静脉等)和腹后壁肌肉(腰大肌、腰方肌等)图像作为解剖标志加以分析，进行腹膜后间隙超声解剖定位，其次，显示肾脏和肾周筋膜声像图，用于区别三个解剖间隙区，腹膜后肿块常可挤压上述脏器或大血管向前移位变形，甚至破坏，产生一些如肝肾分离、脾肾分离、血管绕行等征象，而腹腔肿块则推挤后腹膜脏器向后移位。较大肿瘤压迫或浸润性生长时还会造成输尿管梗阻肾积水、梗阻性黄疸、肠梗阻等。

6. *肿物的彩超表现*　　由于腹膜后肿物位置深在，给肿物内的彩色多普勒血流显示带来一定困难，但观察肿物内的血流信号的丰富程度、分布特征及血供来源、与周围大血管的关系等仍然可给诊断及进一步治疗提供更多信息。

第七节　正常腹膜后间隙声像图

腹膜后间隙为一潜在的腔隙，且位置深在，正常状态下不易显示，在声像图上只能通过腹膜后脏器、大血管作为解剖标志来推断。在正常声像图上，腹膜后间隙可通过以下几个基本超声断面图来认识。

1. *经胰腺长轴的横断面声像图*（图 7-7-1）　　胰腺、十二指肠降部、胆总管下段、门静脉和脾静脉及肠系膜上动脉所在的区域相当于腹膜后肾旁前间隙；腹主动脉和下腔静脉在肾周围间隙。彩色多普勒可见血管内血流信号。

2. *经肾门的横断面声像图*（图 7-7-2，图 7-7-3）　　肾脏、输尿管、肾血管和下腔静脉位于肾周围间隙。在正常声像图中，肝脏与肾脏之间的线状分界实际上包括四层筋膜和三层间隙。四层筋膜是构成肝包膜的脏腹膜、覆盖肾脏前面的后腹膜、肾前筋膜和肾固有膜；三层间隙是肝包膜与后腹膜之间的腹膜腔右肝下间隙、后腹膜与肾前筋膜之间的肾旁前间隙以及肾前筋膜与肾固有膜之间的肾周围间隙。同样，肾脏与腹后壁腰大肌和腰方肌之间的线状分界，其实也代表三层筋膜和两层间隙，即肾固有膜、肾周围间隙、肾后筋膜、肾旁后间隙及覆盖腰大肌和腰方肌前面的髂腰筋膜。

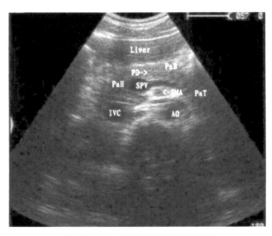

图 7-7-1　经胰腺长轴横断面

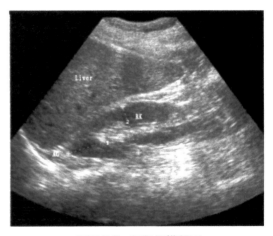

图 7-7-2　经肾门横断面

3. *经腹主动脉长轴的纵断面图*（图 7-7-4）　　位于脊柱前面，腹主动脉所在的部位相当于肾周围间隙。腹腔动脉、肠系膜上动脉、十二指肠横部和胰体占据肾旁间隙。

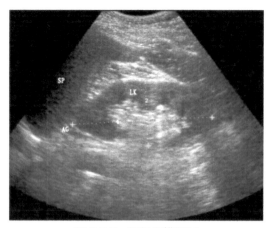

图 7-7-3　经肾门横断面

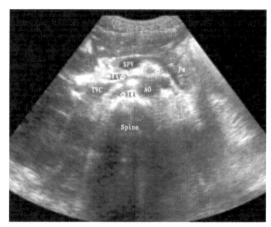

图 7-7-4　经腹主动脉长轴纵切面

第八节　腹膜后间隙疾病的超声诊断

一、腹膜后间隙血肿

(一) 病理

腹膜后间隙血肿多为脊柱外伤后或腹部手术后（如胰腺、肾脏手术）或股动脉穿刺术后并发症。

(二) 临床表现

临床症状因损伤部位、严重程度和出血多少而异。多数患者有腹痛、背痛和血肿区压痛，肠麻痹较常见。盆腔腹膜后间隙血肿可出现直肠刺激症状。有里急后重感和大便次数增多。直肠指检常可触及血肿。急性大量出血则可导致失血性休克症状。

(三) 超声检查

腹膜后间隙血肿的声像图显示腹膜后间隙出现无回声或低回声肿块，肿块前后径＜上下径，血肿壁可较厚而不规则，如有血块形成则产生较多回声，随访观察可见血肿逐渐吸收演变过程，附近脏器可因血肿挤压而移位。

(四) 鉴别诊断

本病与囊性淋巴管瘤和含有稀薄脓液的脓肿在声像图上不易区分，应予以鉴别。囊性淋巴管瘤多见于婴幼儿，无外伤史。声像图呈单房或多房无回声区，有完整的包膜回声。腹膜后脓肿也无外伤史，如为化脓性感染，多有寒战、发热、白细胞计数升高等表现，腰部和髂窝可触及压痛性肿块。若为结核性脓肿，多来源于脊柱结核，其内容物主要是干酪样坏死组织，内部呈中等强度或弱回声，超声所显示的脓肿部位与 X 线片脊柱破坏部位一致，可资鉴别。

(五) 临床价值

超声检查可确定血肿解剖定位，估计其出血量，并可动态观察血肿变化。

二、腹膜后间隙炎症

（一）一般性感染和结核

1. 病理和临床表现　由于腹膜后间隙的解剖特点，腹膜后感染和化脓易于扩散，而且抵抗细菌的能力较腹膜腔为差，一旦发生多为严重的情况。有报道称，未经治疗的腹膜后脓肿的死亡率几乎是 100%，即便是应用了广谱抗生素、各种外科治疗措施，死亡率仍高达 45%。

感染的原因多为附近脏器炎症蔓延或损伤穿孔所致，以结肠和肾较为多见。如溃疡性结肠炎、结肠憩室炎、结肠癌、盲肠后阑尾炎穿孔、肾外伤后尿外渗、肾痈、肾脓肿、肾输尿管术后并发症等。血行及淋巴途径引起的少见。致病的细菌以大肠埃希菌最为常见，其次为葡萄球菌、链球菌、厌氧菌的感染等。

除原发病的表现外，和其他严重感染一样，有畏寒、发热、头痛、身痛、白细胞计数升高等全身表现，感染部位有疼痛甚至肿胀、压痛，背部常有叩击痛等，在肾周围感染时较为明显。此外可出现腰大肌刺激征，使患侧髋关节屈曲内旋，有助于腹膜后定位的诊断。

腹膜后结核性脓肿（寒性脓肿）多见于儿童和青少年。常因脊柱结核引起，99% 为椎体结核。椎体破坏后，干酪样坏死物等形成广泛的椎旁脓肿，或破坏椎体骨膜进入肾后间隙形成寒性脓肿。其内容物主要为干酪样坏死和液化物质，周围软组织炎症反应较轻。

2. 声像图表现　肾前旁间隙、肾周间隙、肾后旁间隙及双侧下腹部腹膜后等区域出现脓肿的囊性无回声、低回声或混合性回声包块。呈月牙形、椭圆形或不规则形，边界较清晰，囊壁厚而不规则，后壁及后方回声可有增强。包块呈单房或内部有小规则分隔，伴有坏死物时可见较多漂浮散在的细小光点、光斑回声，随体位移动，偶可于病灶内见到气体回声。

肾前间隙的脓肿一般与胃肠道的炎症病灶并存。同时受累的周边脏器活动度差或固定，腹膜后肌肉可受压变形甚至移位。肾周间隙脓肿常引起患肾的轮廓模糊，肾脏的呼吸动度减小。肾后间隙的脓肿可向上延伸至肾脏的后方，向前推挤肾脏；或向下聚集于髂窝，形成髂窝脓肿。

腹膜后结核性寒性脓肿声像图上常在腰大肌后方显示长条形、轮廓尚整齐的低回声区，一直下延至腹股沟区，有的竟下延至大腿内侧，病变区的低弱回声可出现漂浮征象。

（二）腹膜后放线菌病

少见，多继发于腹部放线菌病。为一种化脓性及肉芽肿性疾病，病程长者，常有瘢痕形成。声像图上呈边界模糊、形态不规则的低回声区。因此诊断需结合临床。

1. 诊断与鉴别诊断　对于腹膜后感染，根据典型的症状、体征、实验室检查结果，结合声像图特点不难做出诊断。但当症状隐匿或病灶较小时，则应与血肿、淋巴管瘤、畸胎瘤或者一些腹膜后实性肿瘤相鉴别，必要时行超声引导穿刺检查明确诊断。

2. 其他检查　X 线检查可显示腰大肌旁异常的软组织阴影，增宽的椎旁软组织阴影，以及一些间接征象如脊柱侧弯、肾轮廓消失等，从而提示诊断。CT 扫描不受肠气干扰，可发现腹膜后脓肿灶，还能早期发现病变是否累及周围组织或骨骼，但对瘦体形的患者有时定位会有一定困难。

3. 临床价值　超声对脓肿灶的发现非常敏感，同时可对病灶的性质进行鉴别，根据声

☆ ☆ ☆

像图特点与肿瘤、血肿、囊肿等相区分，做出定性诊断。在一些症状不典型的病例中还可进行超声引导下的穿刺诊断，以及抽吸脓液、注药治疗等。

（三）腹膜后纤维化

1. 病理和临床表现 腹膜后纤维化是一种相对少见的自限性疾病，系病因未明的腹膜后纤维脂肪组织的非特异性、非化脓性炎症，引起腹膜后广泛纤维化，使腹膜后空腔脏器受压而发生梗阻。其发病率较难统计，Gilkeson 报道该病发病率小于 1/10 000，而 Amis ESJr 统计发病率约 1/1 200 000。多数文献报道该病好发于 50～60 岁，但儿童和老年人也有发病。男女比率约 2∶1，而男性发病率高与动脉粥样硬化男性高发病率有关。该病没有家族聚集发病倾向性。

目前认为本病可能是一种自身免疫性或过敏性疾病，较多的意见认为本病是全身性特发性纤维化的表现的一种，和硬化性甲状腺炎、硬化性胆管炎、纤维性眼眶内假性肿瘤等类似，患者往往有附近慢性炎性病灶，有学者称之为"纤维化综合征"。近年来有学者提出为主动脉或髂总动脉的动脉粥样硬化斑块经变薄的动脉壁渗漏入腹膜后的不溶性类脂作为抗原引起的慢性炎症或自身免疫反应，故又称为"慢性主动脉周围炎"，其病因和自身免疫性反应或过敏性脉管炎有关。此外，感染，恶性肿瘤，放疗，外伤，腹膜后血肿和腹主动脉瘤，职业性石棉接触，某些药物如表角胺、普萘洛尔、苯异丙胺等均可诱发腹膜后纤维化。本病白种人较多见，在我国很少见。

病变呈扁、硬、灰白色的纤维性包块，边界不清，无包膜，厚度 2～12cm，主要集中在腰骶部腹膜后，以腹主动脉为中心。常可向上延伸到肾蒂甚至纵隔，向下延伸到盆腔。病变常包绕腹膜后的输尿管、肾蒂、腹主动脉、下腔静脉、腰大肌、结肠和膀胱，很少侵及骶前区、肠系膜、胆管、胰、脾和肝血管。其他如下腔静脉亦可受压，呈念珠状，内腔狭窄伴血栓形成和脱落。少数病变可穿越膈肌至纵隔，导致上腔静脉阻塞；另有少数病变延伸至肠系膜根部。最易受压的腹膜后空腔脏器器官为输尿管，占 75%～80%，但不侵蚀输尿管的管壁。典型者常将两侧输尿管拉向中线，折叠屈曲梗阻而引起肾盂积水。

镜下病变组织呈不同程度的炎症反应。早期为多灶性脂肪变性坏死，游离脂肪和胆固醇结晶出现，淋巴浆细胞、单核细胞、嗜酸性粒细胞和异物巨噬细胞浸润，有慢性主动脉周围炎表现。中期炎症细胞减少，有较多的成纤维细胞，毛细血管增生和胶原纤维形成。后期为成熟期，炎性细胞、成纤维细胞和新生血管消失，肉芽肿形成和机化，并形成大量致密纤维硬化组织，内有玻璃样变及钙化。输尿管壁的肌层被纤维性变病灶分离，淋巴浆细胞浸润灶突入绒毛状黏膜层。

腰背腹痛是主要临床表现，其次是体重减轻，尿异常，恶心呕吐，无尿等。体征以腹部包块和高血压为主要表现。早期症状多为非特异性。直到大量纤维组织增生后，则因受压的脏器不同，而出现不同的临床表现。患者或以腹部包块就诊，或以腹水征就诊者，或以不全肠梗阻为主诉就诊。以泌尿系受损为主的症状严重程度和尿毒症的发展一致，严重的可发展到无尿。淋巴管和血管的受压可引起下肢水肿，间歇性跛行，深静脉血栓形成，但均少见。

2. 声像图表现 典型者的声像图表现为腹膜后广泛的、边界清晰光滑的团块状肿物，常为均匀低回声，中心越过骶骨，包绕腹主动脉和下腔静脉，向两侧累及输尿管，可同时伴有不同程度的肾积水和输尿管积水（图 7-8-1），彩色多普勒超声显像可帮助辨别腹膜后的管道结构，并显示腹主动脉、下腔静脉及髂血管的血流信号以估计血管的狭窄程度。

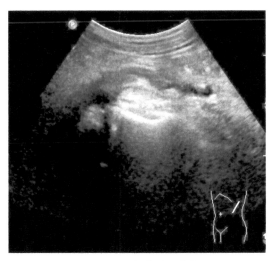

图 7-8-1　腹膜后纤维化

3. **诊断与鉴别诊断**　对于不明原因的腹痛、单侧或双侧肾积水的患者，超声检查时应特别注意从横切面及纵切面多平面观察腹膜后血管旁有无异常低回声。

腹膜后纤维化的超声表现应与腹主动脉瘤伴发血栓进行鉴别。本症腹主动脉内膜尚清晰平整，可伴钙化，低回声常位于腹主动脉前方及两侧，范围较大，很难探及边界；而腹主动脉瘤表现为动脉壁梭形膨出，内膜不光整，血栓低回声位于管壁内且不规则，可探及动脉瘤边界。

该病还应与腹膜后恶性肿瘤或淋巴结转移鉴别：一般来讲，腹膜后纤维化主要分布于主动脉前方及两侧，很少引起主动脉移位；范围广泛，边界探查不清，但非融合状或分叶状，且内部回声较均匀；无肠系膜淋巴结转移及腹腔种植。但超声只能根据上述特点提供一些诊断线索，关于良恶性的鉴别还需依靠病理检查。

4. **其他检查**　该病无特异性实验室检查方法，最明显的是红细胞沉降率增快，其次是丙种球蛋白增高，还有贫血、尿素氮升高等，免疫学指标基本正常。

本病临床症状无特异性，故影像学检查格外重要。静脉肾盂造影可见肾盂积水、输尿管屈曲扩张向中移位以及受外压的其他表现，晚期双侧肾盂均不显影。腹部 CT 检查对于腹部肿块和脏器粘连比 B 超敏感。而肾积水及输尿管病变则以 B 超检查最优。同时 CT 和 MRI 对本病的诊断均有帮助，但 CT 仅能显示腹膜后软组织密度块影，可见包绕腹膜后正常组织，却无法判断其组织成分；而 MRI 除能显示 CT 所见外，尚能从 T_1 加权像和 T_2 加权像上所显示异常信号的强弱来推测其组织成分，对疾病的确诊较 CT 有一定优势。

5. **临床价值**　本病早期常无特异性症状和体征，临床不易发现而延误诊断，往往在出现肾盂输尿管积水后由常规超声检查时发现腹膜后病变。超声与 CT、MRI 一样，可直接发现腹膜后纤维化斑块及肾盂输尿管积水，且可通过彩色多普勒观察腹主动脉及髂血管的血流信号及评估是否存在狭窄和狭窄程度等。加之超声检查无创、价廉、易于重复等可作

☆☆☆

为本病的首选检查方法，还可作为监测腹膜后纤维化手术或非手术治疗后疗效（主要是肾积水是否缓解）的检查方法。

三、腹膜后间隙肿瘤

（一）腹膜后间隙原发性肿瘤

1.病理和临床表现　原发性腹膜后肿瘤在任何年龄均可发生，但多发于 50 ～ 60 岁，10 岁以下儿童约占 15%。男性稍多于女性，男女比例为（1 ～ 1.3）：1。原发性腹膜后肿瘤占全身肿瘤的 0.07% ～ 0.2%，占软组织肿瘤的 15% 左右。

原发性腹膜后肿瘤中有 60% ～ 85% 为恶性，其余为交界性或良性。一般分为间叶组织来源肿瘤、神经来源肿瘤、泌尿生殖嵴肿瘤、胚胎残余组织肿瘤和来源不明肿瘤，各类别肿瘤见表 7-8-1。

表 7-8-1　原发性腹膜后肿瘤的分类

来源	良性	恶性
一、间叶组织		
脂肪组	脂肪瘤	脂肪肉瘤
平滑肌	平滑肌瘤	平滑肌瘤
横纹肌	横纹肌瘤	横纹肌肉瘤
纤维组织	纤维瘤	纤维肉瘤
淋巴管	淋巴管瘤	淋巴管肉瘤
淋巴网状组织	假性淋巴瘤、淋巴错构瘤	恶性淋巴瘤
血管	血管瘤、血管外皮瘤	血管内皮肉瘤、血管外皮肉瘤
原始间叶	黏液瘤	黏液肉瘤
混合型（多成分间叶组织）	间充质瘤	恶性间充质瘤
来自肌成纤维细胞	纤维组织细胞瘤，包括黄色瘤	恶性纤维组织细胞瘤，包括黄色肉芽肿
二、神经组织		
神经鞘、脊神经束衣	神经鞘瘤、神经纤维瘤	恶性神经鞘瘤、神经纤维肉瘤
交感神经节	节细胞神经瘤	神经母细胞瘤、神经节母细胞瘤
副神经节	嗜铬细胞瘤	恶性嗜铬细胞瘤
（化感器）	非嗜铬性副神经节瘤（化感器瘤）	恶性非嗜铬性副神经结瘤
三、泌尿生殖嵴残余	囊肿	癌
四、胚胎残余组织	囊肿	恶性畸胎瘤、精原细胞癌
	畸胎瘤	滋养细胞癌、胚胎性癌
	脊索瘤	恶性脊索瘤
五、来源不明或不能分类	良性上皮性或非上皮性肿瘤	未分化癌、异位组织癌
		未分化肉瘤
		恶性肿瘤（不能区分癌或肉瘤）

　　原发性腹膜后良性肿瘤中最常见的是纤维瘤、神经纤维瘤、囊性畸胎瘤；恶性肿瘤以纤维肉瘤、神经纤维肉瘤、恶性神经鞘瘤及恶性淋巴肿瘤为多。除恶性淋巴瘤外，肿瘤仅在局部浸润，不发生远隔淋巴结转移，是腹膜后肿瘤共有的病理特点。

　　腹膜后肿瘤来自不同的组织，种类繁多，同类肿瘤在不同的患者差异很大。临床表现多种多样，比较常见的症状和体征如下。

　　（1）症状：除了嗜铬细胞瘤外，初起一般多无症状，随肿瘤的生长发展可出现压迫、占位及一些非特异性全身症状等。

　　①占位症状：由于腹膜后潜在间隙大，肿瘤常长得很大，所占空间也大，易产生腹部胀满感，常偏于一侧；上部巨大肿瘤可影响呼吸。有时肿瘤内有出血、坏死可突然增大，症状加剧，并可出现剧烈疼痛。

　　②压迫症状：最常见的为对于脏器的压迫而产生的刺激症状。如刺激胃可产生恶心、呕吐；刺激直肠可产生排便次数增多、里急后重感等；刺激膀胱可产生尿频、尿急等。压迫严重者，在肠道可出现部分肠梗阻症状；在泌尿系可出现肾盂积水的症状，双侧受压严重者可出现尿毒症症状。压迫甚或侵犯脏器和神经可出现疼痛，常表现为腰背痛、会阴部痛及下肢痛，也可出现神经支配区域（如会阴和下肢）皮肤知觉减退、麻木等感觉。压迫静脉及淋巴管引起回流障碍，可以出现阴囊、下肢水肿和腹壁静脉曲张等。

　　③全身症状：腹膜后肿瘤发展到一定时期，也会出现体重减轻、食欲缺乏、发热、乏力甚至恶病质等。常和肿瘤巨大有关。但恶性肿瘤出现症状较早。有分泌功能的肿瘤，如嗜铬细胞瘤。同时分肾上腺素和去甲肾上腺素，可出现阵发性高血压的症状。另一种为巨大的纤维组织肿瘤，可分泌胰岛素类物质，引起低血糖症状。罕见的功能性间叶瘤可引起抗维生素 D 的低磷血症骨软化病。

　　（2）体征：腹膜后肿瘤的体征取决于肿瘤的病理性质、部位和病期的早晚，患者就诊时最多发现的体征为肿块。据北京协和医院的资料，95% 的患者均可触及腹部或盆腔肿块，部位的特点都是固定而根部深在。良性肿瘤除肿块外一般体征少而轻，多数无压痛和腹肌紧张。囊性肿物通常有囊性感；有些肿瘤如脂肪、神经纤维性的，可为分叶状；恶性肿瘤体征相对较多，可出现压痛、腹肌紧张、腹水、下肢水肿、腹壁静脉曲张、下肢皮肤知觉减退等体征。压迫胃肠道和胆道可出现肠梗阻和黄疸的体征。个别的还可以听到血管杂音；至于肿瘤本身的质地、外表、硬度和形态等很不一致，也难以根据这些来判断良恶性。

　　2. 声像图表现

　　（1）腹膜后肿瘤超声表现的一般规律

　　①肿瘤位置较深：在声像图上，较小的肿瘤位置深在，其前壁距腹壁一般较远，在肿瘤与腹壁之间常可见有大网膜及肠系膜的中等回声和含气肠腔的强回声及其蠕动。肿瘤的后缘很深，常紧贴脊柱前缘，压迫腹膜后大血管或有时将其顶起或将其推挤而致变形、扭曲、移位，也可直接浸润。巨大的肿瘤，在脊柱两侧常向腹后壁延伸，后缘甚至在脊柱前缘水平以下，达椎管水平附近。

　　②肿瘤的形态常为多形性：由于肿瘤发生在腹膜后狭窄的间隙内，使肿瘤的生长受到一定限制，与腹腔内肿瘤不同，其切面形态在声像图上呈多形性；较小的肿瘤通常上下径或左右径较长，前后径明显为小，呈扁平的长圆形；肿瘤较大时，其后壁的轮廓常受脊柱、

骶骨及髂骨的限制而紧贴其上，前缘则受前方脏器的限制而产生压迹，因而使肿瘤的形态常呈多形性，如在肿瘤的前后缘出现弧形凹陷，或整个肿瘤形态一端较大、一端较小，有的尚可形成哑铃状。

③肿瘤不随呼吸、体位改变，用手推动不能明显改变其位置。

腹膜后肿瘤因处在腹后壁与后腹膜之间，因此位置常较固定。除非位于腹侧的中等大小肿瘤，在呼吸时尚可受肾脏的影响而有不协调的上下移动，但其活动幅度较小，与肾脏的活动不完全同步，其他情况下的腹膜后肿瘤常不受横膈运动的影响。而位于腹腔内的肿瘤，即使很大，紧贴在后腹膜上，在深呼吸时，仍可见其沿腹后壁大血管或骨骼前方上下移动，除非肿瘤已浸润至腹膜后间隙，并产生粘连固定。同样，在改变体位、用手推动时，腹膜后肿瘤不改变其位置，尤其是巨大肿瘤，有时前壁回声可因受力而略有移动，但其后缘回声是基本不动的。而腹腔内肿瘤可因改变体位、用手推动时明显地移动位置。肠道因位于腹膜后肿瘤之前方，蠕动时腹膜后肿瘤不受其影响，并可观察到肠道在肿瘤表面滑动征象；而腹腔内肿瘤常可受肠道蠕动影响而随之移动。

④与周围器官的关系

● 肝脏：来自肝脏后方的腹膜后肿瘤，除肾脏来源外，由于肝脏受其推挤，而肿瘤又紧贴在其后方，因而在超声探测时常会误诊为肝右后叶的占位病变。为了鉴别两者，可通过多方向、多角度进行探测：a.从肋缘下斜切时，可见肝脏下缘较低，肿瘤在肝脏的后外侧，肿瘤与肝脏之间有明显的分界，且不受呼吸运动的影响。肝静脉的分布正常，与下腔静脉一起向前内侧移位，肝右静脉与肝缘间之距离无明显改变，与肿瘤间有一片正常肝脏相隔。b.从右肋间斜切时，肿瘤位于肝脏后方稍偏外侧处，肿瘤与肝脏之间界限明显。在深呼吸时，由于肿瘤位于腹膜后较固定，可见肝脏在肿瘤表面上下移动。c.肿瘤与肝脏之间，有时可见有其他组织回声间隔其中。

● 胆囊：视腹膜后肿瘤发生部位的不同，胆囊可被腹膜后较大的肿瘤推向右外侧或左内方，也可由于位于其后方的肿瘤迅速增大，而将它推挤向前；在深呼吸时，胆囊在肿瘤表面有不同幅度的活动，易于区分。

● 胰腺：自身属腹膜后脏器。当胰腺附近腹膜后发生肿瘤时，胰腺常被肿瘤顶向前面，或被推挤向一侧偏移，使胰腺、脾静脉与肠系膜上动脉、腹主动脉、下腔静脉及脊柱相互间的距离均有相应的增宽。胰腺周围淋巴结肿大时，在声像图上明显可见其紧贴胰腺或压迫胰腺，并不因呼吸、体位改变而变化，其是否为胰腺外淋巴结或胰腺来源肿瘤，可通过纵切加以鉴别。因此，如肿块位于胰腺及脾静脉后方者，必定来自腹膜后；位于其前方者，来自腹腔或腹膜后的可能性均存在，需作详细探测比较，以找出鉴别要点。

● 脾脏：腹膜后的中小肿瘤常位于脾脏后下方，也可在肝左外叶后方与脾之间，或在脾肾之间发现；对较大肿瘤，常可占据原脾脏的所处空间，将脾推向上外侧或上内侧；有时肿瘤巨大，脾脏体积较小者，常难以找到脾脏的声像图。而将腹膜后肿瘤误为肿大的脾脏。鉴别方法在于寻找脾静脉。肿大脾脏均可在脾门内外显示较宽的脾静脉，而腹膜后肿瘤不出现脾静脉。

● 肾脏：亦为腹膜后脏器，但可受呼吸影响而有一定程度的上下移动。腹膜后肿瘤常可将肾脏推向腹侧、腹外侧或推向盆腔，偶亦可压向深部。在呼吸运动时，如肿瘤位于肾外，肾脏可在肿瘤表面上下移动；如肾脏被高度椎移，活动度可显著受限，甚至消失；如肾外肿瘤已浸润肾脏或与其有粘连，则肾脏不再随呼吸运动而移动。如肿瘤来自腹腔，则肾常在肿块之后方或后上方，与腹腔肿瘤之活动度不同步、不协调。因此，在探测腹膜后肿瘤时，仔细寻找肿瘤所在部位，观察肾与肿瘤间的动态关系，常有助于鉴别诊断。但亦需注意避免将游走肾误认为腹膜后肿瘤。

● 胃肠道：受腹腔内肿瘤的影响较大，常被推挤在腹腔之一隅。而胃肠遭受腹膜后肿瘤的影响较小，肿瘤较小时，胃肠道所处部位多无明显影响，仍可在肿瘤前方探测到；肿瘤明显增大时，胃肠道回声仍有部分在肿瘤前方遮住肿瘤的边缘，使腹膜后肿瘤难以完整显示；且胃肠道在肿瘤之前蠕动变化，肿瘤位置不受其影响，但大小有时可受其影响。所以从腹壁探测时，肠腔只能在腹膜后肿块的前方、侧方，而腹腔内肿块与肠腔的关系是多样的。

● 腹主动脉与下腔静脉：两者均位于腹膜后，紧贴脊柱前方。腹膜后肿瘤如发生在大血管与脊柱之间。血管常受其推挤而被顶向前方。使与脊柱间之距离增大；如位于大血管之间，则腹主动脉和下腔静脉间距离增宽，血管被挤向两侧；当位于其前方时，下腔静脉和腹主动脉均可被挤向外侧，如受压程度严重时，下腔静脉内腔显著狭窄。在做深呼吸时，肿瘤与血管间的关系不变，则来自腹膜后，如在血管表面做上下移动，则属腹腔肿瘤。

⑤胸膝位探测：腹膜后肿瘤一般均较固定，胸膝位时因无明显移动，故从腹部探测时，肿瘤前缘与腹壁距离增大并为胃肠道所充填，因而在声像图上常见胃肠道的气体强回声而不显示肿瘤。而腹腔肿瘤因活动度大，受重力影响而下垂，往往仍可通过腹壁皮肤探测而显示。

⑥俯卧位探测：腹膜后肿瘤常与腹后壁固定，至少肿瘤的根部较固定，因此在俯卧位时，仍可从背侧探及并显示肿瘤图像。而腹腔内肿瘤因活动度较大，俯卧位时常垂向腹壁，从背侧虽然有时仍可显示，但肿瘤后缘与腹后壁之距离常可有增宽现象。

(2) 腹膜后肿瘤病理改变与声像图的关系：不同的腹膜后肿瘤，由于起源的部位、脏器和组织不同，病理形态亦不同，声像表现相应亦有差异，有的因而具有一定的特征性，有助于超声诊断和鉴别诊断。

①体积：肿瘤的体积大小常与其病理性质有关，良性肿瘤通常较其相应的肉瘤为小，如平滑肌瘤与平滑肌肉瘤、纤维瘤与纤维肉瘤等。例外的如：a.原位癌、微小癌、隐匿癌的体积小，直径一般小于1cm。除浅表部位外，位于深部的这种小肿瘤，超声检查目前尚难以显示。b.生长在非要害部位的良性或低度恶性肿瘤，可达到巨大体积，如脂肪瘤、软骨瘤等。c.发生在腹腔、空腔器官的肿瘤也比较大，超声检查时，需注意和腹膜后肿瘤相鉴别。d.发生在要害部位或显示功能的肿瘤常较小，超声检查时应结合病史做详细的扫查和观察。e.高度恶性的肿瘤发展快，体积也相应较小，超声检查也必须细致。

②数目：腹膜后肿瘤常为单个性，超声检查时，通过纵横切显示可获得肿瘤的立体印象，并可测得其三径值。但在超声探测时也可显示有多个肿瘤声像：多发性原发肿瘤常见的有脂肪瘤、平滑肌瘤、神经纤维瘤、恶性淋巴瘤等；复发的肿瘤也可在局部形成数个大小不一病灶；转移性肿瘤可因转移而形成多个病灶。超声显像虽能确定为腹膜后多发肿瘤，但对数目较多者尚难以准确定位。

③质地：肿瘤的质地因肿瘤的成分不同而异。与声像表现关系密切。

● 肿瘤内富含瘤细胞时，质地较柔软，如脂肪瘤、各种来源的腺瘤等；富含细胞的肉瘤，切面犹如新鲜鱼肉样。质地一般较良性者稍柔软。超声检查时，由于细胞间声阻抗差异极微，很少能有回声出现，而呈无回声区，只有在加大增益后才能显示有弱回声。当间有纤维组织及血管时，可呈现低回声。

● 肿瘤富含血管或淋巴管时，质地不仅柔软，且具有可压缩性。超声检查时，由于管道间、管壁与管内容间均有一定差异的声阻抗，因而回声出现增多，常呈低至中回声，内部分布略欠均匀；彩色多普勒检查可见增多的血流声像，有助于诊断。但位于腹膜后的这类肿瘤，超声检查时即使加压探头，亦常观察不到这种变化。

● 肿瘤内纤维间质成分丰富的，质地常较坚实而硬。由于纤维间质与瘤组织间声阻抗差别增大，反射界面增多，而常呈低或中等回声，内部回声分布略欠均匀，如纤维瘤、平滑肌瘤、间皮瘤、分化性纤维肉瘤、血管外皮瘤等。彩色多普勒超声检查可显示血流丰富情况，区别动静脉血流及测定血流的一系列参数，并可与淋巴管做鉴别。

● 当瘤体内有钙盐沉着时，质地坚硬，钙盐与肿瘤声阻差别大、反射系数高，声像图上呈现强回声，由于衰减，后方有明显声影，如成骨性骨肉瘤、软骨肿瘤或含有骨和软骨成分的混合性肿瘤。

● 癌肿质地坚硬，当其有出血、坏死、囊性变时，质地往往变软。声像图上肿瘤呈低 - 中 - 高回声，分布不均匀，相应的出血、坏死区呈弱回声，液化囊性变区呈无回声。

● 肿瘤后方向声的改变也与其质地有关。a. 后方回声明显增强。肿瘤基液性（囊肿）。b. 后方回声稍有增强。肿瘤为质地较柔软的实质均质性或部分液性部分实质均质性结构。c. 后方回声无明显改变。常为实质性或实质略欠均匀性肿瘤。d. 后方回声稍有减弱，则肿瘤常为实质不均质性结构。e. 后方回声明显减低，常为癌肿或纤维化明显的肿瘤。f. 后方声影，部分癌肿或肿瘤内有骨、软骨、牙齿或钙化灶。

④轮廓形态：良性肿瘤大多呈膨胀性生长，轮廓光滑整齐，周围有明显的界限。形态有圆形、椭圆形、扁圆形、长梭形、哑铃状、葫芦状、分叶状等，在声像图上均能清楚如实地观察到。且常有球体感或立体感，即在不同方向的两个或两个以上切面声像图上，肿瘤均能明确显示。恶性肿瘤除向周围浸润性生长外，也侵入组织间隙和血管、淋巴管，声像图上形态常不规则，无明显的轮廓线，并可见癌肿向周围组织呈伪足样或麦芒样伸展。

⑤包膜：常是良性肿瘤的特征。大部分良性肿瘤均有完整的包膜，如脂肪瘤、平滑肌瘤、神经前瘤等。声像图上呈现：一圈环形中等回声线，包绕整个肿瘤边缘，两侧边缘处因声折射引起回声失落而使包膜回声中断，并导致两条清晰的外展状侧壁声影。包膜回声表面光滑整齐，厚度均匀，薄的包膜呈纤细线状，厚的包膜呈粗线状，厚度 1 ～ 2mm。

有些良性肿瘤或少数肉瘤也可有完整或不完整的包膜。当包膜不完整时，包膜回声可呈弧形中回声线，有的可呈环形，在包膜不完整处，包膜回声中断而使部分边缘处呈包膜缺如征象。部分肉瘤虽然也有包膜，而实际上包膜或包膜外已有癌细胞浸润，称为假包膜，如纤维肉瘤、脂肪肉瘤等。声像图上的包膜回声常不如良性肿瘤的清晰，厚度可稍有不均，回声强度也可有差异，边界也较模糊，并可有部分包膜模糊不清或中断、缺如。

有的恶性肿瘤在初起时可有包膜存在，在声像图上同样也呈现包膜回声；当肿瘤迅速增大，包膜被突破，肿瘤浸润至包膜外，在声像图上也失去了包膜回声，并使边界趋向模糊。

⑥边界：肿瘤与周围组织间的边界一般取决于肿瘤的生长方式及内部结构：呈膨胀性生长并有包膜的肿瘤，边界清晰；呈浸润性生长而无包膜的肿瘤，或虽有包膜而已被肿瘤浸润或与周围组织有粘连时，边界常较模糊或不清晰。肿瘤内部结构的回声明显高于或低于周围组织回声时，边界清晰，否则边界常较模糊或欠清晰。

⑦肿瘤内部结构：其声像变化常是超声诊断的主要依据之一。肉眼观察到的肿瘤切面上的内部结构和形态与声像图结构常有如下关联。

● 切面结构呈囊腔状，内容为液体 - 浆液、血液、乳糜液：由于其内部结构间无明显声阻抗差别，声束穿越时透声良好。声像图上呈无回声区，常见的有各类囊肿、囊性淋巴管瘤等。如为血肿或囊腔内含有血液时，声像图上可为无回声区或弱回声区，静卧后，由于内容物沉淀，声像图上前部呈无回声区，后部呈弱 - 低回声区。

● 切面呈囊腔状，内容富有黏液或脓液者：声像图上呈现边界清晰的微弱回声区或无回声区，常见的有黏液瘤、黏液肉瘤等；如为脓肿或囊肿有继发感染者，静息后，声像图上可呈现分层现象，即前部呈无回声或弱回声，越近深部回声也渐渐上升至低回声。

● 切面呈囊腔状，内有大小不一的乳头状或实体性肿块：声像图上可见在无回声区内出现乳头状、肿块状低至中回声团块，常见的有乳头状囊腺瘤（囊腺癌）、囊性畸胎瘤等。

● 切面呈裂隙状，裂隙内有液体、血液等：声像图上除可见肿瘤实体部分低至中回声外，常有小片状、管状或不规则形无回声区。常见的有海绵状血管瘤、血管外皮瘤等。

● 切面呈均匀一致的结构：肉眼观察如发亮的新鲜鱼肉样，多为高度恶性的软组织肉瘤。声像图呈边界清晰的弱回声区、低回声区，如恶性淋巴瘤、未分化肉瘤等。

● 切面呈致密均匀结构：肉眼观察常呈白色、灰白色，边缘处有向四周组织内伸展的伪足样结构，因其富含癌瘤细胞，声像图上呈低回声区，分布略欠均匀，边界常较模糊、形态常欠规则或不规则，并向四周组织内呈伪足样伸展。

● 切面呈漩涡状或编织状：由于肿瘤富含纤维组织，并构成漩涡状或编织状结构。声像图上呈中等强度线条状回声，性能好的仪器常能显示类似漩涡状或编织状的图案。常见于平滑肌瘤、神经纤维瘤、纤维瘤等。

● 切面见出血、坏死、囊性变：出血、坏死呈片状小区，囊性变范围大小不一，大多数仅几毫米或 1cm 左右，大者可相当大。声像图上常可在肿瘤的低 - 高回声区内，观察到出血、坏死区呈弱 - 低回声，囊性区呈无回声。大多数肉瘤和癌肿都可观察到上述声像，如呈现大片无回声区者，则常为平滑肌肉瘤。

● 切面见岛屿状骨组织和软骨组织：多为各种良恶性的骨和软骨肿瘤，以及有骨和软骨组织转化的肿瘤。声像图上呈高回声或强回声，后方有模糊声影或清晰声影，常见于畸胎瘤、恶性软组织巨细胞瘤等。

（3）腹膜后各类肿块的声像图特征

腹膜后液性肿块声像图：腹膜后常见的液性肿块有来自生殖泌尿道的囊肿、淋巴囊肿、皮样囊肿、外伤性血肿、寄生虫性囊肿等，超声诊断腹膜后囊肿较容易，但鉴别其来源和性质常较困难。

● 腹膜后囊肿：囊肿常呈扁圆形、椭圆形或扁长圆形，包膜回声明显、光滑整齐。内部呈透声良好的无回声区，肿瘤不活动，与周围脏器无关，无法肯定其来源。

● 囊状淋巴管瘤：本病在囊性肿瘤中较常见，可能来自胚胎发育过程中淋巴组织残余，90% 发生在婴幼儿。好发于颈部，发生于腹膜后者不多。淋巴管瘤为单个或多个较大的囊状结构，与邻近的正常淋巴管不相通。声像图表现：囊状淋巴管瘤超声表现为单房或多房性无回声区，形态多呈扁椭圆形，紧贴于腹后壁，边界清晰，可位于腹膜后间隙任何部位。部分囊内含浆液或乳糜液时可有沉积物回声，有时可合并囊壁钙化和囊内出血。

● 海绵状淋巴管瘤：较少见。瘤体呈大小不等的囊腔，状如海绵，并有一定数量淋巴管与邻近的正常淋巴管相通，内含浆液或乳糜液。声像图表现：肿瘤呈大小不等有间隔的无回声区，轮廓形态不规则，无包膜。用探头加压（由于肿块位置深在有时压力要稍重），病变区前后径有缩小征象，放松后又恢复原状。

● 囊性淋巴管瘤：较少见，常见于儿童。囊肿可为单个或多个大囊腔，内容物为浆液或乳糜液。声像图表现为椭圆形肿块，内部呈单房或多房无回声区，其余均类似一般囊肿的声像图特征。

● 手术后淋巴囊肿和乳糜囊肿：较少见。由于手术损伤，使淋巴管离断，淋巴液积聚，并由纤维结缔组织构成囊壁。本病为非真性囊肿，腹、盆腔和腹膜后均可发生，需注意鉴别。声像图表现：囊肿呈单房性。腊肠状壁较厚；内部呈无回声区。后方回声增强（图 7-8-2，图 7-8-3）。

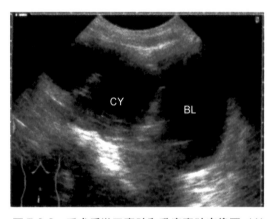

图 7-8-2　手术后淋巴囊肿和乳糜囊肿声像图（1）

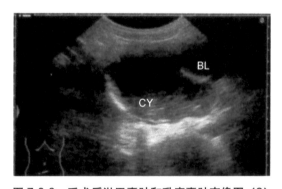

图 7-8-3　手术后淋巴囊肿和乳糜囊肿声像图（2）

● 皮样囊肿：为畸胎瘤的一种，较为常见。多发生在婴儿和儿童，女性多于男性。肿瘤来源于胚胎残留组织，成分只限于皮肤及其附属器官，囊腔内充满皮脂（含脂肪、胆固醇、甘油等，在 34℃ 以上为液体状态，25℃ 以下凝为固体）。超声检查时常可在腹膜后间隙的上部、脊柱正中或近旁探测到，发生在左侧者较多。声像图特征为：肿块常呈椭圆形，囊壁光滑纤薄，可为单房性或多房性，多房性者间隔回声一般较细而规则。内部一般为无回声区，或呈微弱细小回声，有时深部回声可稍高而致密；推动或挤压肿块后。肿瘤内弱回声可有飘浮移动征象。有时尚可在囊壁上发现有突向囊腔的小结节状较高回声，表面常不整齐，甚至可见毛发之线条状强回声在囊腔内飘动。

● 棘球蚴性囊肿：见于棘球蚴病流行疫区和曾有疫区生活史的患者，发生于腹膜后者较少见。声像图表现：腹膜后囊性无回声，壁较厚，内可有膜状回声，或见子囊，头节回声。合并感染时囊内呈杂乱的回声结构，较难与脓肿等相鉴别。

● 中肾管源性囊肿：本病多见于女性。多为单房性，囊壁薄，内含澄清或褐色液体。声像图表现：病变常位于肾脏、胰头或胰尾附近、结肠后方。病变常为单房，有纤薄囊壁回声；内部呈无回声区；后方回声增强。

● 苗勒管源性囊肿：本病来源于苗勒管残余组织。病变内含澄清、草绿色或巧克力色液体。临床表现为腹部肿块，可引起排尿困难、尿频等。声像图表现：病变大小不一多为单房性。男性多在前列腺附近探测到；女性常在腹膜后肾脏下方探测到。病变内部呈无回声区。囊壁较厚，有时有斑点状强回声，伴声影。笔者曾遇到1例在囊肿深部出现较小条块状较强回声区者，提示有少许实质部分存在。

恶性混合性苗勒管瘤：位于腹膜后者少见。多发生于女性。本病多呈囊性肿块：囊壁由纤维结缔组织构成，可有钙化灶。囊内容物为褐色黏性液体，囊壁内侧面可有大小不等乳头状结节。声像图表现病变常在腹膜后肾脏下方探及。常呈单房性无回声区，囊壁常较厚，有时在囊壁内面显示大小不一乳头状低 - 中等回声结节。偶亦有呈低 - 中回声实质性肿块声像。

● 黏液瘤：极少见。常发生于成年人，生长缓慢。切面呈灰白色半透明胶冻样组织。临床表现：腹部可扣及肿块，质较软。声像图表现：腹膜后较大肿块，边界清晰，包膜回声不明显；内部呈无回声区，有时间有弱回声。后方回声增强。

● 外伤性囊肿：以血肿占多数。系血肿发生后，被结缔组织包裹而成，内含巧克力色液体。声像图表现：根据有外伤史，在受伤区探及形状稍不规则、轮廓清楚、内壁较整齐、包膜回声不明显的无回声区，常可获得确诊；有时内部可呈弱回声，尤以深部较明显；有时因血肿内有血块形成沉积时，则在深部可出现结节状低回声区。在声像图上难以与手术后血肿或淋巴囊肿相鉴别。

● 包虫囊肿：较少见，常在包虫病流行区发现。囊肿内可显示囊内壁脱开和（或）包虫头节等回声。

● 腹主动脉瘤。

● 其他腹膜后囊肿：少见。肠源性囊肿多位于肠系膜内，偶可见于腹膜后，内部呈无回声区。

（二）囊实混合性回声肿瘤

1. 黏液肉瘤 为来自原始间叶组织的恶性肿瘤，很少见。发生在腹膜后者通常形成较大肿块，质较软或中等硬度。切面呈半透明胶冻样或黏液样结构，血管稀少，无明显包膜。声像图表现：病变区略呈圆形或椭圆形、边界清晰，无明显包膜回声可见。内部大部分呈无回声区，仅小部分有不规则分布的较稀疏低回声或较强回声，肿瘤透声较好，后壁及远侧回声略增强。

2. 畸胎瘤 腹膜后间隙畸胎瘤常见于儿童，成人少见，与其他部位发生的畸胎瘤一样，分为良性和恶性两种，后者约占 25%。良性畸胎瘤为单房或多房性囊性包块，表面光滑，囊壁稍厚，壁上可见突向囊腔内的小结节，囊内含油脂状物质，常混有毛发、牙齿或骨骼。恶性畸胎瘤是由 3 个胚层的不成熟组织构成的恶性生殖细胞肿瘤，是肝外唯一能产生 AFP（甲胎蛋白）的肿瘤，因此血清 AFP 水平的测定有助于本病的诊断。恶性畸胎瘤多为实性肿物，边界清晰，可有包膜，内部见以小囊性结构或出血、坏死灶。声像图表现：多为以囊性为主的混合性包块，圆形或椭圆形，可为单房或多房，包膜完整，轮廓清晰、光滑，内部回声因结构不同而表现各异，多为囊实相间，内回声杂乱，常可见毛发、牙齿、骨骼等成分的相应声像图特征。

良性畸胎瘤多数呈单房性囊性包块，轮廓光滑整齐，囊壁呈强回声，囊壁稍厚，内壁可粗糙不平，可有不规则小结节状高回声突入囊腔；内部呈无回声或微弱细小回声，推动或挤压肿块后，肿瘤内弱回声可有漂浮移动征象；均匀低回声似实性结构多为脂肪；囊内有牙齿或骨骼组织，呈带声影的强回声，毛发则呈无声影的团状较强回声或短小平行光带；另外，液性暗区内常见回声光点漂浮，为内含油脂的表现。恶性畸胎瘤多表现为实性肿块，边界欠清楚，与周围脏器分界模糊，形态不规则，内部为不均质混合回声，内可见散在的无回声和骨样钙化的强回声并伴有声影。

3. 神经鞘瘤　肿瘤生长缓慢，瘤体较小时一般不发生症状，增大后压迫神经可引起感觉异常和疼痛。切面见肿瘤有完整而较厚包膜，均质，呈灰白色，有漩涡状，常可有小囊形成，囊内有水样液体，少数有囊性变及出血。声像图表现：病变区略呈圆形或椭圆形，边界清晰，轮廓光滑，有明显的较强包膜回声。病变内部实质部分呈均匀分布的低回声区，部分呈单个或大小不一的无回声区，无回声区的边缘常清晰、光整；多房性者其房间隔一般较细而规则，后壁及远侧回声可稍有增强。

4. 恶性神经鞘瘤　本病少见，少数病例有疼痛症状。包膜不完整，呈浸润性生长。切面漩涡状，有时可见有出血及坏死区，也可见半透明区。声像图表现：病变区略呈椭圆形或不规则形，边界清晰，轮廓稍不规则，无包膜向回声可见，内部回声强弱不一，分布很不均匀，常形成大小不一、形状各异的团块状较强回声，间以大小不等的不规则无回声区。在女性患者很难与卵巢囊腺癌相鉴别。

5. 黄色肉芽肿　本病不多见，常发生于 40 岁以后。本病是由组织细胞、纤维细胞及炎性细胞组成的肿瘤样病变，呈弥漫性生长或为有包膜的病变，切面多呈黄色。声像图表现：病变区呈不规则形或类分叶状，边界常较清晰，可有包膜的较强回声，内部量不规则形状的无回声区，低回声区及小部分较强回声区。

6. 海绵状血管瘤　位于腹膜后者不多见。本病由畸形增生的血管和扩张的血窦构成，内部充满血液，宛如海绵样。声像图表现：病变区形态多呈不规则形，边界较模糊，与周围组织间常分界不清，内部回声较强，分布不均匀，间有散在分布，大小不一的无回声区。当血管扩张不明显时，常不易与其他实质性腹膜后肿瘤相鉴别。有时尚可见钙化的强回声。彩色多普勒检查可呈现较多静脉血流或血管彩色像，并能测到静脉频谱。

7. 嗜铬细胞瘤　嗜铬细胞瘤约 10% 发生于肾上腺外，多见于腹膜后。声像图表现：沿腹膜后中线腹主动脉交感神经链分布区全程中，常可探及嗜铬细胞瘤声像。其中以位于肾门及腹主动脉分叉处为多。

病变小的呈低回声，一般均呈低至中回声，分布欠均匀，当有出血、坏死、囊性变时。可显示相应的弱回声及无回声区。彩超检查见有点状血流。

8.**内胚窦癌**　亦称内胚层窦瘤、卵黄囊瘤。为生殖细胞来源的恶性肿瘤，多见于儿童和青年，40 岁以上少见。发生于腹膜后者少见，AFP 可上升，病程短，发展快，瘤体较大。肿瘤富含血管，质软而脆，切面呈灰白色，淡黄色鱼肉样，实体、囊性及坏死区相互混杂，部分可呈胶冻样。声像图表现：腹膜后巨大肿块，无包膜回声。无明显边界。内部回声可分为分布欠均匀的低 - 中回声，或呈紧密相连的大小形状不一的多房无回声区，房间隔清楚，无回声区有的可相互沟通，并有散在的小区形态不规则弱回声区。彩色多普勒超声检查；仅在边缘处或囊间隔处见点状或短线状血流。

（三）腹膜后实质均质性肿块

1.**恶性淋巴瘤**

（1）非霍奇金淋巴瘤：约 50% 以上发生在浅表部位的淋巴结，也有的发生在腹主动脉旁淋巴结。受累淋巴结可较坚实或偏软，切面呈鱼肉样，质地匀细而脆，有时可见小坏死灶。声像图表现：在脊柱及腹膜后大血管周围，尤其在腹主动脉前方、两侧呈现大小不等的圆形或椭圆形无回声区或弱回声区，边界清晰，轮廓光整。后方回声无明显增强，有时亦可稍有增强。当有小坏死灶出现时，也可相应出现较粗大光点。后期，当邻近的数个较大淋巴瘤粘连融合成大的团块时。常呈现分叶状轮廓。边界较为模糊；有时尚可见内部有线状分隔的原有淋巴瘤边缘。晚期时，整个腹腔及腹膜后可布满小至中等大小的圆形及椭圆形无回声区和弱回声区。

中等以上大小的单个淋巴瘤，常可见有类包膜的光滑回声，内部呈无回声区，后方回声有明显增强时，常易误诊为囊肿，如适当提高增益或采用 5MHz 以上探头观察，如可见到有低弱回声或衰减现象可与囊肿相鉴别。采用彩色多普勒超声检查，淋巴瘤内可显示血流而囊肿内部却无血流，两者甚易区分。融合成团的淋巴瘤，有时可把大血管包埋其中，易误诊为腹膜后癌肿，两者的鉴别在于淋巴瘤呈分叶状轮廓，可以有线状分隔，内部血流较丰富，而癌肿呈不规则形轮廓，内部无线状分隔，血流不如淋巴瘤丰富。

腹膜后恶性淋巴瘤常可挤压腹后壁大血管而使之变窄、移位。如肠系膜上动脉与腹主动脉间所成角度增大，超过 30°，距离增宽；腹主动脉与下腔静脉间距离增大；下腔静脉变窄、变扁平等，这些征象均提示有肿大淋巴结或肿瘤存在可能，需注意检查，仔细观察声像图的变化（图 7-8-4，图 7-8-5）。

（2）霍奇金淋巴瘤：本病多见于青少年及中年，男性略多于女性。本病几乎都发生于淋巴结和胸腺，起病时首先累及一组或多组淋巴结，以下颈部淋巴结多见；发生于腹膜后者少见。临床表现除颈部出现无痛质韧而活动的肿大淋巴结外，腹部检查往往无阳性发现，但常可伴有发热。声像图表现：在脊柱和腹主动脉前方及两侧呈现多个圆形或椭圆形无回声区，有时亦可呈现为分布均匀的细小弱回声。当有小坏死灶出现时，可相应呈现较粗大光点。中等大小肿瘤，内部呈无回声区，边界明显，有类似包膜的光滑回声，后方回声亦有增强。多个聚集在一起的病变，轮廓呈分叶状，相互间边界较模糊，周围轮廓亦较模糊。

（3）应用彩色多普勒检查：大部分恶性淋巴瘤内血流较丰富，分布走向紊乱，可测到流速较高的动脉血流，收缩期峰值流速常 > 35cm/s，而 RI 常 < 0.65；部分增大淋巴结内

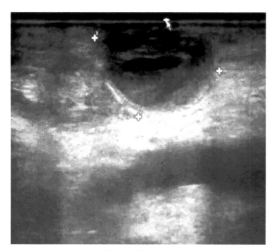

图 7-8-4　腹膜后恶性淋巴瘤声像图（1）

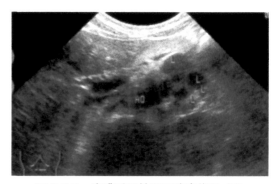

图 7-8-5　腹膜后恶性淋巴瘤声像图（2）

血流高度丰富。不规则分布的粗短血流充满整个肿瘤；亦有少数仅见稀少点状或条状血流。能量多普勒由于其灵敏度高，血流显示更为丰富。脉动血流多普勒检查，则可在彩色血流中观察到绿色的动脉血流，极易了解病变内动脉血流含量的多寡。通过二维声像图和彩色多普勒对非霍奇金淋巴瘤和霍奇金病的鉴别诊断尚需继续探索研究。

2. 网状细胞肉瘤　略呈圆形、椭圆形，边界较清楚，内部呈低回声，常间以散在分布的较粗大点状高回声。

3. 恶性纤维组织细胞瘤　较少见。为主要由组织细胞组成的恶性肿瘤。结构类似网状细胞肉瘤。切面呈鱼肉样，可有出血和灶性坏死。成年人发病较多。声像图表现：在腹膜后，肾筋膜间隙、脊柱前方或两侧呈现椭圆形肿块，边界清晰，内部呈细小低 - 弱回声，分布较均匀，常为单个性，体积可稍大。有时可因坏死、出血而呈现近似无回声区；有时可因钙化而呈现粗大点状或不规则形强回声，并伴声影。声像图表现有时很难与恶性淋巴瘤相鉴别。

4. 腹膜后巨大淋巴结增殖　亦称血管性淋巴样错构瘤。为淋巴结的一种良性病变，多见于纵隔内，很少发生在腹膜后。质软或中等硬，包膜较厚，富于血流。超声检查时多在肾脏附近获得声像显示。病变呈中等大小，边界明显，轮廓可呈分叶状，有包膜回声。内部为分布欠均匀的低 - 弱回声，不易与恶性淋巴瘤相鉴别；彩色多普勒血流成像显示较多的彩色血流，主要为静脉型血流，动脉型血流稀少。

5. 脂肪瘤　发生于腹膜后者不多。女性较常见，40 ～ 60 岁较多。肿瘤常可发展成巨大肿块。切面呈黄色有光泽油脂状脂肪。声像图表现：呈圆形、分叶状或不规则形；有纤细包膜回声。内部呈弱回声，有时可见细线状分隔回声。后方回声增强。有些分化良好的脂肪肉瘤也可呈类似声像表现，超声难以区分其良恶性。

6. 脊索瘤　常见于骶尾部，腹膜后少见。声像图表现肿瘤呈低回声，分布略欠均匀，边界较清楚，包膜回声不明显。

7. 化学感受器瘤　膜后化学感受器瘤好发于中年成人，小儿罕见。来源于腹膜后肾上腺外的副神经节瘤，多发生在腹主动脉附近，与主动脉关系密切，如在腹主动脉与髂总动脉分叉处和肠系膜动脉分支处等。多属功能性的嗜铬细胞瘤，非嗜铬性副神经节瘤（化学感受器瘤）很少见。大多数为良性，生长慢。恶性者生长较快，局部浸润，可经淋巴道转移至局部淋巴结，通过血道转移至肺、骨、肝、胰、甲状腺、心、气管、眼眶等处。由于肿瘤位于深部，临床上常无功能表现，往往因腹痛、背痛或触及腹部包块始引起注意，部分临床表现为高血压和高代谢症候群。腹膜后化学感受器瘤肿瘤一般较大，包膜完整或部分有包膜，切面灰棕或灰红色，可伴有坏死、出血和囊性变。腹膜后化学感受器瘤对放射治疗不敏感，唯一方法是手术切除，预后良好。

声像图表现：圆形或卵圆形实性回声团块，边界清晰规整，有完整包膜回声，部分可见较厚的壁，后方回声增强，较大者内部回声不均匀，可见大小不等的无回声区，钙化少见，彩超显示其内部及周边血流信号较丰富。

（四）腹膜后实质不均质肿块

1.平滑肌肉瘤　发生于腹膜后的较为多见，起源于腹膜后含平滑肌组织的血管、精索、中肾管、苗勒管残余等处。发病年龄多在 40 ～ 50 岁，女性多见。临床常因腹痛、腹块就诊。肿瘤常较大，呈球形、无包膜。切面呈鱼肉样，常向周围组织浸润，伴有出血及坏死灶，并有较大囊腔出现。

声像图表现：病变区多呈椭圆形，有时亦可呈分叶状或不规则结节状；边界清晰，轮廓明显清晰，有类似包膜的回声。内部回声常呈较周围组织回声为低的细小光点，分布一般较为均匀，病变区后缘位置较深，后方回声多无改变。当病变范围较大，可因坏死、出血、囊性变而呈现形态不规则的相应无回声或弱回声区；如为范围较广的出血或囊性变时，亦可呈现大片无回声区，这在其他软组织肉瘤声像图上不易见到。有钙化灶形成时，可出现相应的局灶性强回声，并伴有声影。在声像图上，本病良、恶性之间甚难区别，有学者认为，当肿瘤直径＞ 5cm 时应多考虑为恶性；肿瘤内出现大片无回声区时，亦多提示为恶性（图 7-8-6）。应用彩色多普勒超声检查时，良性肿瘤血流一般稀少，可在边缘处测到条状血流，内部有稀少点状或条状血流，一般检测不到高速动脉血流。恶性肿瘤大多血流丰富，常短而粗大，分布不规则，走行方向紊乱，可测到高速动脉血流，有报告收缩期峰值流速＞ 50cm/s，RI ＞ 0.65 动脉血流成像可明确显示肿瘤内外动脉的量和分布情况（图 7-8-7）。

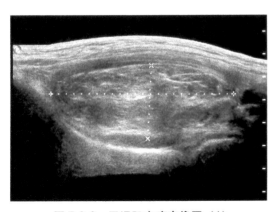

图 7-8-6　平滑肌肉瘤声像图（1）

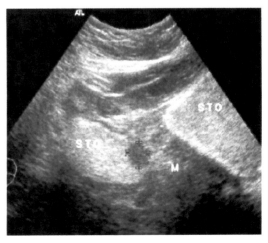

图 7-8-7　平滑肌肉瘤声像图（2）

2. 纤维肉瘤　为恶性间叶性肿瘤中常见的一种软组织肉瘤。大多发生于 20 ～ 50 岁男性，生长一般较慢，无疼痛；肿瘤质实或硬，有假包膜。切面呈编织样结构；分化低的呈鱼肉样，与周围组织分界不清；可有出血、坏死、黏液性变性及囊腔形成。

声像图表现：病变区多呈圆形或椭圆形，后缘深在，肿块前缘距腹膜常有一段距离；边界较清楚，有的轮廓明显，可出现类似假包膜回声。内部回声常较周围组织稍低，呈稍不均匀分布的光点；有的内部回声很低，分布较不均匀，有的并可有局限性无回声区出现。彩色多普勒超声检查，血流分布较稀少，偶见中等丰富者，收缩期峰值流速常 > 40cm/s，RI 值大多偏高。

3. 脂肪肉瘤　约 1/3 来自肾周围脂肪组织，为最常见的腹膜后肿瘤。多发生在 50 岁以后男性。大多生长缓慢，无痛。质软，有时有囊性感，与周围组织可有粘连。切面呈油脂状，或有胶冻样区。大多有包膜，常有出血、坏死及黏液样变，肉眼难以区别良、恶性。

声像图表现：病变区常呈分叶状，有时可略呈圆形、椭圆形或不规则形，病变范围常较大，边界一般较清楚，但有时亦可不很清楚，或一小部分呈不规则状，往往难以确认其边界，这种现象常提示肿瘤无完整包膜或浸润邻近组织，并在周围形成一些结节。内部回声大部分呈分布稍不均匀的低至弱回声当有出血或囊性变时。可相应地出现不规则形状的低回声或无回声区，中间有散在而稀少分布的较强光点或小团块状高回声，这时常提示有较大区域的黏液样变，不易与黏液肉瘤或平滑肌肉瘤伴大片出血或囊性变声像图相鉴别。彩色多普勒超声检查仅见稀少而散在分布的点状及条状血流，以及高速阻力稍偏高的动脉血流。

4. 横纹肌肉瘤　本病为中度到高度恶性肿瘤，仅一小部分发生在腹膜后。患者多诉有腹痛，疼痛可向下肢放射。切面呈肉样或鱼肉样，可有出血、坏死和囊性变。

声像图表现：病变区呈不规则圆形或分叶状，边界尚清楚，但无明显包膜回声；后缘深在，可紧贴脊柱前缘。内部回声强弱不一，分布不均，常有大小不一的不规则团块状较强回声；当有出血、坏死和囊性变时。可有不规则形状的低回声或无回声区。彩色多普勒超声检查。血流呈中度以上丰富，可检测到高速高阻动脉血流。

5. 神经纤维瘤　肿瘤常呈多发性，大小不一，质较坚韧，无包膜。切面呈漩涡状或半透明样。

声像图表现：病变区略呈圆形或椭圆形，后缘所处位置较深，常在肾脏附近、脊柱旁、两侧髂静脉汇合处及腰骶联合之前方探及。病变常可深入腰大肌、邻近骨质，甚至侵创样间孔，或扩大并呈哑铃状扩展。病变区边界常较明显清晰。亦有类似包膜的较高回声。内部呈稍不均分布的低回声，强度类似肌肉。后壁及远侧回声不增强。肿瘤所在位置较低者，可将输尿管、膀胱等推向前方。

6. 神经母细胞瘤　多发生于婴儿及 5 ～ 6 岁以下的儿童（约占 80%），大多数在出生时即已存在。腹膜后神经母细胞瘤的发病率仅次于肾上腺（发生于肾上腺的约占 1/3）。肿瘤生长迅速，质较软，包膜多不完整。切面可见有多数纤维性小梁，并可见有出血、坏死、囊性变和钙化。

声像图表现：病变区常呈圆形、分叶状或不规则形，边界一般较清晰，如肿瘤向周围组织浸润，则边界常较模糊而不规则。肿块有时虽可受呼吸运动影响，但活动度很小。如肿瘤侵及椎管，可呈哑铃状延伸。内部回声可为分布不均匀的低 - 中回声区。后方回声可有轻度增强或无明显改变。当有出血、坏死或囊性变时，可出现边界较明显的无回声或弱回声区，而呈囊实混合型肿块；如有局限性钙化灶时，可相应地出现强回声并伴有声影。声像图的表现常与肾母细胞瘤不易区分。鉴别点为：肾母细胞瘤时，肾脏失去正常形态和轮廓，而神经母细胞瘤时，肾脏一般正常，有时位置可被推移（常被推向前方、下方或外上方）。

7. 节细胞神经瘤　为少见的良性肿瘤。质硬，切面呈纤维交织状，灰白色，杂有胶冻样变性及出血、坏死与小囊腔形成。临床表现：早期无症状。肿瘤增大，可出现腹痛、下肢疼痛等。

声像图表现：肿瘤常可在肾前方、输尿管旁、肾门内侧，下腔静脉与腹主动脉之前、腰椎旁等处探及。常呈结节状，内部回声低 - 中等水平、分布欠均匀，间有片状或小区弱回声和无回声区。

8. 血管外皮瘤　发生于腹膜后者较少见，好发于中年人。良恶性之间尚缺乏可靠的鉴别标准。

声像图表现：肿瘤较大，呈低 - 中回声，分布欠均匀。常可见点状或斑状高回声或强回声，伴声影。

9. 中肾瘤　本病多见于女性生殖系统，少见于腹膜后，切面呈红褐色肉样，常见出血坏死。

声像图表现：肿瘤多在肾脏前下方附近探及，肾脏受肿瘤压迫推移，肾包膜完整。肿瘤呈分叶状或结节状，有明显包膜回声。内部回声低 - 中等，分布不均。有出血、坏死时呈斑片状弱回声，形态多不规则。

10. 恶性畸胎瘤　亦称畸胎癌。是由 3 个胚层中的一种或多种分化不良的胚胎组织所构成的恶性肿瘤。肿瘤质实，可有包膜。切面呈灰白色实性肿块，间有小的出血、坏死或囊性病灶。

声像图表现：病变区略呈圆形，轮廓大多不规则，与周围组织间分界多不清晰，内部回声粗大、强弱不一，分布不均匀，有小区较强回声，有时可伴有声影；也可有小的散在无回声区。后壁及远侧回声有时可稍有增强。术前超声鉴别诊断常较困难。

11. 间皮肉瘤　本病较少见，可发生于任何年龄和任何部位，但多发生于成年人的腹膜后，就诊时多已形成较大肿块。切面见有完整的包膜或部分包膜，质地和色泽不一，可有坏死组织及囊性变。

声像图表现：病变区略呈圆形、椭圆形或不规则形、边界较清晰，轮廓线明显，有包膜回声可见，有的仅见有部分包膜回声。内部回声强弱不一，分布不均匀，有大小不一、形状不一的较强回声区及不规则形状的低回声区或无回声区。后壁及远侧回声无明显改变。

四、诊断与鉴别诊断

（一）原发性腹膜后肿瘤

1. 声像图诊断原发性腹膜后肿瘤的依据

（1）腹膜后异常回声包块：肿物与腹内脏器有分界，位置固定，深呼吸或推挤可见二者之间的相对位置有明显变化。从解剖定位考虑,腹膜后肿瘤应与腹腔内肿瘤相鉴别。腹腔肿块前壁距前腹壁较近,肠腔位于肿块的后方或两侧;腹腔肿块在体位改变和推动时有明显移位,并随呼吸有上下移动;腹腔肿块推挤后腹膜脏器向后移位,无肝肾分离、脾肾分离等征象。

（2）腹膜后脏器或血管有向前移位、绕行或被包裹于肿物内等征象。

（3）能排除腹膜后脏器病变和转移性肿瘤:定位于腹膜后的肿瘤尚需进一步鉴别是腹膜后脏器内的病变还是脏器外的新生物。

2. 与胰腺肿瘤的鉴别　胰腺肿瘤发生在胰腺,显示胰腺增大,外形不规则,其内有低回声肿块,部分病例还可见胆总管扩张,胰管扩张,脾静脉、下腔静脉、肠系膜上动静脉向后移位,而胰腺外腹膜后肿物常将胰腺向上推移或挤向一侧,使胰腺与脊柱之间距离增宽,胰腺大小、形态及内部回声正常。

3. 与肾肿瘤的鉴别　肾肿瘤位于肾实质内,呼吸时肿块与肾脏同步上下移动。病肾增大,外形失常,肾内结构破坏,而肾外肿块可将肾脏挤压推向腹侧,盆腔或外侧,呼吸时肿块与肾脏不同步,肾脏形态,结构正常,二者之间有分界,有时肿瘤压迫输尿管可导致同侧肾积水。

4. 与肾上腺肿瘤的鉴别　非异位肾上腺肿瘤一般位于左或右肾上腺解剖三角区内,右侧肾上腺三角区内侧界为下腔静脉,外侧界为右肾上缘,上界为肝右叶下面,左侧肾上腺三角区内侧界为腹主动脉,外侧界为左肾内上缘,上界为脾内缘,在鉴别时可从上述肾上腺区的解剖标志,做出定位诊断。

腹膜后肿瘤的组织来源多样,病理结构复杂,声像图缺乏特异性,超声不能诊断肿瘤的组织来源,但研究发现其内回声特征与肿块内的结构有一定的相关性。肿瘤内呈低回声特征,多为组织结构较均匀一致的实质性肿瘤,各界面声阻抗差一致,如淋巴瘤、平滑肌肉瘤等;肿瘤内呈中强度回声特征,多为结构紊乱的实质性肿瘤,各界面声阻抗差别大,如脂肪肉瘤,恶性间皮瘤等;肿瘤内呈混合性回声特征,多见于畸胎瘤、血管外皮肉瘤等。

超声引导下穿刺活检可以做出明确的病理诊断,但为防止并发症及取材的满意,要注意避开重要脏器、大血管及肿物内血流丰富和液化坏死的部分。

5. 其他检查

（1）腹部 X 线片:仅能提示腹部包块影。静脉肾盂造影可提示肿瘤与肾脏及输尿管的关系,了解泌尿道受压情况及对侧肾脏的功能。消化道造影可以排除胃肠道肿瘤或腹腔内肿瘤,了解消化道受压程度,为发现腹膜后肿瘤的辅助检查。

（2）CT 及 MRI:对原发性腹膜后肿物是先进可靠的手段,能较准确地判断肿瘤的位置、大小、范围及肿瘤与邻近器官的关系,弥补了超声检查受肠道气体干扰的不足,对判断肿瘤能否切除或是否联合脏器切除有重要参考价值,同时对手术后复发的早期发现有很大的帮助。但对较大肿瘤定位较困难,尤其是相邻脏器受压萎缩时,脂肪间隙不易显示,易将腹膜后肿物误诊为肝、胰、肾上腺及胃壁的肿瘤。

近年来有作者采用磁共振尿路成像及血管成像检查,能很好地显示腹膜后病变与肾及输尿管,以及与周围血管的关系,有助于指导手术治疗方案。

6. 临床价值　腹膜后肿瘤的影像学表现缺乏特异性。故超声对其定性诊断的准确性有限，但能很好地显示肿瘤的部位、范围及与周围组织的关系，有助于判断肿块来源及压迫、推挤邻近组织器官的情况和程度，了解并确定是否浸润和转移及其程度，对术前诊断、术后随访、观察了解肿块的发展与转归均有重要的临床应用价值。但由于腹膜后肿瘤位置深在及超声检查易受胃肠气体干扰。故在部分病例中超声检查难以显示肿瘤全貌。随着介入超声技术的发展。超声引导下穿刺活检及治疗将在腹膜后病变中进一步显示其重要的临床价值。

（二）腹膜后间隙继发性肿瘤

1. *病理和临床表现*　继发性腹膜后肿瘤即腹膜后转移癌，为原发于体内其他部位的肿瘤直接蔓延或经淋巴道转移至腹膜后间隙。肿瘤合并腹膜后转移时，病程一般已是晚期，多有显著的原发肿瘤症状，或是手术后复发转移，常见消瘦、恶病质、腹水等表现。

来源于腹膜后脏器（如肾脏、肾上腺、胰腺、十二指肠）或附着于后腹膜的脏器（如结肠、直肠）的恶性肿瘤均可直接向腹膜后浸润性生长。患者除表现原发肿瘤的症状外，还可能出现某些有助于定位的表现；如肿瘤侵犯输尿管引起肾盂积水；压迫胆总管下段导致黄疸；累及腹膜后神经则有腰背部、会阴部及下肢痛等。

经淋巴道转移至腹膜后间隙的肿瘤多原发于消化道或生殖系统。淋巴转移的途径因原发肿瘤部位的不同而不同。如胃癌的腹膜后转移，首先到达脾动脉和胃左动脉淋巴结，然后侵犯腹腔动脉旁淋巴结，晚期，腹主动脉旁肿大的淋巴结可丛集或相互融合呈块状；结肠癌首先侵犯肠系膜血管周围淋巴结和肠系膜根部淋巴结，继而累及腹主动脉旁淋巴结；子宫、子宫颈和卵巢癌则向骶前、髂血管旁和腹主动脉旁淋巴结转移。

2. *声像图表现*　腹膜后转移性肿瘤以腹膜后转移性淋巴结肿大最为多见，声像图表现为聚集成团的低回声结节位于脊柱、腹膜后大血管前方或周围，大小不一，内部回声多较均匀。孤立性淋巴结肿大绝大多数边界清晰，圆形或类圆形；多个肿大的淋巴结丛集则可相互融合，呈分叶状，边界欠清，甚至发生坏死、纤维化等改变，表现为强回声与弱或无回声混杂的不均质结构。彩超在部分病例中可显示从周边伸入淋巴结内的杂乱血流信号。

腹膜后转移性肿大淋巴结易引起腹膜后血管移位、绕行，如腹主动脉与肠系膜上动脉夹角处有转移灶时。两者夹角增大；当肝、脾动脉起始处有淋巴结肿大时。呈抬高或偏移：彩色多普勒可显示大血管被包绕、挤压或扩张等征象。相互融合的淋巴结形成较大肿块还可能压迫肠管引起梗阻。当胰头周围有转移时，可继发性胆总管扩张和肝外阻塞性黄疸超声征象。

腹内脏器肿瘤也可直接向腹膜后间隙浸润性生长。如胃癌可侵犯胰腺和周围组织，升结肠和降结肠可侵犯输尿管引起肾盂积水。此时，原发肿瘤与侵及腹膜后的癌肿多连为一体，其后缘贴近脊柱、大血管或腰大肌，不可移动或移动度甚小，从而显示出一些有助于定位的声像图表现。

3. *诊断与鉴别诊断*　腹膜后转移癌的患者多有原发性肿瘤的病史。超声检查除发现腹膜后淋巴结肿大的征象外。有时还可发现腹内原发病变的征象，一般不难做出诊断。如无原发性肿瘤的病史，超声也未能显示腹内病变的影像，而只见淋巴结肿大者，应与腹膜后恶性淋巴瘤相鉴别。必要时可进行活检以明确诊新。

4. *其他检查*　对于有明确原发肿瘤病史或手术史的患者，如发现腹膜后淋巴结转移，通常即可明确诊断而无须再做更多检查。但是对于原发病变不明者，常需要结合多种影像学检查以明确病因。如 CT、放射性核素扫描等，进一步的明确诊断则需要在超声或 CT 引导下穿刺活检病理检查，以确定肿瘤的组织学来源。

　　5. 临床价值　超声检查作为腹膜后肿大淋巴结的首选筛查方法，在临床中已得到广泛应用。通过了解有无远隔淋巴结转移可判定癌肿的分期，分析癌的原发部位，对选择合理治疗措施以及疗效的观察和肿瘤进展的监控均有重要意义。

第 8 章

膀 胱

第一节　膀胱超声解剖概要

膀胱是具有储存尿液兼收缩／排尿功能的囊性肌肉器官，位于骨盆的底部。膀胱伸缩性很大，其形状、大小、位置存在较大变化，与性别、年龄及膀胱充盈程度有关。膀胱空虚时完全位于盆腔内，呈扁圆形；充盈时则可出盆腔，呈近似椭球形或球形。小儿膀胱较成人膀胱位置高。成人膀胱位于骨盆腔内耻骨联合后方。充盈的膀胱贴近前腹壁，使垂入盆腔的小肠袢推移向上从而构成盆腔超声检查的良好声窗。膀胱上面由腹膜覆盖，自其顶部后上方反折，在男性形成膀胱直肠陷凹，女性则形成膀胱子宫陷凹。膀胱后方有两侧输尿管。男性膀胱后下方有两侧精囊、输尿管及其壶腹部、前列腺；女性膀胱后下与子宫颈和阴道相邻。膀胱后上方为乙状结肠或回肠。膀胱容量在正常成人 350～500ml，最大可达 800ml。老年人膀胱肌肉松弛，膀胱容量较大。尿潴留时膀胱容量可达 1000～2000ml或更多，正常人在排尿后膀胱残余尿量应小于 10ml。

膀胱可分为底、体、颈 3 个部分：膀胱底部或顶部在上，被腹膜覆盖。膀胱底部的腹膜后方，在男性有膀胱——直肠陷凹，女性有膀胱——子宫陷凹。所以，膀胱属于腹膜外器官。膀胱颈部在下，与尿道的内口相连。当尿液充盈时，膀胱体积增大，外形近圆形，并超过耻骨联合上缘水平，此时膀胱壁的黏膜皱襞平整光滑、肌层变薄，适合于膀胱壁厚度的超声测量；排空时膀胱呈锥形，其尖部朝向前腹壁（图 8-1-1A，见彩图），此时膀胱的黏膜——移行上皮层充满皱褶、肌层变厚，不利于膀胱厚度的准确超声测量。输尿管与膀胱连接处的纵形肌纤维进入膀胱后呈扇形散开，构成膀胱三角。膀胱三角区的黏膜平滑，有 3 个开口——两个输尿管开口和一个尿道内口，它是膀胱癌、结核、腺性膀胱炎等病变的好发部位（图 8-1-1B，见彩图）。

第二节　膀胱超声检查技术

一、仪器条件

1. 经腹部膀胱超声检查　采用实时超声诊断仪，首选凸阵探头，扇扫、线阵亦可，频率 3.5～5MHz，儿童可以选用 5～7MHz。

2. 经直肠超声检查　可用线阵或双平面探头，频率 5MHz。适用于对膀胱颈部、三角区和后尿道细微病变的观察。

3. 经尿道膀胱内超声检查　仅用于膀胱癌分期。早年采用配有尿道探头的超声仪，须由泌尿科医师通过膀胱镜插入带球囊旋转式高频探头，频率可达 10～12MHz，做 360°旋转式扫查。

二、检查前准备

经腹部和经直肠扫查需适度充盈膀胱。嘱患者适当憋尿，或在检查前 40min 饮水 400～500ml，直至感觉有尿意。必要时可通过导尿管向膀胱注入无菌生理盐水 250～400ml。经尿道扫查应对探头和器械按规定进行浸泡消毒。

三、体位

经腹部扫查时通常采用仰卧位，充分显露下腹部至耻骨联合。经直肠扫查采用侧卧位，显露臀部和肛门区。经尿道扫查采用膀胱截石位。

四、扫查途径和方法

1. 经腹部扫查　在耻骨联合上方涂耦合剂。首先进行正中纵断扫查，在清晰显示膀胱和尿道内口后，将探头分别向左右两侧缓慢移动，直至膀胱图像消失。然后进行横断扫查，先朝足侧方向扫查膀胱颈部及三角区，随后将探头向上滑动直至膀胱顶部。

2. 经直肠扫查

3. 经尿道扫查　此法宜与膀胱镜检查合用，在退出外套管前置入无菌尿道探头，可不增加患者痛苦。经外套管上的输水管注入生理盐水，适当充盈膀胱。由外向内缓慢移动探头做 360°旋转扫查，对膀胱壁各部位依次全面观察。

在对膀胱扫查过程中，重点观察膀胱壁的轮廓、各层回声的连续性和完整性、厚度，内壁有无局限性凹陷或隆起，有无占位性病变及浸润程度。对占位性病变应做 CDFI 和频谱检查，注意肿物内血流信号特征。

五、膀胱容量及残余尿测定

膀胱容量指膀胱充盈状态下急于排尿时，膀胱所容纳的尿量，需在排尿前测定。膀胱残余尿为排尿后未能排尽而存留在膀胱内的尿量，应在排尿后立即测定，正常成人膀胱容量为 400ml 左右，残余尿少于 10ml。膀胱炎患者膀胱容量明显减少，而慢性尿潴留患者则容量明显增加。测定膀胱容量和残余尿量有助于了解膀胱功能及其病变程度。常用公式如下。

公式 1

$$V=3/4\pi r_1 r_2 r_3$$
$$=1/6\pi d_1 d_2 d_3$$
$$\approx 0.5 d_1 d_2 d_3$$

V 代表容量（下同），$r_1 r_2 r_3$ 分别代表膀胱 3 个半径，$d_1 d_2 d_3$ 分别代表膀胱上下径、左右径和前后径。

公式 2

$$V=5PH$$

5 为常数，P 为膀胱横断面上的最大面积，H 代表膀胱颈至顶部的高度。

应用上述公式测量膀胱容量或残余尿量与导尿结果有一定的误差。但超声测量方法简便，对患者无痛苦，也无尿路感染之苦。在治疗过程中多次比较测量，测量结果可作为临床上估测膀胱功能的参考。

第三节　膀胱正常声像图

在尿液充盈条件下，膀胱壁整齐光滑，厚薄均匀，黏膜-黏膜下和肌层很薄，层次清晰（图8-3-1）。

1. 膀胱的外形　正中纵断面略呈钝边三角形，其底部较尖，尿道内口则以微凹的"V"形为特征（图8-3-1A）。膀胱的正中旁断面呈圆形。在下腹部耻骨联合水平以上做横断面扫查时，膀胱大致呈圆形（图8-3-1B）；自此平面向足侧倾斜扫查时，因受骨盆侧壁影响，膀胱的两个侧壁陡直，故外形略呈"方形"但其四角是圆钝（图8-3-1C、D）。

2. 膀胱与毗邻器官的关系　女性膀胱自上而下系列横断的声像图及其子宫、附件的关系，请参见图8-3-1C、D；男性膀胱壁与前列腺、精囊相邻。正常情况下，子宫及两侧附件区、前列腺均不应对膀胱产生显著的压迹。

【注意事项】

1. 在膀胱未充盈条件下，黏膜皱襞和肌层变厚，不宜进行膀胱壁尤其是黏膜厚度的测定。

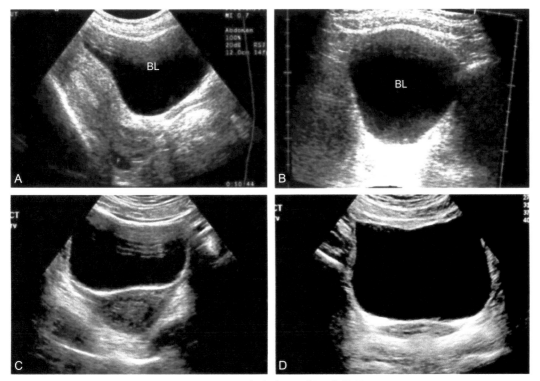

图 8-3-1　正常膀胱不同断面声像图

A. 膀胱正中纵断面：本图显示女性膀胱（BL）形态特点并非近圆形，这是由于子宫对正常膀胱的压迹。B～D. 膀胱不同水平横（斜）断面：耻骨联合以上高位断面为近圆形（B）；接近小骨盆腔的斜横断面（C、D），可见膀胱左、右侧壁变为陡直（声束分别朝向子宫体、阴道）

☆☆☆

2. 对于膀胱壁各个部分，包括膀胱三角区及双侧输尿管口附近，左、右侧壁和前壁，均应做全面扫查。

3. 膀胱前壁、后壁图像容易受伪像干扰，注意采用组织谐波成像技术（THI）可能有所改善。

4. 为了仔细辨认膀胱前壁有无肿物及有无血流信号，可以采用 7 ～ 14MHz 高频探头。

第四节　膀胱疾病

一、膀胱结石

本病常与下尿路梗阻如前列腺增生伴发，少数来自肾结石，或与膀胱憩室或异物伴发。男性明显多于女性，约 27 ： 1。

（一）声像图表现

1. 膀胱内点状、弧形或团块状强回声，其后伴有声影。可单发或多发，自米粒大小至 3 ～ 5cm，小于 3mm 的结石常无典型声影。

2. 强回声随体位改变而移动，仰卧时结石常位于膀胱三角区附近，侧卧位时结石受重力影响向低位移动。少数结石较大或呈扁平状，侧动体位时可无明显移动，此时可嘱患者膝胸卧位，有助于观察其移动性。个别结石由于嵌入膀胱黏膜内，故无移动性（图 8-4-1）。

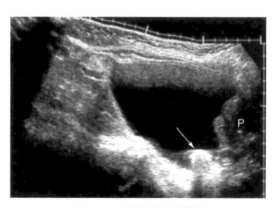

图 8-4-1　膀胱结石声像图

此为男性盆腔正中纵断面，显示良性增生前列腺（P）合并膀胱结石

（二）临床意义

超声检查对 3mm 以上的膀胱结石几乎都能显示，确诊率高于 X 线片、CT 和膀胱造影，故超声被公认为诊断膀胱结石的首选方法。但是，3mm 以下的细小结石则易漏诊（上述检查亦难以发现），好在可以自行排出，无须临床处理。

二、膀胱肿瘤

膀胱肿瘤是泌尿系最常见的肿瘤之一，男性多于女性。早期临床症状多为无痛性血尿，晚期可出现尿频、尿急、尿痛和排尿困难。

膀胱肿瘤的组织病理：可以分为上皮性和非上皮性两类。前者占 95% ～ 98%，且以

☆ ☆ ☆

恶性居多，其中尿路上皮癌占 90%，此外尚有鳞癌、腺癌等。肿瘤好发于膀胱三角区，其次为侧壁，发生在膀胱顶部者很少见。非上皮性肿瘤仅占 2%～5%，以良性为主，如血管瘤、子宫内膜异位症、纤维瘤、平滑肌瘤等。其他少见的肿瘤尚有：嗜铬细胞瘤、淋巴瘤，以及异位甲状腺等。

（一）声像图表现

1. 膀胱壁黏膜层局限性增厚，呈结节状、息肉样或菜花状突入腔内，表面不光滑；浸润型肿瘤呈弥漫性增厚。肿物以低回声或中低回声者居多，仅少数息肉样或菜花样病变为高水平回声（图 8-4-2，见彩图）。

2. 早期息肉样病变基底窄，借助瘤蒂与膀胱壁相连，膀胱壁回声正常（未侵及肌层），振动腹壁可见肿瘤在液体中浮动。弥漫型肿物基底增宽而固定，局部膀胱壁增厚，其层次不清，连续性中断。病变进一步侵犯膀胱浅深肌层时，甚至侵犯到膀胱周围组织或器官。

弥漫性浸润性病变如果几乎累及整个膀胱，使整个膀胱壁增厚，膀胱腔缩小。

3. 病变后方无声影。个别瘤体表面附有小结石或钙化斑时，后方可出现声影，较大的肿瘤后方有轻度衰减。

4. CDI/PDI：小肿瘤可见基底部出现彩色血流信号；较大肿瘤常见树枝状分支和弥漫分布的动脉高速低阻血流信号。经直肠超声检测血流信号比经腹壁扫查更加敏感。

（二）膀胱肿瘤的声像图分期

病理分期主要依据肿瘤侵犯膀胱壁的深度。所以，精确的声像图分期必须应用高分辨力的经尿道探头，经腹部扫查对膀胱肿瘤分期尚有一定困难，但是，应用经腹部超声或经直肠超声大致估计膀胱肿瘤有无浸润及转移仍然是可行的。MR 检查有助于更准确的膀胱癌分期。

1. 非浸润型（T_{is}、T_0、T_1）　肿瘤基底部局限于黏膜层或黏膜下固有层。声像图表现为肿瘤基底窄，可见纤细的瘤蒂，膀胱黏膜光滑，各层次连续性好。

2. 浸润型（T_2、T_3）　肿瘤侵犯至膀胱浅深肌层及更深组织。声像图表现为肿瘤基底宽大，肿瘤周围膀胱壁不规则增厚，黏膜回声紊乱并有中断现象。

3. 侵犯膀胱壁外及远处转移（T_4）　肿瘤浸润至膀胱以外，累及周围组织及远处脏器。超声表现为膀胱浆膜层强回声中断；病变与周围组织或脏器不易区分，呈不规则的中低回声，肝脏、腹腔淋巴结等处可见实性占位病变。

此外，根据有无淋巴结转移，尚可进行分期（N_0～N_3），超声检查有较大的局限性。

（三）鉴别诊断

1. 良性前列腺增生　增生明显的前列腺可突入膀胱，横断时易误认为膀胱肿瘤。纵断和全面检查有助于鉴别。进展期前列腺癌可以侵犯膀胱壁，酷似膀胱肿瘤，经直肠超声易于鉴别。

2. 膀胱内血凝块　血凝块多呈强回声，边界不清晰，可随体位改变而移动。

3. 腺性膀胱炎　腺性膀胱炎结节型与膀胱肿瘤声像图极相似，前者表面光滑，回声均匀，基底宽大。

最后诊断有赖于膀胱镜检和组织学活检。

4. 引起膀胱壁增厚的其他原因　膀胱结核（图 8-4-3，见彩图），继发于重度良性前列腺增生。

（四）临床意义

对于直径大于 0.5cm 的膀胱肿瘤，超声检出率高达 90% 以上，并能了解肿瘤内部结构及大致侵犯程度。超声有助于膀胱肿瘤的分型（浅表型、浸润型）和大致的分期。采用高分辨力的经尿道高频探头进行旋转式扫查，能够比经腹超声更好地对膀胱肿瘤进行分期。精确的分期有赖于增强 CT 扫描，尤其是须明确有无盆腔淋巴结转移。对于很小的病变和位置隐蔽者，普通超声检查容易漏诊，确诊有赖于膀胱镜检查。至于肿瘤性质的确诊，仍应以膀胱镜检查并取活检做病理组织诊断为准。

三、膀胱炎性病变

（一）急性膀胱炎

急性膀胱炎是临床上常见的下尿路泌尿系统感染。女性和淋病（性病）患者多见。患者发病急，常有典型的尿急、尿频、尿痛等泌尿系刺激症状，可以伴有发热和白细胞计数增多。

声像图表现

（1）膀胱壁回声可以无明显异常；或表现黏膜层轻度水肿增厚，呈局部或弥漫性低回声。膀胱壁的层次清晰。

（2）膀胱容量减少，可降至 100ml 以下。

（3）膀胱积脓时，其内呈均匀的迷雾状低回声。有时膀胱内可见一分层平面，呈低回声沉淀物（图 8-4-4A）。

（二）慢性膀胱炎

慢性膀胱炎可由急性膀胱炎反复发作、迁延而来，部分为下尿路梗阻病变如前列腺肥大、结石、异物或自身免疫原因引起。膀胱三角区最易受累。膀胱黏膜可以增厚或变薄、萎缩。

慢性膀胱炎中，有一种少见的类型——腺性膀胱炎（glandular cystitis）。本病系膀胱黏膜在慢性炎症刺激下，移行上皮细胞增生并向黏膜下延伸至固有膜，呈局灶状，形成实性的上皮细胞巢（Brunn 巢），其内常可见腺性化生，形成腺样结构或小囊，故也有"囊腺性膀胱炎"之称。膀胱镜发现这种增生病变通常很小；仅少部分呈息肉状、结节状、弥漫性生长。本病呈良性经过；有报道极个别弥漫型发生癌变。

声像图表现　慢性膀胱炎早期声像图可以无明显变化，经由膀胱镜检发现；当发生黏膜增生或萎缩、广泛纤维增生时，可有如下超声表现（图 8-4-4B）。

（1）膀胱壁增厚，或者变薄，表面欠光滑，回声不均匀。

（2）CDFI 检查：通常无明显血流信号，或少血流信号。

（3）轻者膀胱容量改变不大，重者膀胱腔的容量显著减少。

注意事项：慢性膀胱炎应与膀胱结核相鉴别。膀胱结核早期声像图未必有明显异常。旷日持久的膀胱结核，可以出现膀胱壁广泛纤维化，并且产生上述声像图改变，有时还可见到钙化形成的斑点状强回声，尿液有脓血或组织碎屑时，膀胱内可见细点状回声。患者通常同时伴有肾结核、前列腺结核等系列超声表现。

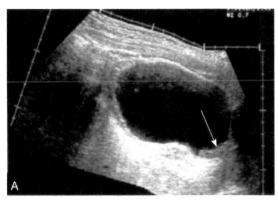
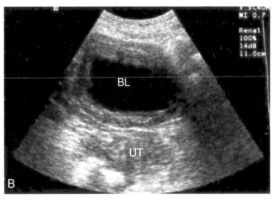

图 8-4-4　膀胱炎声像图表现

A. 急性膀胱炎（男，42 岁，有不洁性交史，正中纵断面）；箭头显示膀胱黏膜轻度增厚（↑）；B. 慢性膀胱炎（女，59 岁，下腹部斜 / 横断面）；显示膀胱容积缩小（BL）膀胱壁显著增厚；UT. 子宫

（三）腺性膀胱炎的超声表现

病变部位以膀胱三角区多见，亦可连接成片，累及部分以至整个膀胱。本病少见，有关文献报道不多，有学者根据 14 例超声所见结合手术后病理结果，将本病声像图表现分为四型：结节增生型、乳头增生型、弥漫增生肥厚型、混合型。

1. 结节增生型　膀胱三角区局限性增厚，呈结节状增生，边界清晰、表面光滑，基底宽大，内部回声均匀，部分较大结节内可见小囊状改变。周围膀胱壁回声及厚度正常。

2. 乳头增生型　病变呈息肉状或乳头状增生，突入膀胱腔内，基底窄小，振动腹壁有漂动感。回声较强，边界清晰。周围膀胱壁回声正常。

3. 弥漫增生肥厚型　膀胱壁呈弥漫性增生，病变可累及膀胱壁一部分或全部，轻者部分膀胱壁增厚仅数毫米，重者整个膀胱壁增厚达几厘米。文献中有报道膀胱壁厚如椰壳者。增厚的膀胱壁黏膜不光滑，回声强弱不均。膀胱容量减少。

值得指出的是，超声诊断腺性膀胱炎的灰阶超声缺乏特异性，前两型应与膀胱肿瘤相鉴别，CDFI 检查的特点是血流信号无显著增多，有利于本病和肿瘤的鉴别。超声诊断符合率约为 80%。弥漫增厚型与慢性膀胱炎等其他疾病所造成的膀胱壁增厚很难鉴别。腺性膀胱炎的最后确诊有赖于膀胱镜取活检病理诊断。

四、膀胱憩室

膀胱憩室分为先天性（真性）及继发性（假性）两类。真性憩室相对少见，膀胱向外袋状隆起的部分壁肌层完整，系先天发育异常所致，男性多见；假性憩室，多由于下尿路长时间机械性梗阻、膀胱内压增高所致，膀胱肌层菲薄、断裂，黏膜层向膀胱腔内突出。憩室腔与膀胱腔通连，可见憩室出口。膀胱憩室好发于膀胱侧壁、三角区上部及输尿管开口附近。

声像图表现

1. 膀胱壁向外膨出，呈无回声的囊袋状结构，并与膀胱相通。

2. 囊状结构的壁薄而光滑。

3. 膀胱充盈时增大，排尿后缩小。

4. 合并结石或肿瘤时，可见相应的声像图表现（图 8-4-5A、B）。

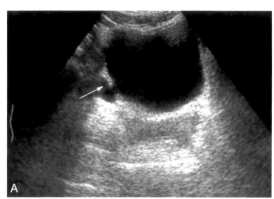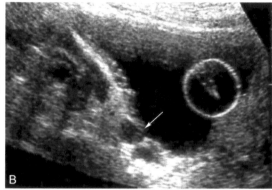

图 8-4-5　真、假膀胱憩室声像图

A. 真性膀胱憩室声像图（↑）；B. 假性膀胱憩室；此系重度良性前列腺增生合并尿潴留患者，留置导尿管，图示膀胱壁增厚合并假憩室（↑）

五、膀胱破裂

膀胱破裂可以是腹部闭合性损伤的一部分，亦可发生于膀胱内器械检查后、尖锐异物损伤和腹部、盆腔手术后等。临床常有血尿、"无尿"（导尿可发现血尿）、腹水等表现。主要可分为膀胱腹膜腔破裂和腹膜外破裂两型。前者尿液进入腹膜腔，后者尿液渗入盆腔组织、会阴部。

声像图表现

1. 膀胱始终不充盈，伴有腹腔游离性液体，或会阴部皮肤、皮下组织肿胀。

2. 部分患者可见膀胱壁回声连续性中断。

3. 膀胱内有时可见不规则的团块状强回声，漂浮于膀胱尿液中或附着在膀胱壁上，代表血凝块。

六、膀胱异物

大多数是由患者本人经尿道逆行放入，少数医源性膀胱异物见于膀胱手术或经尿道器械检查时不慎遗留，膀胱异物多系比较光滑的条状物如圆珠笔芯、发夹、体温表、塑胶管等，膀胱异物种类较多，形态不一，超声表现各有不同。超声诊断高度敏感而且准确，对于 X 线检查阴性的异物更有诊断价值。

声像图表现

1. 金属异物呈强回声，后方伴有声影或"彗星尾征"，非金属异物呈较强或中强回声，后方可无声影。

2. 异物强回声随体位而移动。

3. 强回声的形态与异物的形状和超声断面有关。管状异物长轴断面呈平行的管状或条状强回声，横断则呈空心圆形，软质异物多呈弯曲状。

4.膀胱异物合并感染时，可伴有膀胱炎的超声表现。异物存留时间较长时，可作为核心形成膀胱结石。

七、先天性肾脏异常

(一) 先天性肾缺如和肾发育不全

1. **单侧性肾缺如**（renal agenesis） 也称肾不发育。在声像图上表现为一侧肾区探不到肾图形，对侧肾代偿性增大。

2. **肾发育不全**（hypoplasia） 指先天性肾实质发育低下，肾小叶和肾小球过少。声像图表现为患肾体积明显缩小，对侧肾代偿性增大，形态和内部回声正常（图 8-4-6A、B）。

超声诊断一侧肾缺如应和肾萎缩、肾发育不全、异位肾和游走肾相鉴别。萎缩肾体积更小，实质回声增强与肾窦回声分界不清（易与邻近含气结肠图像掺杂而漏诊）。异位肾和游走肾位置低，肾区常规超声检查可能探不到，应在腹部靠近骶前或盆腔扫查。

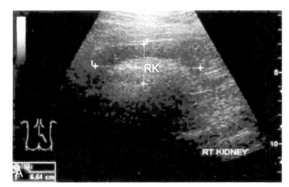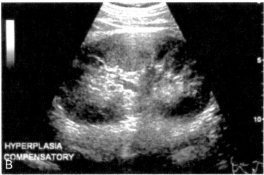

图 8-4-6 A.右肾发育不全（6.6cm×4.8cm）；B.对侧肾代偿性肥大（14.4cm×6.8cm）

(二) 异位肾

本病属于肾的先天性位置异常，位置过低。盆腔肾属于最常见的异位肾。

【声像图表现】

1.一侧肾区内看不到肾图形。

2.在下腹部、骶前或盆腔可见"腹部肿物"。"肿物"常位于骶骨前，并与膀胱或子宫相邻。

3.仔细观察该肿物具有类似肾的结构如中央的肾窦和周缘肾实质的回声。

异位肾的声像图可能由于发育不全或位置特殊不像典型的正常肾图形，CDFI 有助于显示肾门血管及其在肾门的血流分布，故有助于进一步确诊（图 8-4-7，见彩图）。

超声诊断腹部肿物时，应想到盆腔肾的可能性，同时需与腹腔其他肿瘤包括胃肠道肿瘤相鉴别。采用彩色多普勒超声检查和 X 线静脉肾盂造影，可以容易地证实这一腹部"肿物"的性质。在双侧肾区认真仔细地超声扫查并与腹部肿瘤相鉴别，可以避免误诊及不必要的外科手术。

(三) 蹄铁形肾（马蹄肾）

此病为较常见的先天性双肾融合畸形，也称"U"形肾，融合部位发生在双肾下极。

因此双肾位置比较靠内前方，双肾下极越过中线以实性组织相连。

【声像图表现】

1. 背部探测可发现双侧肾纵轴排列异常，呈倒置的"八"字形改变。

2. 腹部横断扫查时，可见脊柱、主动脉和下腔静脉前出现"实性低回声性肿物"，并与双肾相连，低回声通常似腹膜后肿瘤或肿大淋巴结。

3. 上腹部正中纵断沿主动脉扫查，可见蹄铁形肾的峡部（图 8-4-8）。

诊断蹄铁形肾必须注意与腹膜后肿瘤、主动脉旁淋巴结肿大相鉴别，避免相互混淆。其他影像检查如 X 线肾盂造影和 CT 最有帮助。

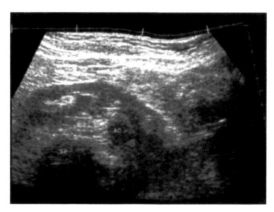

图 8-4-8　蹄铁形肾

（四）重复肾（duplex kidney）

超声确有可能反映典型的重复肾所致的某些异常，包括重复肾盂。

【声像图表现】

肾脏长径增大；外形正常或有切迹，个别略呈"葫芦"状；肾窦区被正常肾实质分离，似肥大肾柱；部分患者合并肾盂、输尿管扩张。CDFI 可能显示重复的肾门血管两套血管，分别位于上下肾窦区，故有助于确诊（图 8-4-9，见彩图）。

但应承认，超声诊断重复肾和重复肾盂不很容易，它不及 X 线静脉尿路造影及 MRI，因后者能够明确无误的同时显示双侧肾脏、集合系统和全部输尿管，尤其适合于诊断某些复杂的泌尿系畸形和并发症。

八、不显影肾

X 线不显影肾也称"无功能肾"，原因多种多样。其中，重度肾积水、脓肾、慢性肾炎和肾盂肾炎症晚期、肾萎缩、晚期肾结核、严重肾外伤以及先天性肾发育异常者较常见。放射性核素肾扫描同样存在着不显示问题。超声显像无须依赖肾功能，对于不显影肾的诊断和鉴别诊断有很大的帮助。

肾超声检查不显影肾的步骤方法：

1. 确定有无肾脏（肾缺如、肾萎缩）或异位肾脏（盆腔肾多见）。

2. 测量肾脏大小以确定有无明显萎缩或显著弥漫性肿大。

3.确定有无重度肾积水及有无先天性囊性肿物如多囊肾或多囊性肾发育异常（multicystic dysplasia）。

4.肾实质是否弥漫性回声增强或紊乱，肾实质与肾窦回声的界限是否清晰。

5.肾实质（皮质、锥体）有无严重破坏，包括肾乳头坏死（图8-4-10）；有无严重肾结核包括脓肾、损毁肾（自截肾）等。

6.CDFI检查有无严重的肾血管异常。

只要按照以上步骤方法仔细检查往往可为临床提供断层图像诊断和鉴别诊断的重要依据。

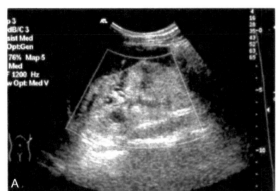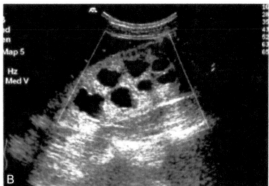

图 8-4-10　肾乳头坏死声像图（A）及 CDFI 表现（B）

重度肾积水（包括积脓）是肾不显影最常见的原因。超声检查无论对于急性或慢性尿路阻塞所致的肾积水都极其敏感而准确，它已成为急诊超声检查的适应证之一。超声用于囊肿性疾病如多囊肾及肾肿瘤等占位病变引起不显影肾的诊断和鉴别诊断，结果准确可靠。至于晚期慢性肾小球肾炎、慢性肾盂肾炎、肾动脉硬化症等引起萎缩肾，常表现为双肾体积缩小，肾实质回声增强和肾窦及其周围肾组织分界不清，诊断是容易的。严重肾结核和肾外伤所致的不显影肾有明显的局部改变，结合病史亦不难做出诊断。先天性肾缺如（单肾）和先天性肾发育不全，两者皆可一侧肾显示不清，并伴有对侧肾代偿性体积增大。肾静脉栓塞以患肾迅速增大为特征，其体积可为健侧肾脏的 2～3 倍。彩色和频谱多普勒超声比较容易诊断肾静脉血栓及其特征性的血流异常。关于急性肾动脉狭窄彩色多普勒超声诊断会有帮助，但超声造影以及 X 线血管造影效果更好。

九、移植肾

移植肾术后并发症相当多见。超声检查作为影像学监护手段，对于发现移植肾有无输尿管阻塞、肾周围积液（如血肿、脓肿、尿液囊肿），有无肾血管并发症，以及对于肾排异的诊断和鉴别诊断等，均能发挥积极作用，有助于临床正确及时的处理。超声检查移植肾的适应证可参见表 8-4-1。

☆ ☆ ☆

表 8-4-1　移植肾超声检查适应证

1. 肾周围积液：血肿、脓肿、尿液囊肿、淋巴囊肿

2. 输尿管阻塞所致肾积水：外压性、吻合口局部狭窄，炎症，结石（发生较晚）

3. 肾血管并发症：移植肾动脉吻合口处和远端狭窄、阻塞，肾梗死和肾萎缩；肾静脉血栓

4. 肾衰竭病因的鉴别：如急性肾排异与急性肾小管坏死的提示

5. 超声引导：移植肾内病变的活组织检查，肾周局部积液的抽吸引流，经皮肾造瘘术

（一）检查方法

采用 5 ～ 7.5MHz 探头甚至 6 ～ 12MHz 线阵探头以提高图像的分辨力。检查前仍需要保持膀胱适当充盈。先后进行纵断和横断扫查。冠状扫查能够全面显示集合管系统和肾实质回声改变。彩色多普勒超声用于肾血管检查、肾血流灌注和肾排异的血流动力学研究。首次超声检查一般主张在术后即刻或 24h 内尽快进行，以后每隔 1 ～ 3d 复查一次。查时应分别测量移植肾的长、宽、厚各径，体积测定按公式（V=L × W × T × 0.5）计算。此外，还需观察肾主动脉、段动脉和叶间动脉血流状况并测其血流频谱，对肾内回声结构摄影记录，以便在出现术后并发症时进行客观比较。

（二）正常移植肾声像图

正常移植肾的超声表现与普通肾脏相似，由于采用高频探头经腹壁检查，肾皮髓质和集合系统的回声界限分明，肾锥体呈楔形低回声。肾的各径线随移植时间可有缓慢增加，2 个月后体积可增加 15% ～ 30%，集合系统的宽度也可显示得比较饱满。这些改变系移植的肾脏代偿性肥大负担双肾功能所致。彩色多普勒辅以能量多普勒（DPI）检查，可清楚显示肾动脉、段动脉、叶间动脉、相应静脉以及肾皮质的丰富血管。频谱多普勒显示动静脉血流速度正常，肾动脉阻力指数（RI）一般不超过 0.70（图 8-4-11，见彩图）。

（三）移植肾的并发症

1. 肾移植术后急性肾衰竭　许多原因包括肾前性、肾血管、肾实质性和肾后性（尿路梗阻），均可以引起肾移植术后发生肾功能不全。最常见的原因有：急性肾排异、超急性肾排异；急性肾小管坏死（主要由于肾缺血性损伤，多见于尸体供肾患者，表现术后无尿，7 ～ 10d 后逐渐好转）；肾血管病变如肾内动脉狭窄、栓塞，肾实质供血障碍和肾梗死、肾静脉狭窄、栓塞。其他原因尚有输尿管阻塞（肾积水）、肾周围血肿、积液压迫等。临床鉴别这些原因经常遇到困难。急性肾功能不全预后严重，需要及时诊断和紧急处理。超声是移植肾术后合并急性肾衰竭的首选影像学检查方法。

2. 肾积水　输尿管梗阻、吻合口狭窄、结石是引起肾积水最为常见的术后并发症。然而，肾周积液、血肿、尿液囊肿和淋巴管囊肿等也可继发引起移植肾尿路梗阻。超声显示移植肾内的肾盂、肾盏扩张征象与一般肾积水表现相似。排尿后复查肾集合系统对于诊断轻至中度肾积水是必要的，因为膀胱胀满时可引起暂时性反流而造成动力性肾盂扩张。超声检查是除外输尿管梗阻及其病因的首选方法，即使在肾功能受损害时也不受任何影响。重度张力较高的肾积水尚可合并尿液囊肿和尿外渗，产生相应的声像图改变。肾积水合并感染（脓肾）以及肾盂肾炎（局灶性、弥漫性）与原肾化脓性感染相似，不再赘述。

3. 肾周围积液　包括血肿、感染性血肿、脓肿，尿液囊肿、淋巴囊肿。根据肾周围包绕性无回声区和低回声区，一般容易做出超声诊断。单纯尿液积聚和淋巴结肿一般为无回声区，后者常有细线样分隔。血肿和脓肿常出现弥漫性弱回声。超声定位穿刺液体抽吸，进行生化检验和介入性治疗是确实可靠的方法。

4. 肾排异　急性肾排异早期一般发生在术后 1 ~ 4 周，常是可逆性，但其临床症状、体征和生化检查皆无特异性。少数超急性肾排异可在术后即刻至 1 周发生不可逆性体液免疫反应，预后恶劣。慢性肾排异（＞ 1 个月）仅表现为渐进性肾功能不全，常伴有高血压和蛋白尿。常规超声和彩色多普勒检查能够较早反映肾排异或急性肾小管坏死的某些征象，如肾血管阻力增高等信息，协助定位肾穿刺活检，为诊断和正确使用免疫抑制药物提供依据，还可用于患者疗效的定期随访观察。

（1）急性肾排异主要表现（图 8-4-12，见彩图）

①移植肾肿大，在短时间内体积增加超过 25%，厚径增加显著，甚至于厚径≥宽径。

②肾锥体明显肿大，甚至呈球状变形，伴有回声减低。锥体改变可以是普遍性，也可局限于一二个锥体。肿大的锥体常对肾窦区产生显著压迹，提示肾锥体间质水肿。

③肾皮质回声增加，可同时伴肾皮质厚度增加，多与皮质缺血和间质单核细胞浸润有关。

④肾实质局限性或弥漫性回声减弱，累及皮质与锥体，提示梗死和坏死。

⑤肾动脉血流阻力增高 RI ＞ 0.70，甚至高达 0.8 ~ 1.0。

以上征象可提示急性排异，但属于非特异性。因为这些突出的超声表现与急性肾小管坏死有时很难区别，应结合临床检查，而且常需依靠超声引导穿刺活检来鉴别。

（2）慢性肾排异：是晚期移植肾功能不全的主要原因，一般在移植术后 3 个月开始功能下降。表现为肾脏体积逐渐减小。肾窦区脂肪比例增加。肾实质回声增强，皮质变薄，结构紊乱、不规则，可伴有散在钙化斑点。晚期肾实质和肾窦回声界限模糊不清。

灰阶超声检查鉴别急性肾衰竭及其病因，而 X 线造影与放射性核素检查在肾衰竭时均有限制。急性肾小管坏死时移植肾的体积和内部回声无明显改变，而急性和超急性肾排异除声像图异常外，肾动脉阻力指数显著增高。至于超声检查诊断肾积水和肾周围积液的应用价值已如前述。关于血管病变如肾动脉吻合口狭窄和肾动脉栓塞等利用彩色和频谱多普勒超声均有显著异常改变，已成为肾移植术后检查有无血管病变的重要监护手段。

关于肾动脉狭窄、阻塞、肾梗死和肾静脉栓塞等重要血管术后并发症在此从略。

5. 超声引导下穿刺术在移植肾的应用　声像图和彩超对于移植肾的多种并发症的诊断和鉴别诊断有很大帮助，但在某些情况下仍会遇到一定的困难。如不典型的肾排异，或主要病变若仅限局于个别肾锥体，为了明确诊断需在超声精确定位下进行肾活检术。超声引导定位穿刺抽吸，对于检验移植肾合并周围液体积聚的性质（血肿、脓肿、尿液囊肿或淋巴囊肿）以及做进一步引流、治疗，均有重要的意义。在肾积水和合并感染的尿路阻塞者，经皮肾穿刺造瘘，可达到及时引流、改善移植肾功能目的，甚至能够挽救患者的生命。

6. 其他　超声在移植肾方面的应用不限于此。最近有学者发现，由于肾透析和移植肾的应用，患者生命期延长，原来的患肾未经切除者进一步发展成"尿毒症性囊肿"较多见，也称"获得性囊肿性疾病"。这是双侧性多囊性病变。囊肿一般较小，直径 1 ～ 3cm，超声检查易于诊断。尿毒症性肾囊肿的囊壁细胞有增生倾向，10% ～ 40% 发生腺瘤或腺癌，可视为癌前期病变。此外，移植肾患者免疫功能低下，其他内脏器官恶性肿瘤的发病率增加（接受器官移植者鳞状上皮癌和淋巴瘤等发生率相当于同龄者 100 倍），超声显像对于发现内脏肿瘤和有无扩散有重要的作用。

第 9 章
介入超声、超声特殊检查

介入超声（interventional ultrasound）是超声医学的重要分支之一。介入超声学的基本内容包括三部分：第一部分是在实时超声的引导与监视下进行穿刺活检、抽液、插管造瘘及置管引流、造影、注药、射频或微波导入等微创、少创方法进行诊断与治疗；配合其他介入治疗，如在实时超声引导与监视下行二尖瓣球囊扩张术、房间隔缺损栓堵术、心肌活检、起搏导管定位等，现已普遍应用。第二部分是术中超声，如小病灶的定位、术中立即效果的评定等。第三部分是腔内超声，为了避免胸腹壁对超声的衰减，肺及肠道气体的干扰，获得分辨力高的图像，应用各种特制的腔内超声探头，进行经食管、经直肠、经阴道、血管腔内超声检查，进行诊断或引导与监视其他介入治疗的进行。

第一节　超声引导下穿刺诊断与治疗

从 1970 年初开始，经过 50 多年的发展，超声技术几乎已应用于全身所有器官和组织的诊断和治疗。近十年来在超声引导经皮穿刺定位下以各种方式治疗肿瘤取得显著效果。

在超声引导穿刺时，穿刺针几乎与声束平行，夹角一般仅 8°～ 15°。穿刺时，针尖通常显示为强回声点，选择自表皮至病变的最短途径进行穿刺。

一、超声引导穿刺细胞学检查和组织活检

超声引导下经皮穿刺活体组织检查，已发展成为临床确诊的重要技术之一，广泛应用于胸腹腔等脏器的病变。在早期主要应用 21 ～ 23G 细针做抽吸细胞学检查以鉴别病变的良恶性。近年来，较大口径（16 ～ 19G）针的应用、前端切割缘的改进及活检小标本处理技术的提高，促进了组织活检技术的临床应用，使之不仅能鉴别肿瘤的良恶性，并且能作出确切的病理组织学类型诊断，准确率达 90% 以上。

（一）超声引导细针穿刺细胞学检查

自 1970 年以来，超声引导细针穿刺细胞学检查已广泛应用于临床。该技术确诊率高，并发症少，已成为对良恶性肿块鉴别诊断的重要方法。

1. 适应证和禁忌证

（1）适应证：临床各种影像检查疑有占位性病变且经超声显像证实者，原则上皆可施行。通常用于肝脏、胆系、胰腺、肾脏、腹膜后肿瘤及胸壁和肺的外周型肿块良恶性的鉴别诊断。对贲门、胃肠等空腔脏器的肿瘤一般不主张做该项检查。

（2）禁忌证：有明显出血倾向、大量腹水、动脉瘤、嗜铬细胞瘤和位于肝脏表面的肝海绵状血管瘤，以及胰腺炎发作期等，均应避免穿刺。

2. 器具和术前准备

（1）器具：选用高分辨力实时超声仪。凸阵或线阵穿刺探头均可。原则上采用细针（Chiba），可选用 20～23G。

（2）术前准备：疑有出血倾向的患者，术前应查血小板计数和出凝血时间。

3. 操作方法　选择自体表至病变的最短距离作为穿刺途径。患者局部皮肤常规消毒、局部麻醉，当屏幕上目标最清晰时，固定探头角度，把引导针沿探头引导槽刺入腹壁。后将穿刺针从引导针内刺入，同时在荧光屏上监视穿刺针前进，直至进入预定穿刺点，拔出针芯，接 10ml 针管抽吸，保持负压，针尖在病灶内小幅度前后移动 3～4 次，解除负压后拔针。抽吸物涂片染色后送病理检查。

4. 临床意义　超声引导针吸细胞学检查对于恶性肿瘤的确诊已被公认，其敏感性达至 90%，特异性接近 100%，因而对于良恶性肿瘤的鉴别诊断是一种简便、安全、有效的方法。尤其在临床诊断的早期应用，可以缩短确诊时间。其不足之处是：对恶性肿瘤，难以作出确切的组织学分类；对良性病变难以提示其组织病理学诊断。

（二）超声引导穿刺组织学活检

1981 年首次报道用细针可以获得组织学标本。

1. 适应证和禁忌证

适应证：原则上凡超声显像发现的病变须明确组织病理诊断者皆为适应证。

禁忌证：同（一）。

2. 组织活检针　分为两类：一类是抽吸式活检针，其特点是切取组织过程带有负压，如 Sure-cut 针，多选用 21G 或 18G；另一类是无负压的切割针，目前较常用的是 Tru-cut 型活检针。

3. 操作方法　基本上同针吸活检，穿刺针在肿块的边缘时停针，提拉针栓推入肿块内芯旋转以离断组织；出针。

4. 临床意义　细针组织活检与细胞学检查对比研究表明，对恶性肿瘤的诊断水平两者相似。

（三）彩色多普勒超声在各脏器病变穿刺活检中的应用

1. 彩超引导可以避开穿刺途径上的大血管及其主要属支，在少血管的较厚实质区取材，保证取材满意，可降低出血等并发症。

2. 对于囊性占位性病变，彩色多普勒显示有血流信号的囊壁部位往往是组织细胞生长代谢较活跃的区域，是高度可疑囊性病变局部癌变的区域，在彩超显示有小血流信号的部位取材，可提高穿刺的阳性率。

3. 实性病变应在彩超显示小动脉的低回声区取材；高度可疑恶性肿瘤的病变，应注意周边取材。同时，在彩超引导下可避开瘤内较大的滋养血管，使出血的并发症降低。

4. 门静脉是血栓和癌栓的好发部位。彩色多普勒能清楚地显示门静脉内实性病变所致的血流充盈缺损区，并且对鉴别门静脉系统的血栓或癌栓有较高的特异性，可鉴别门静脉内栓子的性质。胆囊及腹膜后疾病主要是对局部占位性病变的活检。

☆ ☆ ☆

二、彩色多普勒在介入治疗中的应用

（一）在囊性占位性病变治疗中的应用

1. 常见的超声引导下囊肿的治疗为肝、肾囊肿和假性胰腺囊肿的治疗。对腹部任何部位的囊性占位性病变，首先是排除动脉瘤或动静脉瘘。应在彩超引导下选择合适的穿刺入径，以避开大血管及重要结构，降低穿刺所带来的出血并发症。

2. 各种脓肿的治疗脓液十分黏稠时，灰阶超声多显示为低回声区，与未完全液化的炎性病变鉴别困难。彩色多普勒超声可以很容易地将两者鉴别。只要脓肿已液化形成，彩色多普勒上均显示腔内无血流信号。彩色多普勒超声可在脓肿治疗中观察各种引流导管的位置。沿导管注入少量含气的生理盐水，彩色多普勒声像图改变，可清楚地显示导管及其尖端的位置。

（二）在实性占位性病变治疗中的应用

1. 血供丰富的肿瘤生长迅速，供血少的肿瘤生长缓慢，阻断肿瘤供给血管，肿瘤则发生坏死。在肿瘤内一般可以观察到两种新生血管；一种为新生的较大的肿瘤血管，彩色多普勒显示为一条较连续的血管，频谱多普勒分析多为高速血流，起源于动静脉分流；另一种为新生的较小的肿瘤血管，彩色多普勒超声上多显示为点状血流，频谱多普勒分析多为低速低阻血流，系瘤内小的滋养血管。

2. 肿瘤血管存在的区域，为肿瘤生长和代谢活跃的区域。在彩色多普勒引导下应首先接近肿瘤血管穿刺治疗，阻断肿瘤血管。血流的减少或消失，多与肿瘤的缩小，症状和体征的表现相一致。

3. 彩色多普勒还可观察肿瘤有无复发，发现原血流消失区再次出现血流，尤其是动脉血流信号，有局部复发的可能。

三、介入性超声在肝癌临床治疗中的应用

肝癌在中国的恶性肿瘤死亡病例中已高居第二位。肝癌的临床治疗首选为手术切除，然而手术切除率一般小于 20% ～ 40%。因此，发展有效的介入性治疗方法，已成为临床当务之急。1990 年以来，超声引导下肝癌介入性治疗作为一种局部原位灭活的方法有了较大的进展，已成为临床治疗学中值得重视的一项新技术。以下概要介绍超声引导下肝癌介入性治疗的基本原则，间质介入治疗的特点以及酒精、Y-90、激光及微波等几种具体方法的运用。

（一）基本原则

1. 适应证　肝癌的早中期病例，肿块直径小于 6cm（尤其是 ≤ 3cm）的单发结节，无门静脉侵犯的病例，位置适当，在超声引导下完成局部肿块灭活治疗，疗效较好。

2. 禁忌证　肿块大于 7 ～ 8cm 者，或多发（多于 3 个），或是弥漫浸润型，肿瘤的范围边界不明确者，难以实施满意的局部肿瘤灭活治疗。合并严重肝硬化、大量腹水、门静脉高度曲张等亦不宜进行介入性穿刺。

3. 病理确诊　超声显像对小于 2cm 的实质性结节鉴别良恶性价值有限，在介入性治疗前，应做经皮穿刺活检，明确病理学确诊。

4. **疗效判断** 建立客观指标以判断疗效。原发性肝细胞癌疗效的判断可观察、对比治疗前后的以下项目：甲胎蛋白（AFP）、肿块大小、肿块回声、血流状态及组织学活检的改变。在疗效好的病例，肿块明显缩小，其内回声增强，血流消失，AFP 明显下降或降至正常水平，组织学活检标本显示完全性坏死。达到满意疗效的病例应及时停止介入性治疗，其后可以超声随访检查，远期疗效应逐年随访统计。

5. **综合治疗** 肝癌尤其肿块较大时，应根据肿块大小、位置、血流状态，选择一种效果好的介入方法治疗，力求彻底杀灭肿瘤细胞。治疗过程中，可以综合交替使用各种方法，力争达到最佳疗效。动脉血供丰富的肿瘤，可先做或加做动脉栓塞化疗。

门静脉出现癌栓者，可选择性门静脉穿刺给药。综合性治疗可能达到更佳疗效。治疗过程中要进行超声随访检查。

6. **新生的结节** 小，呈低回声，或出现于原肿块周边区，或远侧部位或侵犯门静脉，仅 1 ～ 3 个结者者，再加做介入治疗，有希望获得较好疗效。

（二）间质介入治疗的特点

目前在临床主要应用的介入性治疗方法有两类，即血管法和间质法（表 9-1-1）。血管法：肝动脉、门静脉注药或栓塞治疗。间质法：肿瘤内直接注入药剂或导入能量治疗。

表 9-1-1　间质法与血管法的比较

	间质法	血管法
作用区域	局限（肿瘤）	弥散（全肝或半肝）
治疗方法	物理、化学方法	化疗、栓塞
治疗机制	直接杀灭瘤体	细胞毒性、缺氧
影响因素	少、作用稳定	多，差异较大
免疫功能	增强	下降
肝功能及全身副作用	小	大（促使肝硬化）
疗效评价	局限型 +++，弥散—	

间质介入治疗的特点是作用区域局限，直接造成肿瘤坏死，正常肝组织损伤小，肝功能及全身副作用小，提高机体免疫力，对局限型肿瘤效果好，弥散型效果差。

肝癌由于生长方式和分化程度差异很大，并且肿瘤的大小和位置不同，介入性治疗要达到原位灭活有相当难度。对肿瘤灭活要力求彻底，对其外周正常组织损害范围要小，损伤程度要轻，因而实施安全有效的治疗是一项较复杂的技术。原则上，如肿瘤的浸润性缓和，均质性好，外周包膜完整，并且肿块小，血流小，则介入治疗效果好。相反，若肿瘤靠近肝门、胆囊及大血管或肝被膜等，则必须十分慎重，以防损伤后发生严重并发症。因此，了解各种介入性治疗方法的优缺点，根据病情选择恰当的方法和剂量是十分重要的。有时需两种或两种以上的方法适当组合，才能实现肿块完全灭活而紧邻的重要结构又不致发生严重的损伤。

无水乙醇肿块内注射，其优点是凝固灭活的效果好，毒副作用小，方法简便，实用、价廉；缺点是在较大的非均质肿瘤难以达到彻底灭活的效果，必须反复多次注射；有些患者感觉局部疼痛难忍，影响治疗。

局部注射热盐水或热蒸馏水（达沸点）是一种用细针即可进行的安全简便的方法，对较小肿块效果较好，刺激小，毒副作用小是其突出优点，缺点是灭活的可控性和彻底性欠佳，尤其对较大肿块，难以达到彻底的效果。

钇-90（玻璃微球）内辐射治疗：1987 年美国 Missouri 大学研制成功钇-90 玻璃球（Y-90GTMS），系统 β 射线，平均能量 0.93Mer，半衰期 64h，杀伤范围 11mm，是公认较理想的内照射核素。至 20 世纪 90 年代初，国内外报道经肝动脉注射 Y-90 治疗肝癌。虽然瘤区能富集 Y-90，能造成肿瘤坏死缩小，但难以达到完全坏死，故临床疗效不佳。作者自 1992 年始研究 Y-90，经动物实验，成功地实现了在超声引导下经皮穿刺将 Y-90 直接注入肝癌肿块内，取得了显著的临床疗效，是一种治疗肝癌安全有效的新途径。只要均匀注射到整个肿瘤范围，灭活彻底可靠，疗效突出。但其半衰期仅为 64h，药源供给受限，并要警惕肝肺分流和肝胃分流及骨髓抑制等并发症，必须建立操作正规的防护系统，才能在临床上使用。

Nd：YAG 激光是一种近红外激光，具有脉冲能量大，不易被水和血红蛋白吸收，穿透组织较深，可以通过光束输送或通过光纤植入组织等特点。近年来，应用于超声引导下治疗肝癌，取得了初步成功的经验。激光凝固治疗对于 3cm 以下小肿瘤疗效确切，无痛苦，但对较大肿块难以彻底灭活，并且该方法费时，价格昂贵，在临床普及使用有一定难度。微波凝固治疗的热效应佳，疗效较稳定，其凝固范围可控并可以有较大选择。缺点是目前导入微波天线须用 14G 粗针，较以上其他介入方法损伤略大。

射频治疗的热效应佳，凝固范围应用多电极技术而增大，有组织阻抗值控制治疗功率系统的设备，使用方便。缺点是电极尖端的电流强度及控制能量输出的电阻值易受影响。

总之，上述各种方法各有其优、缺点。根据病情，选择合适的方法是能获得较好疗效的首要条件。无疑，综合性的介入性治疗，将把肝癌的临床治疗推进到一个新的水平。

（三）经皮微波凝固治疗

20 世纪 70 年代微波技术主要用于外科手术中止血和组织切割。近年来，微波技术也应用于开腹术中或腹腔镜下微波针植入凝固治疗肝肿瘤。

1. 适应证　微波凝固治疗的适应证较广，一般可用于肿瘤直径 ≤ 6cm 的单发结节，或是 3 枚以内的多发结节；并且肿瘤的位置合适，Child's 分级一般为 A 级或 B 级，若为 C 级则须特别慎重考虑。对凝血机制一般要求血小板 > 5 万，凝血酶原时间（PT）> 20s；凝血酶原活动度（PA）> 50%。

2. 并发症　由于超声引导定位准确，微波辐射对肿瘤热凝固范围控制好，并且对毗邻正常肝组织损伤轻微，故严重并发症罕见并且对肝功能影响较小。并发症有右上腹疼痛，可于 2 ～ 7d 自行缓解；肿瘤凝固坏死后其分解产物被吸收导致低热；血清转氨酶轻度升高，于 1 ～ 2 周恢复。

3. 临床意义　动物实验证实，当发射微波的裸露芯线长度与 1/4 波长相关时，微波能量前向传输效率较高，可形成稳定的类球体凝固场。应用不同微波输出功率与时间组合或

☆☆☆☆

双导同时辐射，可形成直径 2.7 ～ 6cm 甚至更大的类球体凝固，其周边温度达 54 ～ 60℃，能造成肿瘤细胞即刻不可逆性坏死。

第二节　直肠腔内超声

直肠腔内超声（transrectal ultrasonography，TRUS）是将特制的专用直肠探头置于直肠腔内，对直肠壁全层及其周围器官（前列腺、精囊、淋巴结等）进行超声检查的技术。由于探头直接接触肠壁，缩短了探头与被检器官的距离，避免了腹壁，肠道气体等因素的干扰，便于使用高频率、高分辨力探头，可以获得高度清晰的二维超声断层图像和高度灵敏的多普勒血流信息。此外，还可以利用直肠探头开展超声引导穿刺活检或其他介入性处理。

一、直肠腔内探头发展及其应用

TRUS 经历了较长的发展过程。早在 1952 年 Wild 即开展了在直肠内直肠壁超声探查的研究。20 世纪 70 年代中期，直肠腔内旋转式超声扫描技术日渐成熟并在许多发达国家推广。20 世纪 80 年代以来，实时灰阶超声技术取得重要进展，多种类型的扫描方式相继问世。除旋转式外，还有扇扫（机械与相控阵）、线阵式和凸阵式。探头由单一平面发展到双平面和多平面扫描。近年来推出新型端扫式直肠探头（小凸阵式），频率为 5 ～ 9MHz，扫描角度增宽（＞ 110%），使用十分方便。随着彩色多普勒超声的临床应用，为直肠炎症病变或肿瘤的诊断提供了更有价值的信息。直肠探头均可装配穿刺架或有穿刺导向槽，供超声引导下经会阴或经肠腔进行穿刺活检及其他介入性处理。

二、检查方法

1. 检查前准备　排空粪便，必要时需清洁灌肠，无须充盈膀胱。
2. 体位　左侧卧位，截石位和膝肘卧位均可，通常更多采用左侧卧位。
3. 采用端扫式直肠探头　应在探头表面充分涂以耦合剂，外罩乳胶套以避免污染。若外加水囊检查，无须用耦合剂。
4. 插入直肠前　在探头乳胶套外涂以耦合剂。然后徐缓地放入直肠内。为观察直肠病变，探头可送达直肠上端 8 ～ 9cm。为观察前列腺、精囊等病变，探头放入直肠 5 ～ 8cm 即可。直接接触法可立即进行检查。若采用水囊式方法，检查前还需注入 40 ～ 60ml 脱气水。
5. 采用旋转式探头　观察直肠病变时，宜自上而下缓慢移动探头。通过系列横断扫查连续观察肠壁结构及外周情况。直肠病变定位和图像记录以时钟指示标志做参考。采用端扫式探头扫查时，宜注意旋转及平行摆动探头，以全面观察并获取最佳切面。

三、直肠腔内超声的临床应用

关于前列腺超声的应用见相关的章节，这里重点介绍直肠及其周围病变。此外，经直肠超声尚可成功地用于盆腔脓肿的穿刺引流等。

（一）正常直肠壁的声像图

采用旋转式带水囊的高频探头（5 ～ 7MHz）可清晰显示直肠壁的五层结构，自管腔内侧向外依次为强回声（代表黏膜层及其与耦合剂界面反射）、弱回声（代表黏膜深层组织包括黏膜下肌层）、强回声（代表黏膜下层）、弱回声（代表固有肌层）和强回声（代表浆膜层或外周脂肪）。正常直肠壁，各层分界清楚，厚薄均匀，走向自然。

（二）直肠病变

1. **直肠癌**　在我国多见，约占大肠癌的 3/5。临床检查以肛门指检最为简便实用，或用直肠镜、乙状结肠镜检查。直肠腔内超声主要用于观察直肠癌的侵犯深度与范围，周围淋巴结有无转移，以及判断直肠癌的临床分期。此外，还用于手术，放疗、化疗后的追踪观察。

（1）直肠癌声像图表现：直肠癌原发于黏膜层，早期表现为局部黏膜层增厚，多呈现低回声不规则的团块；中晚期则使肠腔由圆形变为偏心型或指样不规则圆形，侵犯黏膜下层，肌层至浆膜层或直肠周围脂肪层。整个肠壁正常分层结构产生中断，呈不连续性回声结构，肠壁显著增厚，内部回声欠均匀、癌肿表面溃疡形成可使肠腔内缘不平，回声强弱不均。若有直肠周围淋巴结转移，则在外围脂肪区可探查到圆形或椭圆形低回声团块。当有前列腺、子宫等邻近脏器受侵犯时，则有相应的声像学改变。

（2）直肠癌声像图临床分期方法：参见表 9-2-1。

表 9-2-1　直肠癌的临床分期（UICC 法）

T_1	肿物在黏膜或黏膜下层
T_2	肿物侵犯肌层或浆膜层
T_3	肿物侵犯外周脂肪及周围淋巴结
T_4	肿物侵犯邻近脏器

（3）直肠癌治疗后的追踪观察：直肠癌手术切除后，经常在手术吻合口处容易复发。经 TRUS 检查，可发现局部直肠壁增厚，复发病灶或位于肠壁浅层，亦可位于肠壁深层。有些复发的患者，可在肠管外周出现低回声的团块，直肠镜检查不易发现。除去直肠腔内探查以外，应当结合血清癌胚抗原（CEA）测定结果进行分析，以提高监测是否有癌瘤复发的准确性。

直肠癌放射治疗可以导致直肠壁炎性增厚，需注意与直肠癌复发相鉴别。前者表现为较广泛的中度或偏强的回声改变，与局部复发直肠癌的低回声局灶性病变容易区别。

2. **转移性直肠癌**　盆腔脏器，如前列腺、子宫等恶性肿物可直接侵犯直肠，其他远处脏器肿物多通过黏膜种植性转移侵犯直肠。直肠受累主要在肠壁深层。通过直肠腔内超声，可判断直肠深层受累的程度和范围。与起始于直肠黏膜层的原发性直肠癌相比，两者的鉴别并不困难。

3. **直肠黏膜下肿物**　直肠黏膜下间质性肿物，如平滑肌瘤、黏液性囊肿等比较少见，一般位于肌层或黏膜下层。声像图显示为低回声或无回声团块，边界清楚，形态规则、内部回声均匀是其主要特点。

4. **其他**　应用直肠腔内超声探查可见直肠周围或肛周脓肿，判断脓肿的位置，方向与范围，以利于穿刺引流。还有学者利用此项技术观察复杂性肛瘘的走向及内口位置，判断

☆☆☆☆

瘘管与肛门内外括约肌的关系，以指导手术的进行。

四、直肠病变腔内超声检查的临床意义

直肠腔内超声作为肛诊和直肠镜检查的重要补充检查方法，对于判断直肠肿物的范围、深度，了解肿瘤浸润区域及有无淋巴结转移即临床分期具有实用价值。与 CT、MRI 等影像学检查方法相比，具有相辅相成的作用。Rifkin 等学者甚至认为，应用直肠腔内超声判断直肠肿物的侵犯范围及观察直肠周围肿大淋巴结优于 CT 检查。

五、直肠病变腔内超声检查的局限性

1. 直肠肠管明显狭窄时，直肠腔内探头置入困难，检查不易成功。

2. 直肠腔内超声不利于探查距肛门口 12 ～ 15cm 处的高位肿物。

3. 对于微小的原位癌缺乏扫查的灵敏性。

4. 仅依靠超声图像，不易将反应性炎性肿大淋巴结与转移性肿大淋巴结加以鉴别。

5. 当直肠黏膜表面皱襞较多或有溃疡形成时，肠壁与探头表面接触不够紧密，可能有气体干扰，影响声像图的质量。

第三节　经阴道超声

经阴道超声探查（transvaginal scan，TVS）是采用高频阴道探头，插入阴道穹窿部进行超声检查的技术。

一、物理基础与检查方法

1. **物理基础**　阴道探头柄为圆柱形，柄长 25 ～ 30cm，探头频率 5 ～ 9MHz，换能器顶端有圆形或弧形，使用端射（轴向辐射）式、采用与轴有关的成角形探头或以上两种的组合。声窗 60°～ 240°，分机械或电子扫描，形状分凸阵、扇形和线阵 3 种。帧频率为 10 ～ 70 幅 / 秒，穿刺的附属器安装在探头的边缘，以供组织活检和针吸细胞学检查引导针或自动穿刺枪使用，穿刺针与探头纵轴约成 1.4°角。

2. **图像的方位**　其识别分两种，一种采用经腹部图像显示的方法：另一种将声束近端（探头声窗）置于图像底部，以表示与常规腹部图像的区别。一般采用矢状、冠状或半冠状断面扫查，图像的左右分别代表被检者的左右，图像的前后与上下和操作者所持探头方向有关，所以，应以字符标明检查方位或器官。

3. **检查方法**　一般在常规经腹部盆腔超声检查后进行，排尿后取膀胱截石位，用一次性乳胶套或避孕套罩住阴道探头（遇阴道出血者用消毒套），套内外涂以消毒耦合剂。为了顺应骨盆的倾斜度与子宫的各种位置，操作时需将探头柄倾斜，以使顶端换能器发射的声束能向任何方位移动；推拉探头柄以使深部或较近器官进入聚焦区；旋转探头柄以观察全部盆腔结构。

4. **优点与缺点**　经阴道超声的优点是使用高频探头，明显增加分辨率；探头几乎直接接触扫描器官，缩短了探头与被检查器官的距离；阴道组织结构松弛，操作者可随竟将探头放在最佳聚焦区范围内，图像十分清晰；避开肠腔气体干扰和腹壁脂肪层衰减的影响；

不需要充盈膀胱，便于急诊检查。在开展介入性超声应用时，操作简便、快速、无痛、无须麻醉并可在门诊进行等优点。

缺点为盆腔肿瘤较大时，如直径大于 10cm，超出探头聚焦范围时则分辨率较差，影响声像图质量；此法不适用于处女、阴道炎、阴道狭窄或晚期恶性子宫颈肿瘤的患者。

二、盆腔内生殖器官及主要血管的超声图像

1. **正常子宫体**　最常用的是子宫体矢状断面，宫腔线状回声在前位或后位子宫容易识别，内膜腔隙可清晰显示，是识别子宫的重要标志。子宫内膜的回声与厚度有周期性改变，子宫肌层为中等强度回声，外层浆膜层为围绕子宫表面细线条状强回声。

2. **正常子宫颈**　宫体与宫颈相接处为子宫颈内口，有不同程度的屈曲，宫颈回声比宫体强，宫颈管腔为中等强度细线条状回声。

3. **卵巢**　多位于子宫两侧，髂内动脉位于卵巢后方，卵巢实质为低回声，外形呈椭圆形，体积随月经周期而改变，正常月经周期妇女卵巢，经阴道超声检查时，可发现在被膜下非均匀分布直径 2 ～ 3cm、3 ～ 8 个不等的小圆形滤泡。

4. **输卵管**　位于宫角两侧呈低回声管道状，管腔细而弯曲，内径仅 0.5cm，盆腔有积液时才能识别。

5. **子宫动脉**　位于子宫颈两侧，经阴道彩色多普勒超声（TVCDS）表现为在子宫颈两侧形状各异的彩色血流，子宫体部浆膜面下子宫肌壁外 1/3 可见子宫弓状动脉呈细条状彩色血流，以及其向肌层呈辐射的细小条或点状的放射动脉分支血流。宫体两侧浆膜外均未显示明显的血流信号，脉冲多普勒子宫动脉血流频谱为快速向上陡直的收缩期高峰和舒张期低速血流频谱，为单峰、层流，静脉为其伴行血流。正常成年妇女子宫动脉血流阻力指数（RI）正常测值范围 0.55±0.91，均值为 0.793±0.008。

6. **卵巢动脉**　起于腹主动脉前壁肾动脉稍下方，左侧亦可自左肾动脉分出。正常卵巢血流和卵巢功能周期性变化密切相关。在卵泡发育期，即月经周期第 6 ～ 10 天，卵巢内大小不等的小卵泡，血管细小的卵巢动脉位于卵巢实质内，彩色血流呈细点状，舒张期血流速度极低振幅或收缩期低振幅而无舒张期血流的单峰型多普勒血流速度频谱；在月经周期第 12 ～ 16 天排卵期，优势卵泡长大，卵巢内血管增粗、血流丰富，较多血管围绕优势卵泡，血流速度频谱收缩期高振幅及舒张期较高振幅连续型、双峰型；舒张期血流速度由低逐渐升高，排卵前后达到高峰，成为低阻力型血流速度频谱；在月经周期第 17 ～ 24 天的黄体期，卵泡消失，黄体形成，内见点状强回声或低回声区，卵巢血流丰富并围绕黄体囊壁，多普勒血流速度频谱与排卵期相类似；在月经周期第 27 ～ 30 天黄体萎缩期，卵巢动脉舒张期血流逐渐减少，成为低振幅连续型或无舒张期血流速度的高阻力型血流速度频谱。

由于卵巢动脉细小及其与声束的夹角较大，检测有一定难度。国内报道 TVCDS 检出率为 66% ～ 70.9%，TVCDS 可判断卵泡成熟度及确定卵巢动脉内是否存在丰富的舒张期血流，二维声像图和 TVCDS 两者结合是预测排卵时间、判断黄体功能的可靠依据。

三、经阴道超声在妇科的应用

（一）超声监测排卵

1. 检查正常卵泡的声像图及周期性变化。

2. 检查卵泡发育异常，如无排卵周期、小卵泡周期、卵泡囊肿、黄素化未破裂卵泡综合征（LUFS）及卵巢过度刺激综合征（OHSS）等病变的早期诊断。

（二）子宫肿瘤

1. **子宫肌瘤** TVCDS 对子宫小肌瘤识别的敏感性较高，为边界较清晰的低回声区，较大肌瘤有各种变性时，其内部回声变化多样，如囊性变时呈低一无回声区或为大小不等的多囊性变区；绝经前后妇女，肌瘤钙化时可见肌瘤包膜钙化光环或瘤体弥漫性钙化斑，有的伴有明显的声影等。子宫肌瘤患者子宫血流相对丰富，血管多分布在假包膜内，呈环形或半环形，大部分肌瘤周围及内部血管分布均匀，以动脉或静脉血流为主，第三种类型为少供血型。彩色血流信号呈彩球状、树枝样或密度不均的星点状，血流速度频谱为低舒张期的高阻力型。肌瘤内部变性时，局部表现为血管缺失区，但其周围有时表现为血管明显扩张。

2. **子宫内膜癌** 子宫血流丰富，子宫动脉的 RI 值与正常健康人比较有显著差异。早期内膜癌病变局限在宫腔内，TVCDS 的敏感性明显高于经腹壁的彩色多普勒超声，测量方法为，取子宫矢状断面，清楚显示从子宫颈内口到子宫底的内膜轮廓，测量其最厚部分为总的子宫内膜厚度；有子宫腔积液时，分别测量两层内膜厚度并记录其总和。病灶表现为内膜呈不规则增厚、内部回声强弱不均，早期病灶与肌层分界清晰，常合并不同程度宫腔积液。根据病灶前缘距浆膜层的距离及肌层的厚度，可计算出肌层浸润深度。彩色血流可出现在病灶中心，基底或其周围为低阻力型血流速度频谱。

由于子宫动脉位于盆腔深部，正常状态下血流相对比较稳定。当患有子宫肿瘤时，子宫有不同程度增大，血管腔亦有不同程度扩张，血供丰富血流灌注增加，子宫动脉舒张期血流速度相对增高，其 RI 值有所下降，个体差异较大，人群可比性较差。采用患者肿瘤内血流与自身子宫动脉血流阻力指数比较，两者有显著差异，即肿瘤新生血管 RI 值明显低于自身子宫动脉 RI 值时，需高度警惕子宫恶性肿瘤的存在。彩色多普勒超声可提高鉴别子宫良恶性肿瘤的敏感性与准确性。

3. **卵巢肿瘤** 良性卵巢肿瘤大多数为囊性、TVCDS 特点是肿瘤内部为无血管区、仅在分隔上探及小的高阻力型血流，而在表面血管分布稀少。

恶性卵巢肿瘤不论肿瘤大小，一般为混合性或以实性为主。分隔超过 3mm 或厚薄不均、有实性团块且回声多样。TVCDS 表现在肿瘤内部及表面有血管分布，呈网状或彩球状扩张，表示细胞生长活跃，大量扩张的新生血管形成，血管阻力明显降低。

4. **恶性滋养细胞肿瘤** 患者子宫血流异常丰富，子宫动脉血流速度频谱快速向上陡直的高收缩期峰值及舒张期向下斜率较高。恶性滋养细胞肿瘤患者子宫动脉血流 RI 值为 $0.602\,9\pm0.009$ 与正常早孕子宫动脉血流 RI 值之间有显著差异。TVCDS 不论在探查弥漫性或局限性病灶时均较敏感，表现在子宫肌层大小不等囊泡状病变内五彩的血流灶，在局限性病灶内或其周围显示大小、形状不一的透声区内的彩色血流灶，如条状、湖状或花环状。脉冲多普勒频谱均为低阻力型血流 RI < 0.40 比妇科其他恶性肿瘤出现更多的动 - 静脉瘘。

恶性滋养细胞肿瘤病灶区及其周围血流异常丰富，形成众多的低阻血流和动 - 静脉瘘。在 TVCDS 图像上非常直观、敏感。尽管如此，但其彩色血流图、血流速度阻力指数和妊娠囊滋养层周围性血流非常相似，两者之间既有显著差异又有交叉重叠，因而在检查该肿瘤时，仍应重视血 β-hCG 和临床资料的综合分析进行判断。

四、经阴道超声在产科的应用

（一）对早期胚胎结构的辨认

1. 妊娠囊　TVS 检查早期胚胎的结构早于经腹超声 1 ~ 2 周，可观察到约 3mm 直径的妊娠囊，妊娠囊与孕龄关系约为 5 周前 < 10mm；6 周约 15mm，7 周为 20 ~ 25mm；8 周约 30mm，9 周约 35mm，10 周约 40mm。

2. 卵黄囊　TVS 所见的卵黄囊为圆形或花瓣似的环状结构，直径为 3 ~ 8mm，正常妊娠囊达 10mm 时，90% 可见卵黄囊，妊娠囊 15mm 时均可见到。

3. 胚芽及原始心管搏动　在早期妊娠 6 周后均可探及。

（二）对早期胎儿结构的检查

早期妊娠 7 周时部分可见到胎儿矢状轮廓，可模糊辨认胎儿头部及体部，妊娠 8 周时全部可显示胎儿矢状轮廓，清楚辨认头、体及肢芽，并按公式孕周 =CRL+6.5 计算孕周。9 周以后清楚显示胎头、颅骨及第四脑室，并可测量头径及第四脑室内径，第四脑室约占头径 1/3。9 ~ 10 周显示胎儿股骨、肱骨、胫腓骨及指与趾，11 ~ 12 周可见四腔心及排列整齐的脊柱。

（三）早期妊娠血流特点

1. 早孕期子宫血流　子宫动脉显示率 100%，脉冲多普勒血流速度频谱为双峰形。阻力指数为 0.59 ~ 0.89。平均值 0.772±0.018，与正常健康未孕妇女组子宫动脉 RI 值无显著差异。双侧子宫动脉血流参数比较亦无显著性差异。

2. 早孕期卵巢黄体血流特点　卵巢实质内或黄体周围分散或连续的细条状彩色血流。脉冲多普勒血流速度频谱呈双峰形高舒张期连续的低阻力型频谱。血流阻力指数 RI 值平均为 0.46±0.02。

3. 滋养层周围血流　妊娠 5 周开始，位于妊娠囊周围可探及星点状或细条状，形成圆形或椭圆形彩色血流、脉冲多普勒超声为粗糙而低沉的溢流音，血流速用频谱为单相或双相的双峰开形，增宽而持续存在的高舒张期呈连续型。随孕周增长变得更加丰富和更加敏感。孕 6 周以上检出率可达到 100%，特异性 100%，对明确早期宫内妊娠有重要意义。RI 为 0.46 ±0.01。

（四）TVS 在异常妊娠的应用

1. 胚胎停止发育　妊娠囊形态不规则、狭长、塌陷或成角等形状，回声减弱或回声不均，妊娠囊最大径线 > 15mm；其周围未探及滋养层周围血流或未探及胎儿原始心管搏动者，妊娠囊内仅一小胎块或无胎芽者，又称枯萎孕卵或无胚妊娠。

2. 不全流产　较短时间内部分妊娠组织已排出宫腔，仍滞留部分胚胎组织，形成宫腔内不规则团块回声,有时在团块内部或周围出现彩色血流,脉冲多普勒为双峰形高舒张期低阻力型血流频谱,即滋养层周围血流。一侧或双侧卵巢中黄体及其周围的黄体血流,可明确为近期不全流产。

3.异位妊娠

(1) 输卵管妊娠

①子宫:一般子宫轻度增大或饱满,宫腔内回声增多,结构形态多样可见有网状、不规则团块或合并有不规则液性区的不均质团块状。这些回声来自宫内蜕膜及合并出血而形成。在不均质团块内或周围是否存在滋养层周围血流,是识别宫内妊娠囊或囊性蜕膜所形成的假孕囊的重要依据。

②位于输卵管内的妊娠囊内出现胚胎原始心管搏动。

③位于子宫或卵巢外,类妊娠囊周围或不均质团块内或其周围存在滋养层周围血流,具有低阻力型多普勒血流速度频谱。

④盆腔无回声区:输卵管妊娠早期,如内出血量不多,则无回声区只局限在子宫直肠窝或子宫周围,TVCDS探查比TACDS敏感得多。有时可见到妊娠囊包块落入肠管间隙或子宫直肠陷凹内。

⑤一侧或双侧卵巢有黄体及其周围的黄体血流。

⑥子宫和卵巢外肿块内或周边,如不存在滋养层周围血流时,不能据此排除输卵管妊娠,因为输卵管妊娠的胚胎死亡后,滋养层周围血流很快消失,同时携带黄体的卵巢内也不存在黄体血流。

(2) 罕见部位的异位妊娠:约占5%,包括输卵管间质部、子宫角、子宫峡部、子宫颈部、残角子宫、卵巢妊娠、腹腔妊娠、于宫内与子宫外同时妊娠等,虽属罕见,但近年来发病率亦有上升趋势。由于TVCDS在观察子宫内蜕膜结构及其是否存在滋养层周围血流、妊娠囊的定位,对子宫肌层、子宫颈及卵巢结构的识别能力,不仅比二维图像非常清晰,而且彩色多普勒敏感性高、能较早地发现胎芽及胚胎期特征性很强的彩色超声和多普勒血流速度频谱,因而为正常和多种病理性妊娠的诊断与鉴别诊断提供更为可靠的早期诊断依据。

第四节　超声造影

自从1968年Gramiak首先提出心脏血管超声造影法以来,临床上超声造影技术历经了从有创性到无创性检查、从右心超声造影法到左心和心肌超声造影法的研究、应用和发展阶段。20世纪70年代末开始,静脉注射右心超声造影法成为一项成熟的无创性技术,在临床上对于先天性心脏病的超声诊断发挥了重要作用。1984年Feinstein等首次报道应用声振法制成直径与红细胞相似的微泡超声造影剂,由于其微泡可以通过肺循环,从此无创性左心和心肌超声造影技术成为临床上研究的热点。在超声造影法的发展过程中,心脏超声造影技术还扩大到了全身各部位的腔内和组织血池超声显影的应用。

一、超声造影成像原理

超声造影(contrast ultrasound)是利用声阻抗物理学特点,注射含有增强声阻抗的微泡造影剂，超声声束不能透射微泡，微泡呈颗粒状、云雾样回声增强效应，这就是超声造影成像的原理。由于气体增强声阻抗的作用最大，因此临床上常用的超声造影剂均系含气体的微气造影剂。各种气体的超声显影效果相似，但气体的分子量及其在血液中的弥散度、溶解度、生物毒性、微气泡的大小及其均匀性都会影响超声成像的效果、显像持续时间和安全性。

二、超声造影剂

常用的腔内和静脉注射法右心超声造影剂（contrast agent）是 CO_2、O_2 或空气微气泡造影剂，其特点为微泡直径大，不能通过肺循环。CO_2 在血中的弥散度和溶解度最大，相对安全。常用自制 pH 为 2.0 的 5% 维生素 C 与盐酸、1% 醋酸与市售的 5% 碳酸氢钠相混合。O_2 来自于双氧水（H_2O_2），血液内的过氧化氢酶使双氧水分解释放，所以双氧水造影剂的成像过程在注射后有一个短暂的延迟。空气经无菌棉花过滤后即可应用。O_2 和空气的弥散度和溶解度小，剂量应严格控制，以免引起气体栓塞。经超声波处理的、用人体清蛋白包裹、以高渗葡萄糖或右旋糖酐液为载体的空气或氟碳微泡制剂和棕榈酸包裹的半乳糖颗粒空气微泡制剂是目前最常用的左心、心肌和全身血池超声造影剂，前者分别以 Albunex 和 Optison（FS069）为代表；后者以利声显（Levovist，SHU 508A）为代表。

三、检查方法

应用目的不同，超声造影的检查方法也各异。

（一）注射造影剂途径

静脉和腔内注射属无创性检查法；主动脉、心腔和冠状动脉内注射属有创性检查。

1. 静脉内注射　适用于左、右心及心肌、肝、肾等全身血池超声造影。

2. 主动脉和心腔内注射　适用于通过左心导管或术中直注射。

3. 冠脉内注射　适用于在进行冠状动脉造影时经导管向冠状动脉内注射。

4. 腔内注射　适用于胃肠道、泌尿道、阴道、子宫腔、病理性窦道、瘘管内或某一病变处注射。

（二）造影剂剂量和注射方法

1. 剂量随需要而定。静脉法左心超声造影的造影剂剂量随不同的制剂而定。

2. 注射方法一般可分弹丸式注射、持续滴注和不同速度推注 3 种方式。最佳剂量和最佳注射方法常随实际需要而定。

（三）观察方法

1. 造影过程中，常规应用录像或光盘持续记录造影前及造影全过程的超声图像，以便供脱机分析。

2. 用于心肌超声造影时，除了上述要求以外，尚须联合应用不同间期触发声束的二次谐波技术，结合能量多普勒、数字减影等多种超声工程技术或联合药物等负荷试验，以便对心肌功能作出正确判断。

3. 超声造影技术的分析包括肉眼法、灰阶视频密度法、声阶密度法和背向散射组织定征法等。定量指标有局部感兴趣区或全心分段基础上的积分法、显影时间 - 强度曲线下面积、显影开始时间、显影峰值、显影半衰期时间、显影排空时间等。

（四）副作用

目前临床上常用的各种造影剂基本均较安全，无明显副作用。但应注意，右心超声造影时，微泡在肺循环内受阻或破裂时可以引起一过性轻度咳嗽反应；右向左大量分流病例，过多右心造影剂进入心、脑循环时可以引起一过性轻度头晕、头痛和心电图缺血改变。应用左心造影剂时，应常规用心电图监测，如有条件和必要时应监测肺动脉压。

四、临床应用范围与价值

目前，右心和腔内超声造影检查技术已经在临床上广泛应用，尤其在分流性疾病的诊断中起到了重要作用。但无创性静脉法心肌超声造影技术尚未成熟。采用持续点滴造影剂方法以及联合采用二次谐波、能量多普勒、间隙触发、数字减影等超声工程技术，初步取得了一定成果，但由于造影剂尚未达到理想程度和超声工程技术诸如近远场、侧向分辨力，以及结果尚存在假阳性、假阴性、稳定性、重复性、定量分析规范化等一系列问题，因此，目前在临床上尚未具备实用价值。心肌超声造影技术不理想的原因除了上述因素以外，尚可能和患者的冠状动脉病变程度有关。实践表明，不同的冠状动脉狭窄程度，上述各种技术的设置和造影效果各不相同。心肌超声造影检查对于冠心病的诊断，有着潜在的广阔前景，有待造影剂和超声工程进一步完善。

超声造影可用于良恶性肿瘤的诊断和鉴别诊断。一般的规律为恶性肿瘤由于肿瘤血管的形成，血供丰富，动静脉短路，血管湖的形成及供血血管的差异，使良恶性肿瘤的增强特点不同，因此超声造影可用良恶性肿瘤的诊断和鉴别诊断。同时超声造影也为恶性肿瘤的术后复发及术后瘢痕的识别提供依据。

超声造影剂可以携带抑癌基因，在高强度超声的照射下产生空化效应，使抑癌基因进入靶器官，从而达到治疗的目的。

第五节　三维超声成像

人体结构复杂，脏器繁多，层次叠覆，并有不同的活动速度。检查者为了了解各个脏器的形态及其血管分布走向、立体方位与连续关系，需进行多方位二维超声探查，在自己的头脑中"虚拟"出一幅立体图像，才能做出正确的判断。随着计算机的飞速发展，图像处理速度与数据存储量大大提高，使实时显示脏器与血管各结构的立体形态、厚度、腔径、空间关系，特别是活动状况的愿望得以实现，此即三维超声成像。现就其成像种类、图像采集方法与临床应用等介绍如下。

一、三维超声成像的分型

三维超声成像大致可分两大类，即静态三维图像（static three-dimensional imaging）和动态三维图像（dynamic three-dimensional imaging）。

（一）静态三维图像

肝、肾、子宫等屏气时活动幅度较小，由不同方位所获取的二维图像错位很少，易于叠加而组成精确清晰的三维图像。这种成像方式比较简便，现已基本成熟，不少仪器均附设有相应的软件，可供临床使用。

（二）动态三维图像

如欲显示心脏各结构的活动，必须将同一时相、不同方位上的解剖结构组成一幅立体图像，再将不同时相的立体图像顺序显示，方能形成动态三维超声图像，成像过程复杂。由于受心律、呼吸、肋骨、肺等多种因素的影响，图像采集和三维重建的效果未能尽如人意，有待进一步开发。

二、三维图像的显示

目前，静态结构三维超声成像在临床应用中多采用两种显示模式，即表面成像模式和透明成像模式。

1. **表面成像模式**　系利用灰阶差异的变化或灰阶阈值法自动勾画出感兴趣区组织结构的表面轮廓。此法已较广泛地应用于含液性结构及被液体环绕结构的三维成像。由于组织结构与液体灰阶反差较大，因此，三维表面成像清晰，可显示感兴趣结构的立体形态、表面特征、空间位置关系，并可单独提取和显示感兴趣结构，精确测量面积或体积等。

2. **透明成像模式**　系采用透明算法实现三维重建，淡化周围组织结构的灰阶信息。使之呈透明状态，而着重显示感兴趣区域的结构，同时保留部分周围组织的灰阶信息，使重建结构具有透明感和立体感，从而有助于显示实质性脏器内部感兴趣区域的结构及其空间位置关系。

透明成像按其算法的不同又可分为以下几种模式：最小回声模式、最大回声模式及 X 线模式，这几种模式可以相互组合，形成混合模式。

三、三维超声的临床应用

三维超声成像提出之后，不仅在心脏方面已经取得较好的效果，对其他一些静态脏器的检查也有一定功效。现根据三维超声的原理与性能，仅就此法在临床上主要应用对象、诊断价值及潜在功能予以说明。

非心脏病变方面

静态结构三维超声成像主要适用于非心脏病变，对下列情况与二维超声成像比较已显示其优越性，有广阔的应用前景。

1. **含液性结构和病变**　对含液性结构和病变可显示其立体形态，内部结构和内壁特征。可用于显示眼球内病变，胃内病变，胆囊内病变，肾盂积水，膀胱内病变，大血管壁和血管腔内病变及各类囊性肿块。

2. **被液体环绕的结构和病变**　对被液体环绕的结构和病变，可清楚显示其表面特征。腹腔积液时可形象直观显示肠管、子宫及脾脏等脏器的表面特征，也可显示腹水中肝脏的表面形态，有助于腹水病因的鉴别诊断。对胎儿的观察是三维超声成像的一个重要的临床应用，可用于观察胎儿的面部及其他体表特征，对胎儿先天发育畸形有重要的诊断价值。还可用于显示鞘膜积液时睾丸的表面特征。

3. **实质性组织结构**　对实质性结构的观察是三维超声成像的难点。可对三维数据体元进行连续平行切割以判断各结构的空间位置关系。亦可采用灰阶阈值法去除阈值以下的灰阶信息而仅显示阈值以上的组织结构的三维形态。新近出现的透明成像法不仅可以显示实质性脏器内某感兴趣结构，还可保留其周围组织结构的灰阶信息，因而可以判断脏器内部结构或病灶的空间位置关系。可采用透明成像法显示胎儿骨骼系统、肝脏内管道系统等。

4. 血管系统（血管树）　利用血流的彩色多普勒能量信息可对血管系统（血管树）进行三维重建。可显示肾脏内的主要血管分支和皮质内细小终末血管，以观察肾脏血流灌注状况。也可对肝脏等实质性脏器及其病变内的血管结构（血管树）进行三维重建，并用透明成像显示实质性脏器内血管的三维结构及其与病变（病灶）或其他组织结构之间的空间位置关系，为疾病的诊断提供更加丰富的信息，亦可为外科医师提供更直观准确的三维信息，对选择手术方式或路径有一定的指导意义。

5. 对外科手术的作用　在动态三维超声显示的立体图像上，可以根据需要切割并除去浅层组织的回声，有利于对感兴趣部位和病灶的细致分析，也可用于模拟手术，借以制订比较理想的手术方案与选择合适的手术途径，这些资料对外科医师将有一定参考价值。

彩　图

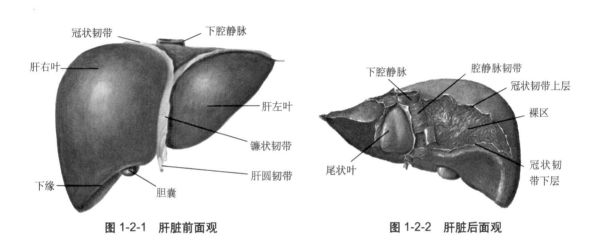

图 1-2-1　肝脏前面观

图 1-2-2　肝脏后面观

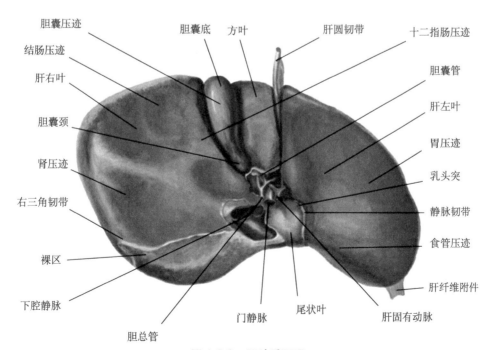

图 1-2-3　肝脏后面观

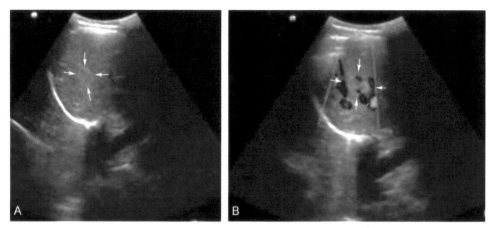

图 1-5-15　A.肝局灶性结节增生；B.肝局灶性增生

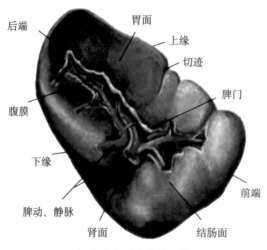

图 2-1-1　脾脏剖面图

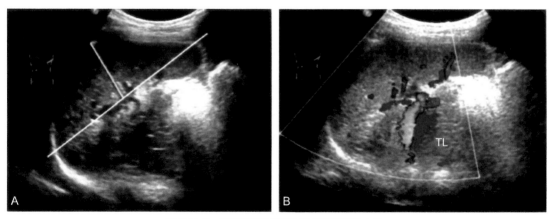

图 2-2-2　正常脾脏声像图和超声测量方法

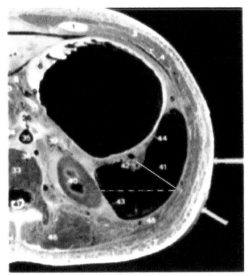

图 2-2-4　脾脏厚度超声测量方法示意图

实线：代表前倾冠状面（声束指向脾门血管），脾厚测量相对准确；虚线：代表冠状面（声束指向左肾和脊柱），易使脾厚测量过高

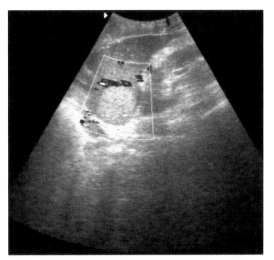

图 2-4-3　脾血管瘤声像

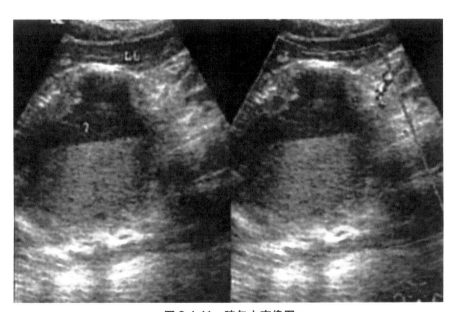

图 2-4-11　脾包虫声像图

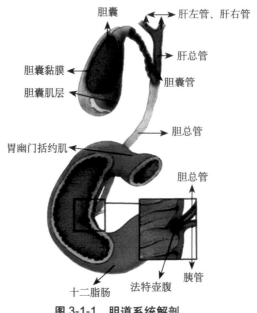

图 3-1-1　胆道系统解剖

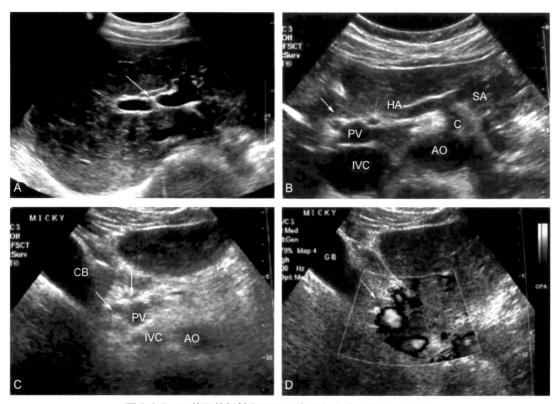

图 3-2-3　肝外胆管短轴断面显示步骤和方法（近端、远端）

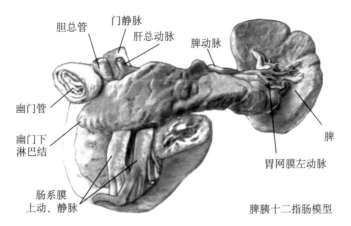

图 4-1-1　胰腺组成与毗邻

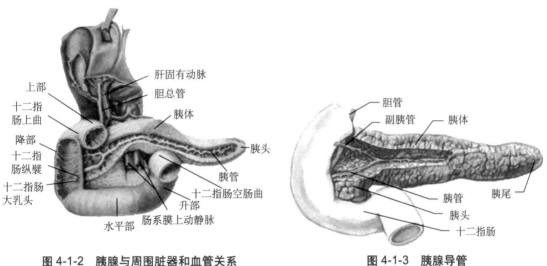

图 4-1-2　胰腺与周围脏器和血管关系

图 4-1-3　胰腺导管

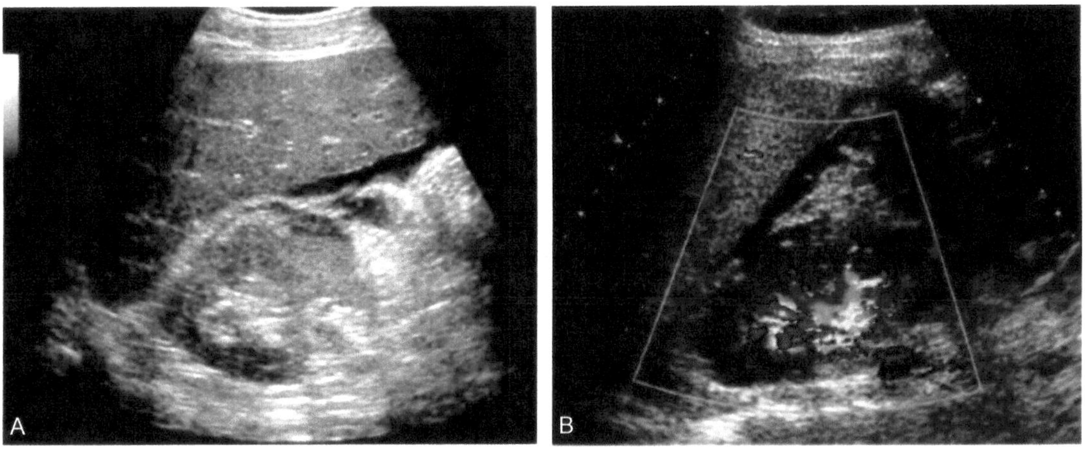

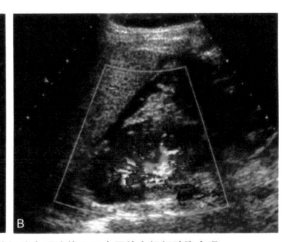

图 4-4-3　重型胰腺炎伴随征象：肾旁前间隙出现液体无回声区伴有组织肿胀表现

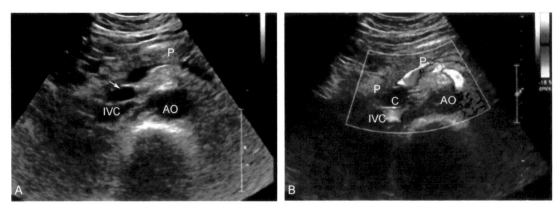

图 4-4-5　先天性胰腺囊肿

（男性 68 岁，无症状，超声发现后经 MRCP 证实，3 年无变化）纵断面呈梭形，无血管压迫现象。IVC. 下腔静脉；AO. 主动脉；P. 胰腺；C. 胰腺囊肿

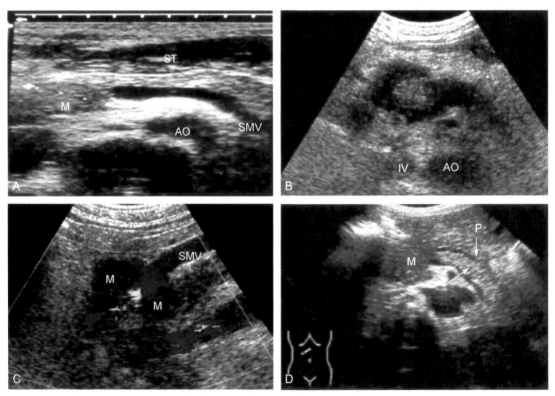

图 4-4-7　胰头癌声像图及 CDFI 表现

A. 上腹部横断面：体检发现胰腺肿物，见于胰头部（M），呈圆形低回声性较小结节。B、C. 胰头低回声不规则肿物，同时侵犯胰颈部和钩突部。可见肿物压迫肠系膜上静脉，使其近段狭窄、远段扩张。CDFI 出现局部彩色镶嵌伪像。D. 胰头肿物（M），继发远段胰管扩张（↑）。IV. 下腔静脉；AO. 主动脉；M. 胰颈和钩突部肿瘤；SMV. 肠系膜上静脉；P. 胰腺；ST. 胃

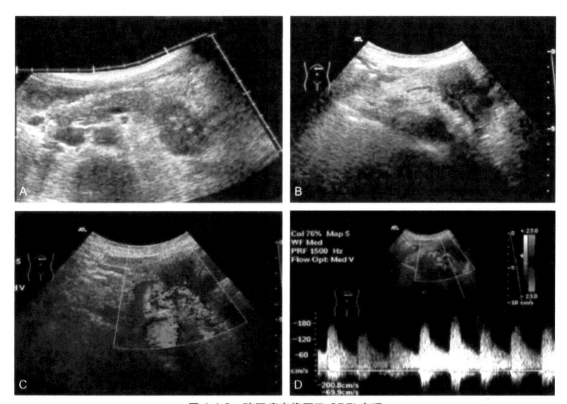

图 4-4-8　胰尾癌声像图及 CDFI 表现

A. 胰尾癌，呈不均匀低回声性肿物，边界清晰，比较局限；B. 另一例胰尾癌，呈边界模糊的、巨大不规则低回声性肿物；C、D. 多普勒超声显示脾动脉扭曲、变形、出现彩色镶嵌伪像，血流速度 180cm/s 提示湍流和脾动脉血管侵犯

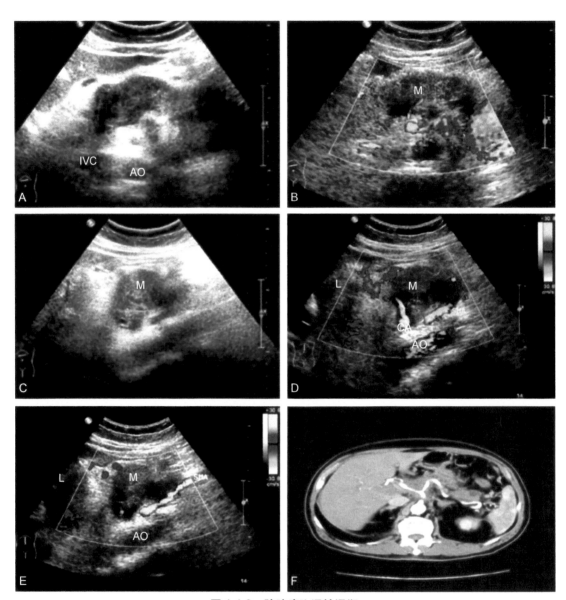

图 4-4-9　胰腺癌弥漫性浸润

A、B. 上腹部横断面：胰腺癌长轴显示，肿瘤（M）侵及胰腺的头、体、尾各部；C～E. 上腹正中纵断面：
CDFI 显示胰体部肿物（M）侵犯腹腔干及其分支动脉、肠系膜上动脉，此例后来经增强 CT 检查证实（F）。
IVC. 下腔静脉；AO. 主动脉；SMA. 肠系膜上动脉；L. 肝脏；CA. 腹腔干动脉

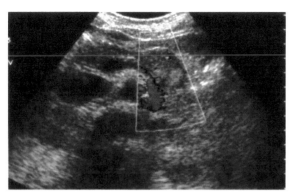

图 4-4-12　胰腺乳头状囊腺癌声像图

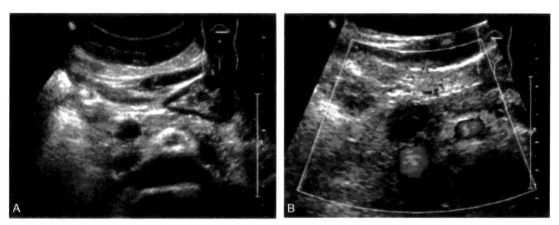

图 4-4-15　胰岛细胞瘤声像图
A. 胰头区低回声结节，边界清晰；B. 能量多普勒血流显像显示结节内血流信号

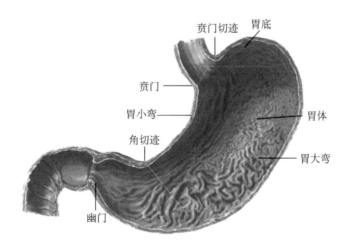

图 5-1-1　胃的分部

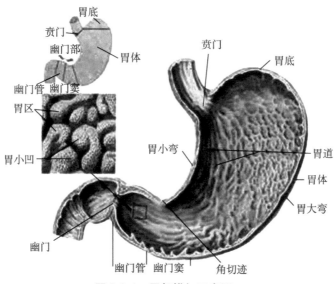

图 5-2-1　胃部横扫示意图

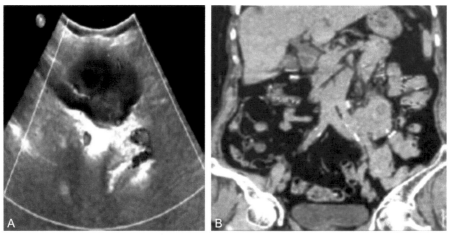

图 5-4-13　胃平滑肌肉瘤

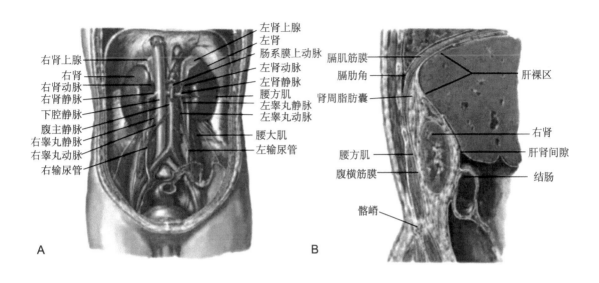

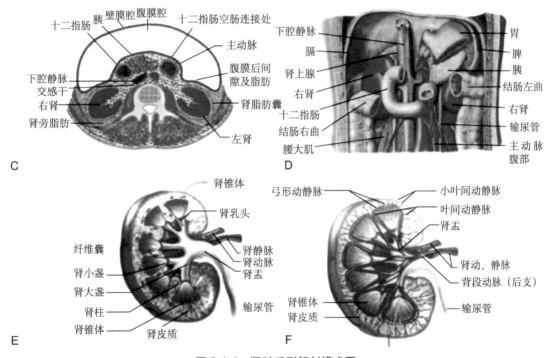

图 6-1-1　肾脏系列解剖模式图

A. 显示肾脏与腹膜后大血管和相邻器官的关系（前面观之一）。B. 腹膜后间隙和右肾的纵断面：可见右肾及肾上腺被肾周围脂肪囊前后筋膜（Gerota 筋膜）包绕。肾周围脂肪囊纵断面呈长梭形、位于潜在而狭窄的腹膜后间隙之中；本图尚可见右肾与肝脏、结肠肝曲的毗邻关系。C. 腹膜后间隙和左、右肾的横断面：进一步显示左、右肾均被肾周围脂肪囊前后筋膜包绕，分别位于腹膜后间隙之中，在脊椎、大血管和腰大肌的两旁；D. 肾脏的解剖学位置及其毗邻器官，显示双肾与腹侧相邻器官的关系（前面观之二）；E. 肾盏、肾盂、输尿管的关系；F. 肾实质（肾皮质、肾髓质 / 肾锥体）的冠状断面及其与肾内外血管的关系

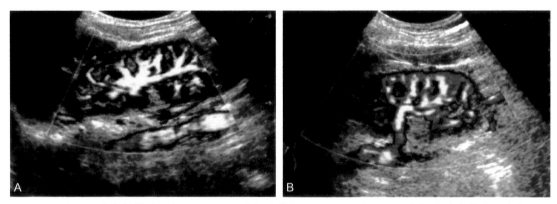

图 6-2-3　左肾彩色多普勒能量血流图（A）；将探头前倾，利用冠状断面显示左肾动脉发自腹主动脉（B）

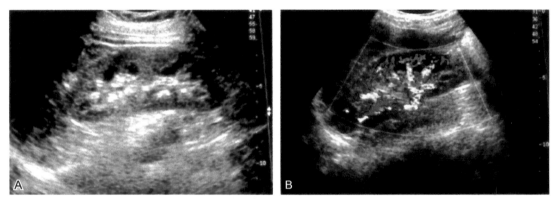

图 6-3-1　肾脏纵断面灰阶声像图和 CDFI 表现

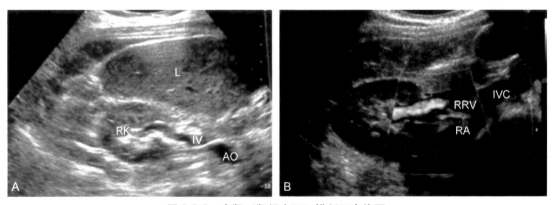

图 6-3-2　右肾（肾门水平）横断面声像图

A. 清楚显示右肾静脉（RRV）与下腔静脉（IV）的关系；AO. 腹主动脉；L. 肝脏；RK. 右肾。B. 可见右肾动脉（RA），右肾静脉（RRV）和下腔静脉（IVC）

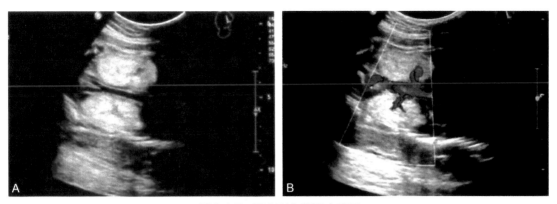

图 6-4-5　婴儿型多囊肾声像图

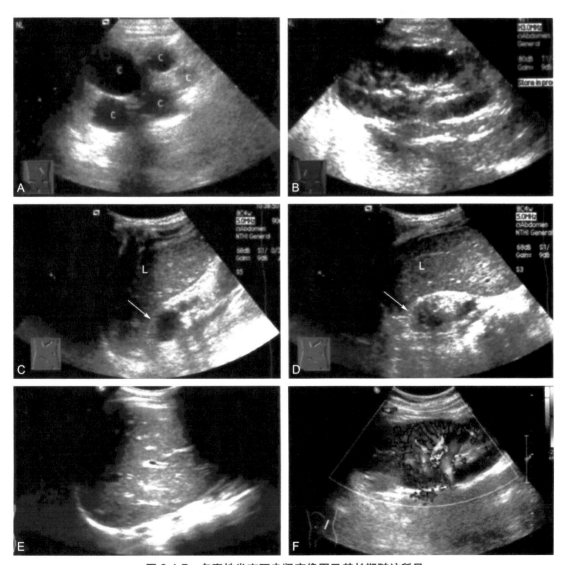

图 6-4-7　多囊性发育不良肾声像图及其长期随访所见

A. 患儿男 2 岁初诊：右肾表现为多数性囊肿（C），大小不等；B. 左肾代偿性肥大；C. 患儿 3 岁复查，见右肾和多数性囊肿显著缩小；D. 右肾区扫查，另一断面显示右肾萎缩，L. 肝脏；E. 患儿 11 岁复查，在右肾区找不到肾脏，提示右肾萎缩或消失；F. 左肾代偿性肥大，CDI 显示左肾动、静脉血流信号正常。↑. 囊肿区域

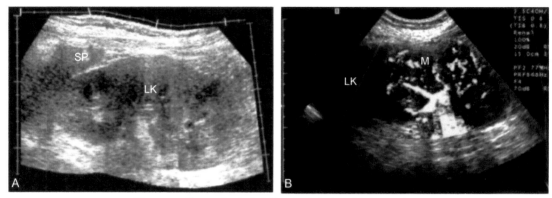

图 6-4-9　肾透明细胞癌声像图和彩色多普勒能量图表现

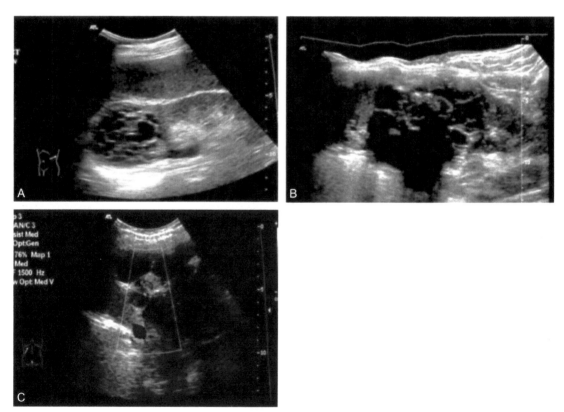

图 6-4-10　囊肿型肾细胞癌声像图表现

A. 多房囊性肾癌，无数间隔；B. 巨大多房囊性肾癌；C. 囊内实性成分伴有钙化和囊内血流信号增多

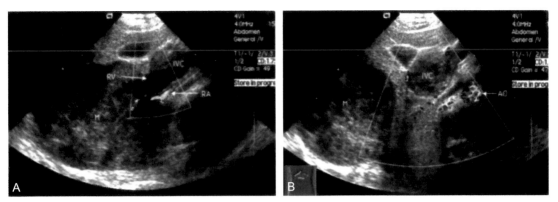

图 6-4-11　右肾癌静脉转移

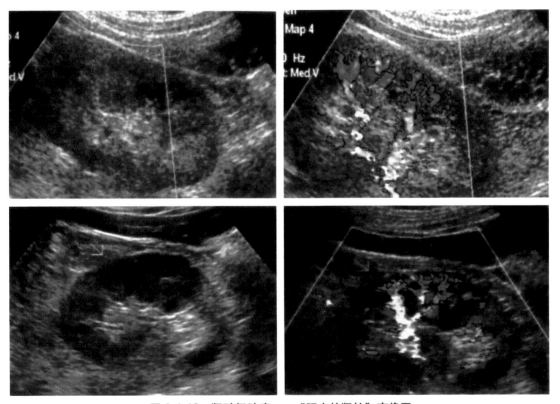

图 6-4-12　肾脏假肿瘤——"肥大的肾柱"声像图

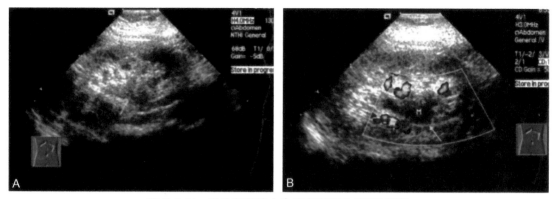

图 6-4-14　乳头状尿路上皮癌声像图及 CDFI 表现

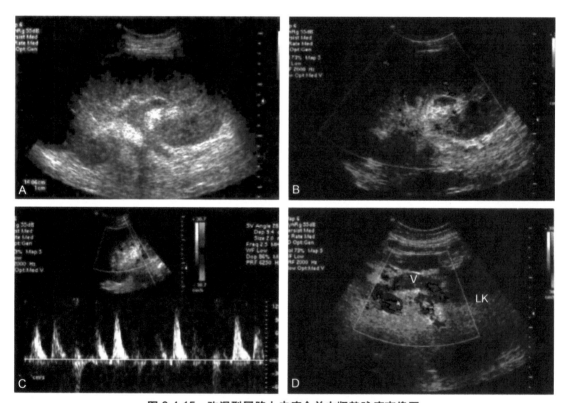

图 6-4-15　弥漫型尿路上皮癌合并左肾静脉癌声像图

A. 左肾整体弥漫性肿大，形状不规则，皮、髓质结构模糊不清，肾盂、肾盏内充满低回声；B. 彩色多普勒显示左肾血流紊乱；C. 左肾动脉显示高速高阻频谱（PSV=103cm/s，RI=1.0）；D. 左肾肿物（LK）发出的左肾静脉（V）扩张，其中充满实性癌栓呈低回声，左肾静脉血流信号稀少（由红→蓝）以至消失

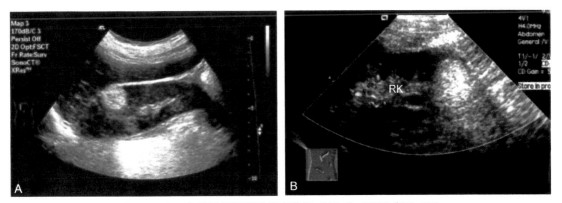

图 6-4-16　血管平滑肌脂肪瘤声像图（A）和 CDFI 表现（B）

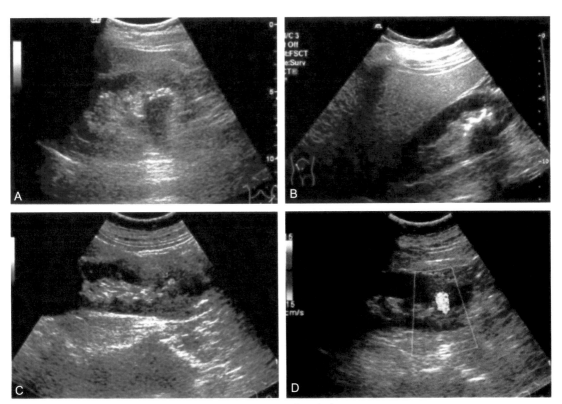

图 6-4-17　肾结石声像图

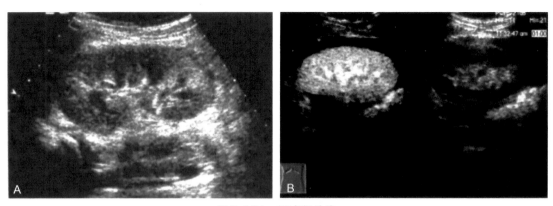

图 6-4-21 轻度肾外伤

A. 常规超声显示包膜完整，包膜下可疑新月形低回声区，可疑新鲜出血；B.CEUS 发现包膜下显著的新月形无增强区——包膜下出血

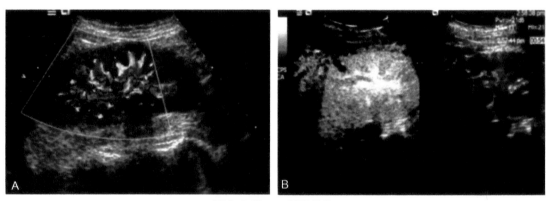

图 6-4-22 Ⅱ级肾外伤

A. 常规超声和 CDFI 未见明显异常（假阴性）；B.CEUS 显示实质裂伤，同时伴有包膜下少量出血（新鲜出血，有微泡造影剂溢出）

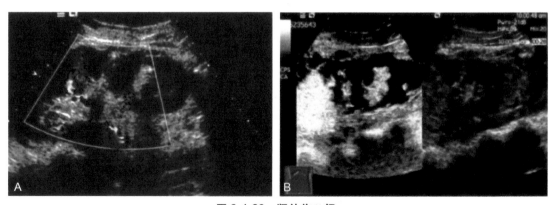

图 6-4-23 肾外伤 V 级

A. 常规超声仅见包膜下少量出血，CDFI 仅见肾内血流明显减少；B.CEUS 清楚显示肾包膜不连续，肾中下极见大片无增强区（范围约 2/3）和肾碎裂

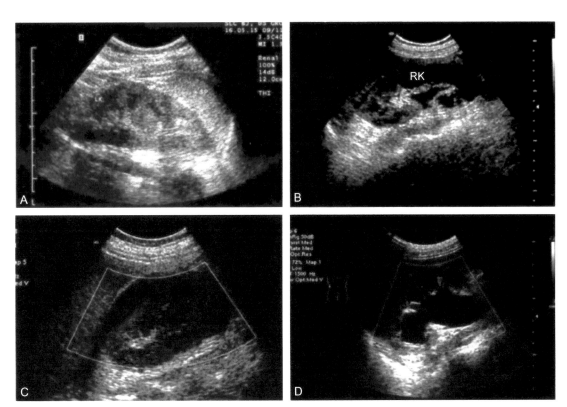

图 6-4-24　急性化脓性肾脏疾病声像图

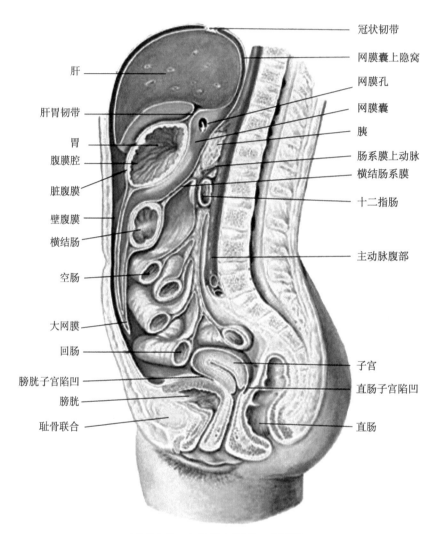

肝

肝胃韧带

胃

腹膜腔

脏腹膜

壁腹膜

横结肠

空肠

大网膜

回肠

膀胱子宫陷凹

膀胱

耻骨联合

冠状韧带

网膜囊上隐窝

网膜孔

网膜囊

胰

肠系膜上动脉

横结肠系膜

十二指肠

主动脉腹部

子宫

直肠子宫陷凹

直肠

图 7-1-5　女性正中切面，左侧观

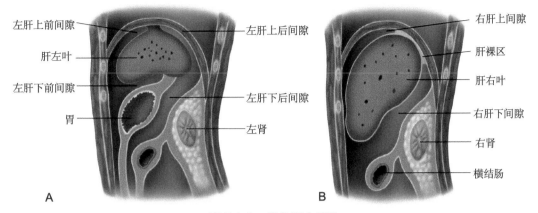

左肝上前间隙　　肝左叶　　左肝下前间隙　　胃

左肝上后间隙　　左肝下后间隙　　左肾

右肝上间隙　　肝裸区　　肝右叶　　右肝下间隙　　右肾　　横结肠

A

B

图 7-1-6　横结肠上间隙

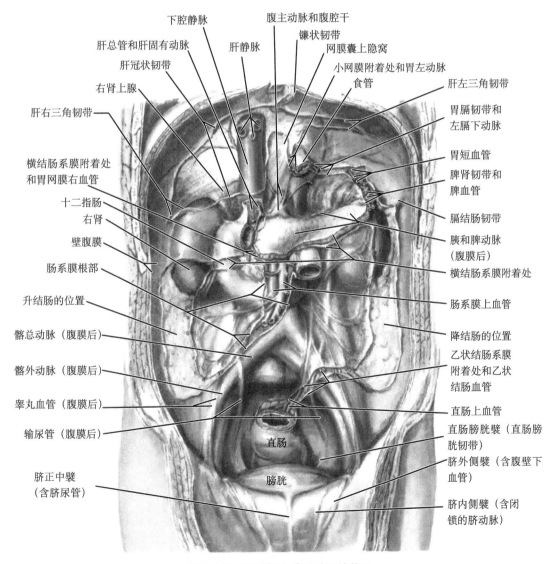

下腔静脉　　腹主动脉和腹腔干

肝总管和肝固有动脉　　肝静脉　　镰状韧带

肝冠状韧带　　网膜囊上隐窝

右肾上腺　　小网膜附着处和胃左动脉

食管

肝右三角韧带

肝左三角韧带

胃膈韧带和左膈下动脉

横结肠系膜附着处和胃网膜右血管

胃短血管

脾肾韧带和脾血管

十二指肠

膈结肠韧带

右肾

胰和脾动脉（腹膜后）

壁腹膜

横结肠系膜附着处

肠系膜根部

升结肠的位置

肠系膜上血管

髂总动脉（腹膜后）

降结肠的位置

髂外动脉（腹膜后）

乙状结肠系膜附着处和乙状结肠血管

睾丸血管（腹膜后）

直肠上血管

输尿管（腹膜后）

直肠膀胱襞（直肠膀胱韧带）

直肠

脐外侧襞（含腹壁下血管）

脐正中襞（含脐尿管）

膀胱

脐内侧襞（含闭锁的脐动脉）

图 7-1-7　腹膜与腹膜后脏器的关系

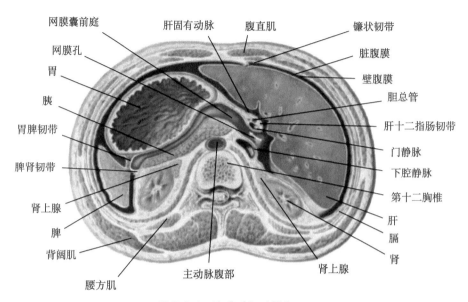

图 7-5-1　腹膜后间隙横断面

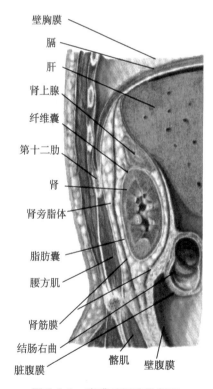

图 7-5-2　腹膜后间隙纵断面